SUSANNE MIERAU

Wurzelstark und flügelleicht

SUSANNE
MIERAU

Wurzelstark & flügelleicht

Was Babys wirklich brauchen und wie Bindung heute gelingt

KÖSEL

FSC
www.fsc.org
MIX
Papier | Fördert gute Waldnutzung
FSC® C010328

Penguin Random House Verlagsgruppe FSC® N001967

Umschlaggestaltung: FAVORITBUERO, München
Umschlagmotiv: © Bogdan Sonjachnyj/Shutterstock.com
Innenteilabbildungen: © Nadine Roßa; Schmuckvignetten:
@ venimo/stock.adobe.com
Redaktion: Dr. Daniela Gasteiger
Satz: Uhl + Massopust, Aalen
Druck und Bindung: Alföldi Nyomda Zrt., Debrecen
Printed in Hungary
ISBN 978-3-466-31242-9

www.koesel.de

Inhalt

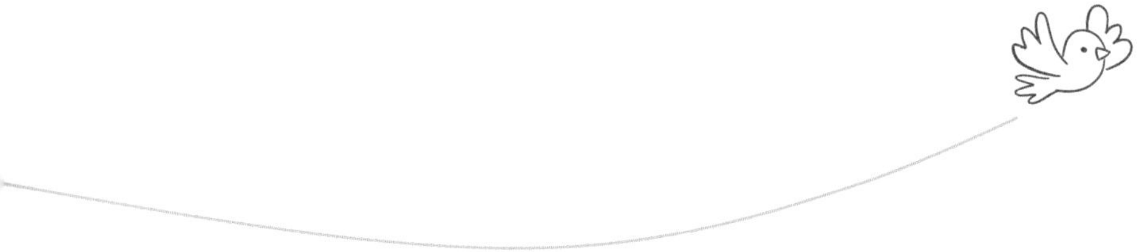

Willkommen in einem neuen Lebensabschnitt

Meine eigenen drei Kinder sind mittlerweile schon relativ alt, teilweise Teenager. Ich erinnere mich aber noch gut an die ersten Zeiten mit ihnen. Wie ich jedes zum ersten Mal im Arm hielt, zum ersten Mal an dem kleinen Kopf roch und mein Blick über den winzigen Körper wanderte. Und jetzt bin ich für dich verantwortlich, dachte ich jedes Mal wieder – und konnte es nach der ersten Geburt kaum glauben, dass ich nun wirklich mit diesem kleinen Menschen einfach nach Hause gehen würde. Und dass man uns einfach zutraute, das schon zu schaffen, nach nur acht Wochen Geburtsvorbereitungskurs.

Während ich beim ersten Kind zwar schon viele Informationen darüber hatte, was die Forschung empfiehlt, war ich trotz all meines Pädagogikwissens verunsichert: Ist nun das Elternbett der richtige Schlafort, ein Beistellbett oder ein eigenes? Lernt mein Baby nicht doch etwas Falsches, wenn ich es zu viel hochnehme? Kann ich es besser versorgen, weil ich die Mutter bin – oder kann mein Mann das auch schon in der Babyzeit? Letztlich war es bei mir wie bei vielen anderen neuen Eltern: Das Gefühl der echten Elternschaft war neu.

Vielleicht trägst du dein erstes Kind unter dem Herzen oder wirst bald eins begleiten. Vielleicht hältst du zum allerersten Mal ein neugeborenes Baby in den Armen. Oder vielleicht wächst eure Familie gerade weiter: mit dem zweiten, dritten, vierten Kind. Ganz gleich, wo du stehst, mit jedem Kind verändert sich etwas. Dein Alltag. Deine Gefühle. Dein Blick auf die Welt. **Jedes Kind,**

das neu in eine Familie kommt, bringt sein eigenes Wesen mit und stellt uns vor neue Herausforderungen. Und dein Gehirn beginnt, sich neu zu strukturieren – hin zu dem eines sorgenden, schützenden Elternteils für dieses Kind, der ganz sicher eines möchte: diesem neuen Menschen mit Liebe begegnen und eine wunderbare Beziehung zu ihm aufbauen. Selbst wenn du bereits ein Kind geboren oder im Wachsen begleitet hast, ist jedes neue Elternsein wieder anders. Denn wir sind für jedes Kind auch andere Eltern – mit alten oder neuen Fragen, die neue Antworten brauchen, mit neuen Verbindungen.

Mit diesem Buch möchte ich dir nicht nur mein Wissen aus zwanzig Jahren Familienbegleitung und siebzehn Jahren Mutterschaft mitgeben, sondern vor allem einen neuen Blick darauf eröffnen, wie Bindung sicher gestaltet werden kann, jenseits von allen Fachbegriffen und Definitionen: durch gelebte Verbundenheit in eurem Alltag. Ein einfacher Ansatz, der viel in eurem Alltag verändern kann. Als Diplom-Pädagogin weiß ich, dass viele Familien – und ganz besonders viele Mütter – sehr viel Wissen über Bindung und Entwicklung ansammeln. Das ist ein großer Unterschied zu früheren Generationen. Dennoch fällt es vielen schwer, dieses Wissen in ein sicheres Handeln umzusetzen. Bindung und Beziehung gestalten wir nicht in unseren Köpfen, sondern in unserem alltäglichen Tun. Um das gute Wissen auch einsetzen zu können, müssen wir die Ebene des Nachdenkens verlassen, das Wissen mit unserem Fühlen verbinden und dann in unseren Handlungen umsetzen. **Denken, Fühlen, Handeln, das wirst du in diesem Buch erfahren, ist der Dreiklang für ein bindungssicheres Miteinander.**

Dabei kommt es immer mal wieder zu Fehlern – Versuch und Irrtum eben –, aber das Bindungssystem ist glücklicherweise darauf eingestellt, dass kein Elternteil von Anfang an und immer alles richtig macht und weiß. Deswegen geht es in diesem Buch auch um Nachsichtigkeit mit dir selbst. Ich möchte dich dazu ermutigen, das starre Denken loszulassen, immer alles richtig machen zu müssen, damit das Kind sich gut entwickelt. Ich bin mir sicher, dass du dein Kind gut begleiten möchtest – damit bringst du schon einmal die allerwichtigste Voraussetzung mit. Vielleicht wird es dir wie mir gehen: Das Bild von Mutterschaft, das ich während der ersten Schwangerschaft noch in mir hatte, ist nie Wirklichkeit geworden. Denn die Erfahrungen mit meinen Kindern ließen mich abweichen von dem, »was man so denkt«, und zu dem finden, was mein Kind braucht. Und genau das macht echte Verbindung aus: Wir finden zueinander, weil wir darum bemüht sind, einander zu verstehen. Ich wurde eine Mutter, wie ich sie nicht vorgehabt hatte zu werden. Aber ich wurde sie, weil meine Kinder sie brauchten – und zwar für jedes Kind ein wenig anders. Auch unsere Partnerschaft veränderte sich. Wir wuchsen mit: miteinander, nebeneinander, füreinander. Familie ist ein lebendiges Netz. Eines, das bestenfalls trägt, schützt und Raum gibt.

Mit diesem Buch möchte ich dir einen Weg zeigen, wie du immer wieder richtige Antworten auf all eure Fragen in der Babyzeit findest, aber auch danach. Natürlich findest du in den einzelnen Kapiteln auch viele Informationen. Denn zu verstehen, was Babys und Kinder grundlegend brauchen, hilft uns sehr, in ein gutes Miteinander zu kommen – und dann die richtigen individuellen Entscheidungen zu treffen. Selbstverständlich gibt es sie, die Kniffe und Tipps, die bei nahezu jedem Kind funktionieren. Aber vor allem will ich dich darin bestärken, auf Basis all der Informationen einen Familienweg zu finden, der zu euch passt und der euch alle gut und sicher auffängt. **Ich möchte dir helfen, selbst starke Wurzeln auszubilden, die dich tragen, damit du dein Baby tragen und halten kannst, aber auch da Freiräume geben kannst, wo dein Baby das braucht – aus deiner eigenen Sicherheit heraus.**

Vor zehn Jahren erschien mein Buch *Geborgen wachsen*. Seitdem ist viel passiert, in meiner Familie, in meinen Beratungen, in der Wissenschaft. Heute weiß ich noch klarer: Babys gedeihen dort, wo es auch ihren Eltern gut geht. Ich schreibe deswegen nicht nur über dein Baby. Sondern auch über dich. Über euch. Über die Bedingungen, die Elternsein erleichtern – oder erschweren. Über all die Themen, die Eltern heute beschäftigen: Care-Arbeit, Mental Load, Gleichberechtigung. All das fließt in dieses Buch ein – Tausende

Gespräche, viele neue Erkenntnisse. Und vor allem: die tiefe Überzeugung, dass du den richtigen Weg finden wirst. Vielleicht nicht den perfekten. Aber einen bindungsstarken. Einen Weg, der genau richtig ist für euch.

Wie du dieses Buch benutzen kannst

Die wichtigsten Informationen habe ich am Anfang gesammelt: Im ersten Kapitel erfährst du alles, was du grundlegend wissen musst, damit du zu deinem Kind eine sichere Bindung aufbauen kannst. Darin liest du, wie sich sichere Eltern-Kind-Beziehungen grundlegend entwickeln. Darüber hinaus kannst du dann die konkreten Themen nachschlagen, die gerade wichtig für euch sind.

Wissen, Fühlen, Handeln sind nicht nur Überschriften in diesem Buch, sondern es sind gezielte Anregungen für euren bindungssicheren Weg: Nach den Informationen möchte ich dich zu einer Reflexion des Gelesenen einladen, die deine Wissenserfahrung mit konkretem Empfinden verbinden soll, damit du neue Muster ausbilden kannst oder alte stärkst, die dir helfen, dein Kind nicht nur von deinen Vorstellungen her zu begleiten, sondern durch dein Empfinden.

Wichtige Zusatzinformationen, die spannend sind, wenn du tiefer einsteigen möchtest, findest du in den Infoboxen. Wenn du gerade wenig Zeit hast, kannst du die Boxen erst einmal überspringen und später darauf zurückgreifen.

Wurzeln geben Halt, Flügel schenken Freiheit – beides braucht dein Kind, um zu wachsen. Und auch du darfst beides entwickeln: Verwurzelung in deiner Stärke und Leichtigkeit im Vertrauen. Ich möchte dich darin unterstützen, beides zu finden. Für dich, für dein Kind, für euer gemeinsames Wachsen.

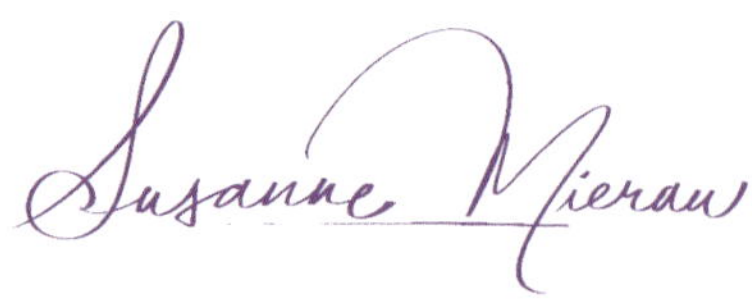

Wissen – Fühlen – Handeln: der Dreiklang für ein bindungssicheres Miteinander

> *»Erst wenn wir uns wirklich darauf einlassen, wie ein neuer Mensch empfindet, können wir überprüfen, ob ein bestimmter Ansatz, eine Handlung zu uns passt: Sind wir das? Ist das für uns stimmig?«*

Die meisten Eltern wünschen sich für ihre Babys und Kinder das Beste: Sie wollen, dass es ihnen nicht nur heute gut geht, sondern auch in der Zukunft – über die Babyzeit, Kindheit und Jugend hinaus. Solange wir unsere Kinder nah begleiten, haben wir viel Einfluss darauf. Aber irgendwann werden sie immer weniger in unserer Nähe sein, unser Einfluss wird geringer, und wir wünschen uns, dass wir sie in der gemeinsamen Zeit so geliebt und gestärkt haben, dass sie dann mit den Herausforderungen des Lebens sicher umgehen können und glücklich sind.

Doch wie der Weg dorthin aussieht, wissen wir oft nicht so genau. Wie macht man das, gute Weichen für das ganze Leben zu stellen? Aus der Forschung wissen wir heute, dass die frühe Kindheit ganz entscheidenden Einfluss darauf nimmt, wie wir in unseren späteren Jahren leben, lieben, handeln und uns selbst sehen. Jetzt, in diesen Momenten mit deinem noch so kleinen Baby, wachsen die Wurzeln und verankern sich in der Erde. **Bindungs-**

sicher wachsen bedeutet, dass diese Wurzeln eine grundlegende Sicherheit schenken: Sie bilden die Basis, von der aus dein Kind sich entfalten wird. Die Stürme des Lebens werden die Pflanze immer wieder ins Wanken bringen. Das können wir leider nicht verhindern. Aber immer wieder wird sie sich aufrichten können und neu heranwachsen, wenn ihr Fundament sicher bleiben kann.

Wissen

Das Schlagwort, das Eltern immer wieder hören, ist »sichere Bindung«. Sichere Bindungen bilden ein gutes Fundament für das Leben. Kinder mit sicheren Bindungsbeziehungen sind laut dem renommierten Bindungsforscher Karl Heinz Brisch widerstandsfähiger gegenüber psychischen Belastungen, leben eher in freundschaftlichen Beziehungen, schließen sich häufiger Gruppen an und verhalten sich in Konflikten prosozialer, weniger aggressiv und lösungsorientierter.[1] Der amerikanische Entwicklungspsychologe Alan Sroufe, der seine gesamte Laufbahn der Erforschung von Bindung und Persönlichkeit gewidmet hat, betont, dass Persönlichkeit nicht einfach da ist. Sie bildet sich langsam aus, wobei enge Beziehungen von »Anfang bis Ende« entscheidend sind.[2]

Es stellt sich nun die Frage, wie wir jene so wunderbar sichere Bindungsbeziehung herstellen. John Bowlby, der Begründer der Bindungstheorie, ging davon aus, dass alle Menschen mit der Bereitschaft, eine Bindungsbeziehung einzugehen, geboren werden. Babys sind schließlich für ihr Überleben darauf angewiesen, dass es eine andere Person gibt, die sich um ihr Wohlergehen sorgt.

Babys bringen schon viele Verhaltensweisen mit, um zu veranlassen, dass wir uns um sie kümmern: ihre knuffigen kleinen Körper mit großen Köpfen und Augen, die uns an- und hinterherblicken, die Art und Weise, wie sie uns berühren und ihre kleinen Hände um unsere Finger schließen, ihren Duft.

Wenn du dein Baby betrachtest, fällt dir bestimmt etwas ein, das dich besonders anspricht. Die Mimik, Gestik, Stimme, Bewegung des Babys – all das und mehr sorgt dafür, dass sich die Bezugspersonen ihm zuwenden.[3] **Für eine gute Entwicklung brauchen Babys allerdings nicht nur Wärme und Nähe, sondern auch Interaktion und soziales Miteinander, also eine Art von Resonanz auf ihr Verhalten.**

Und schließlich braucht das Baby Bezugspersonen, die erkennen, wann es von der Interaktion Ruhe braucht, sich erholen muss, und die sogar ein wenig Raum geben, damit das Baby seine Fähigkeiten zur Selbstregulation ausbauen kann. Idealerweise nehmen die umgebenden erwachsenen Menschen die Signale des Babys wahr und reagieren passend darauf. Das Baby fühlt sich sicher, lernt Vertrauen in diese Bezugspersonen und erfährt die Welt als sicheren Ort, an dem auf seine Signale geantwortet wird und den es durch Signale beeinflussen kann.

Das könnte die kurze Geschichte sein, wie sichere Bindungen entstehen und wie wir sie aufrechterhalten. Wäre es so einfach, könnte dieses Buch hier enden. Leider ist es so, dass es über die Jahrtausende der Menschheitsgeschichte viele Einflüsse darauf gab, wie wir uns Menschenbabys gegenüber verhalten: Kulturelle Einflüsse, Erziehungsgedanken, politische Einflüsse, Rollenstereotype, patriarchale Einflüsse, Veränderungen der Familienstrukturen und mehr, sodass wir wirklich babygerechtes Verhalten nicht einfach von Anfang an lernen können. Die Eltern-Baby-Psychotherapeutinnen Sabine Trautmann-Voigt und Monika Moll sprechen davon, dass Eltern heute nicht mehr über eine ausreichend starke »intuitive Elternschaft« verfügen, und können sich dabei auf Studien berufen.[4] Eltern wissen nicht immer genau, was sie tun sollen, tun können, was richtig ist – und wie es ihnen dabei auch noch gut geht. Sie sind verunsichert: Wie viel Hochnehmen ist okay? Darf ich wirklich ständig stillen, ohne auf zeitliche Abstände zu achten? Sind die Bedürfnisse des Babys immer wichtiger als meine? Oder genau andersherum: Wird das Baby ein Tyrann, wenn ich es priorisiere? Aufgrund all der Einflüsse durch viele Jahrhunderte hinweg und auch wegen des Drucks und der vielen unterschiedlichen Meinungen heute müssen Eltern erst lernen, ihren bindungssicheren Weg zu finden. Oft bedeutet das auch, sich von dem abgrenzen zu müssen, was sie selbst gelernt haben, andere Personen sagen oder auch gesellschaftlich erwartet wird.

Bindung, eine lebendige Theorie

Die klassische Bindungstheorie unterscheidet zwischen verschiedenen Bindungstypen, die durch wissenschaftliche Forschung ermittelt wurden. Der Begründer der Bindungstheorie, John Bowlby, beobachtete in den 1940er Jahren, wie Mütter und Kinder sich zueinander verhielten. Er untersuchte ebenfalls, welche Folgen es hatte, wenn sie lange getrennt waren. Entgegen der zu seiner Zeit vorherrschenden psychoanalytischen Triebtheorie entwickelte er die These, dass es zwischen einem Kind und seinen nahen Bezugspersonen eine Art unsichtbares Band gibt, das für die Entwicklung des Kindes sehr bedeutsam ist und auch über die Zeit hinweg relativ konstant bleibt. Die Psychologin Mary Ainsworth konnte dies mit Studien stützen und belegte die Existenz von verschiedenen Bindungstypen.

- **Typ B: sichere Bindung**
  Das Kind kann darauf vertrauen, dass die nahe Bezugsperson verlässlich auf seine Bedürfnisse eingeht und sowohl Nähe und Schutz bietet als auch Raum zur Selbstständigkeit und Erkundung. Gerade in herausfordernden Momenten, wenn das Kind Angst empfindet oder Stress hat, kann es sich auf seine Bezugsperson verlassen.
- **Typ A: unsicher-vermeidende Bindung**
  Wenn Bedürfnisse nicht zuverlässig beantwortet werden, lernt das

Kind, sich anzupassen, Erwartungen anderer zu erfüllen und eigene Gefühle zurückzustellen. Hier liegt die Lernerfahrung im sozialen Miteinander eher darauf, die Erwartungen des Gegenüber zu befriedigen und sich Autoritätspersonen gegenüber zu beugen.

- **Typ C: unsicher-ambivalente Bindung**
  Sie ist eine Art Mischform aus den beiden anderen: Erhält ein Kind mal Zuwendung, mal Ablehnung, entwickelt es eine erhöhte Unsicherheit. Es muss Zuwendung aktiv einfordern und erlebt zugleich, dass Fürsorge unzuverlässig ist.
- **Typ D: desorganisierte Bindung**
  Mary Main, eine Studentin von Bowlby und Ainsworth, erweiterte die Typen A bis C etwas später um Typ D. Er beschreibt ein Bindungsmuster, das von starker Traumatisierung geprägt ist. Eine andere Studentin von Mary Ainsworth, Patricia Crittenden, hat ein weiteres Modell zur Erfassung desorganisierter Bindung entwickelt.

Die Typen A und C sind – auch wenn es manchmal so dargestellt wird – keine Bindungsstörungen, sondern beschreiben, wie vielfältig kindliches Verhalten sein kann, wenn es sich dem Verhalten der Bezugspersonen anpasst. Sie sind keine Gefahr für die kindliche Entwicklung, können sich aber darauf auswirken, wie anfällig Kinder gegenüber Stressoren sind.[5] Nur speziell geschultes Fachpersonal kann Bindungstypen einschätzen. Hebammen, Erzieher*innen, Familienbegleiter*innen, Ärzt*innen können das ohne Schulung nicht und sollten es auch nicht tun. Für den Familienalltag ist eine solche Einordnung nicht unbedingt hilfreich und kann Eltern oft mehr verunsichern als unterstützen. Das betont auch Fabienne Becker-Stoll, die Direktorin des Staatsinstituts für Frühpädagogik, sehr deutlich.[6] Daher sprechen wir in diesem Buch mehr über sichere Interaktionen als über Bindungsmuster.

Bindung aus wissenschaftlicher Sicht zu erklären, ist möglich. Die Bindungstheorie ist die in der Psychologie wohl am umfangreichsten erforschte Theorie, die im Laufe der letzten Jahrzehnte immer weiter verfeinert und erweitert wurde. Während früher Mutter und Kind im Mittelpunkt standen, wird heute auch die Vater-Kind-Bindung erforscht, Bindung in queeren Familien, Geschwister- und Großelternbeziehungen. Die Kritik an einer westeuropäischen Ausrichtung am Kleinfamilienmodell fließt mittlerweile ein und dass Kinder Bindungsbeziehungen zu vielen verschiedenen Menschen aufbauen können. Auch Kind-Kind-Beziehungen, beispielsweise zwischen Geschwistern, können einen bedeutenden Einfluss haben.[7]

Auch wenn die frühen Erfahrungen eines Kindes sich auf seine weiteren zwischenmenschlichen Beziehungen auswirken, sind sie nicht in Stein gemeißelt. Die Eltern-Kind-Bindung kann sich ebenso verändern, wie das Kind auch im späteren Leben andere Bindungsmuster leben kann, als es sie in der frühen Kindheit erworben hat. Für Pädagog*innen oder Psycholog*innen ist das Wissen um den aktuellen und früheren Forschungsstand absolut notwendig, um Eltern gut unterstützen und Probleme einordnen zu können.

Für Eltern ist diese wissenschaftliche Betrachtung allerdings oft wenig hilfreich. Theorien erklären nämlich oft nicht, wie man vom Wissen ins Fühlen und schließlich ins Handeln kommt. Und genau hier hakt es nämlich so manches Mal: Viele Eltern sammeln sehr viel Wissen an aus dem Wunsch, ihr Kind genau richtig, liebevoll und stärkend zu erziehen, und geraten doch immer wieder an den Punkt, einfach nicht zu wissen, wie genau das nun aussehen soll. Gerade dann, wenn wir es heute anders machen wollen, als wir es vielleicht selbst noch erfahren haben, ist dieses »Anders« eine große Herausforderung ohne Vorbild. Wir hätten so gerne konkrete Anleitungen: Mach dieses und dann entwickelt sich das.

So kommt es auch, dass immer wieder Methoden entstehen, die Eltern nahebringen wollen, dass sie nur dieses tun müssen, damit jenes passiert. Schlaflerntrainings beispielsweise, aber auch Töpfchentrainings, Anleitungen für Mahlzeiten oder generelle Erziehungsmethoden, die erklären, wie Eltern ein bestimmtes Verhalten zeigen sollen.

Der Markt an Erziehungstipps ist voll solcher Konzepte und immer neuer Wörter dafür. Recht häufig steht das, was als hilfreich oder wertvoll inszeniert wird, allerdings überhaupt nicht im Einklang mit moderner Forschung. »Attachment Parenting« beispielsweise habe »überhaupt nichts mit der Bindungsforschung zu tun«, erklärt der Bindungsforscher Sroufe.[8]

Vielleicht hast du schon von Attachment Parenting gehört, denn es war lange Zeit auch in Deutschland ein beliebtes modernes und alternatives Konzept, um Kinder zu begleiten. Der amerikanische Kinderarzt William Sears hat es in den 1980er Jahren mit seiner Frau Martha Sears auf Basis ihrer eigenen Erfahrungen entwickelt und zunächst in Amerika verbreitet, bis es auch hier Wurzeln schlug. Sie entwickelten ein Konzept mit sieben Punkten, darunter beispielsweise das Bed Sharing, also das gemeinsame Schlafen in einem Bett, das die Bindung stärken soll. Das kann hilfreich sein, ist aber keine notwendige Voraussetzung zum Bindungsaufbau. Das Konzept des Attachment Parenting ist nicht wissenschaftlich fundiert und enthält sogar Inhalte, die Eltern unnötig Druck machen, sodass der Beziehungsaufbau durch Schuldgefühle sogar erschwert werden kann.[9]

Fühlen

Wir wollen uns auf den Weg machen, die wissenschaftlichen Erkenntnisse um die Bindungsforschung in eine praktische Anwendung für Eltern zu bringen. Dieser Weg führt über eine aktive Auseinandersetzung damit. Natürlich ist Wissen essenziell: Es ist hilfreich zu verstehen, wie sich ein Kind entwickelt, was ein Baby in welchem Alter kann. Damit aber aus Wissen echte Beziehung entsteht, braucht es einen bedeutsamen Zwischenschritt: **Wir dürfen neu fühlen und uns dabei mit eigenen Erfahrungen und bisher unbekann-**

ten Sichtweisen auseinandersetzen. »Neues Fühlen« meint dabei, dass wir uns wirklich auf das Fühlen einlassen und es nicht »nur« kognitiv herleiten: Wir denken oft, dass wir Freude fühlen, aber wie fühlt sich das wirklich in unserem Körper an? Wo und wie spüren wir das? Wo und wie spüren wir Wut? Wie fühlt sich deine ganz persönliche Erschöpfung im Körper an?

Viele Eltern haben irgendwo auf dem Weg des Erwachsenwerdens den Zugang zu den eigenen Empfindungen ein wenig verloren. Dieser Zugang ist heute aber bedeutsam, wenn wir unsere Kinder begleiten, denn wir sollten uns auf ihr Empfinden einlassen und nicht nur auf die Gedanken dazu: Wie fühlt es sich im Körper an, wenn ich Angst habe, weil ich allein gelassen werde? Was macht das mit mir? Wie fühlt es sich eigentlich an, auf der Toilette sitzen zu sollen, wenn ich gar nicht muss? Wir können unsere Kinder über das richtige Wissen besser verstehen lernen, aber ganz besonders gelingt das darüber, indem wir uns auf das Empfinden eines neuen Menschen in einer neuen Welt einlassen. Und dann, wenn wir wirklich im Fühlen sind, können wir auch erst überprüfen, ob dieser oder jener Ansatz, diese oder jene Methode, diese Handlung ganz individuell zu meinem Kind und zu mir passt: Sind wir das? Sind wir eine Familie, in der das stimmig ist? Diese Frage dürfen wir uns stellen. Wir dürfen reinfühlen und nach unseren Empfindungen mitbewerten.

Vielleicht hast du auch schon gemerkt, dass dich bestimmte Situationen im Alltag emotional besonders herausfordern: Dass dich zum Beispiel das Weinen deines Babys nicht nur berührt, sondern regelrecht überrollt. Oder dass du dich innerlich zurückziehst, wenn dein Kind Nähe sucht – obwohl du dir doch eigentlich Nähe wünschst. Vielleicht schaust du nicht nur interessiert auf dein Kind, sondern ängstlich danach, ob es sich auch wirklich richtig entwickelt. Oder es fällt dir schwer, eine Entscheidung zu treffen, ob du deinem Baby gerade die Leitung überlassen kannst oder sie selbst übernehmen musst.

All diese Unsicherheiten sind keine Zeichen von Schwäche. Es sind Spuren deiner eigenen Geschichte. Schließlich hatten wir alle ein Leben vor dem

Elternsein. Wir waren selbst Babys, Kinder, Jugendliche, junge Erwachsene und haben in dieser Zeit viel gesehen, erlebt, gefühlt. Und wir wurden gesehen oder übersehen, gehört oder übergangen, getröstet oder alleingelassen. Diese Erfahrungen, die wir im Laufe unseres Lebens schon vor dem Elternsein gemacht haben, haben ihre Spuren hinterlassen: in unseren Gedanken und Gehirnen, aber auch im Körper. All das hat geprägt, wie wir heute lieben, Nähe erleben, mit Konflikten umgehen und vieles mehr.

Viele Menschen spüren erst im Zusammensein mit einem eigenen Kind auf einmal, dass sie mit ihrem Handeln vor Herausforderungen und inneren Hindernissen stehen. Sie wollen das eine, aber tun das andere. »Jetzt höre ich mich an wie meine Mutter, aber das wollte ich doch nie!« kann einer dieser Gedanken sein. Oder eben die Hilflosigkeit gegenüber der Frage, inwieweit Orientierung und Anleitung in Ordnung sind.

Wenn du spürst, dass dich bestimmte Reaktionen deines Kindes überfordern oder dich mit Schmerz aus der Vergangenheit konfrontieren, ist das kein persönliches Versagen. Es ist eine Einladung an dich, ins Fühlen zu kommen. Als Eltern dürfen wir einmal nachspüren, was für uns ganz wunderbare, stärkende, wohltuende und geborgene Inhalte unserer eigenen Kindheit waren, und wir dürfen auch nachspüren, was uns aus der heutigen oder damaligen Sicht nicht guttat. In dieses Fühlen zu gelangen, indem wir uns aktiv mit vergangenen Erfahrungen auseinandersetzen, kann uns helfen, ungesunde Muster, die oft von Generation zu Generation weitergetragen werden, zu überwinden – übrigens nicht nur in der Erziehung, sondern auch in Rollenverteilungen. Auch hier dürfen wir nachspüren und merken vielleicht, dass sich etwas ungerecht anfühlt, was tatsächlich auch ungerecht ist, obwohl schon unsere Eltern in ähnlichen Rollen gelebt haben. Fühlen ist für uns eine große Hilfe, um Kreisläufe zu durchbrechen und ungesunde Beziehungsmuster nicht mehr weiterzugeben. Wir können niemanden dazu zwingen, sich gefühlsmäßig auf die Begleitung eines Kindes einzulassen, aber wir können dazu einladen, sich auf diese befreiende Reise zu begeben.

Wichtig ist hierbei, dass wir nicht vor lauter Mitgefühl mit unserem früheren Ich in eine Ängstlichkeit und/oder Überkompensation verfallen und uns für das Gefühl der Geborgenheit vollkommen aufopfern und selbst vernachlässigen. Wie wir gleich noch betrachten werden, brauchen Babys und Kinder nicht nur wohlige Wärme und Nähe, sondern auch ein gutes Maß an elterlicher Sicherheit und Orientierung. Unsere eigenen Muster können uns manchmal dazu verleiten, diesen zweiten bedeutsamen Aspekt wenig zu beachten.

Deswegen ist es so bedeutsam, eine Anleitung für ein gesundes Nachfühlen zu erhalten, das nicht nur hinterfragt und dem Empfinden deines Kindes nachspürt, sondern mit dem du in Verbindung zu dir selbst gehst und das dir Sicherheit schenkt. Du brauchst – auch gerade dann, wenn du bisher nicht gut lernen durftest, dich selbst und deine Gefühle wahrzunehmen – Raum, um jetzt und heute dich selbst zu fühlen, deine Bedürfnisse und Grenzen, deine Wünsche, und dieses Empfinden dann mit dem, was dein Kind wirklich braucht, in Balance zu bringen. Das erfordert manchmal auch Mut, Vertrauen und Fehlerbereitschaft. Immer wieder wirst du etwas tun und dem Erfolg deines Handelns nachspüren für dich, dein Kind, vielleicht auch die Partnerschaft, und dann feststellen, ob es gut und stimmig ist oder doch eine andere Lösung braucht. **Elternschaft ist eine Lernaufgabe, bei der wir uns in gewisser Weise im Zickzack bewegen: Unsere Lernkurve geht nicht linear nach oben, sondern wir erleben nach dem Nachspüren auch immer mal wieder kleine Einbrüche oder Rückschritte.** Es geht nicht darum, nicht einzubrechen, sondern darum, in genau dieser Bewegung zu bleiben und den Mut und Willen dafür mitzubringen. Auch wenn dich der Gedanke um diesen Zickzack jetzt gerade vielleicht irritiert, ist er dennoch für dein Kind in Ordnung. Es wird dein Bemühen spüren, richtige Wege zu finden. Und der bindungssichere Weg muss nicht perfekt und unfehlbar sein, sondern individuell passend – und damit wandelbar. Dein Kind ändert sich, du änderst dich, eure Beziehung ändert sich. Und es ist gut, immer wieder hinzufühlen, was das Kind braucht, was du brauchst, was eure Partnerschaft gerade braucht, und dann in ein neues Handeln zu kommen.

Eltern als Gefühlscontainer

Erst ab einem Alter von etwa fünf Jahren haben Kinder die nötige kognitive, emotionale und soziale Reife, um ihre Gefühle klar zu erkennen, sie mitzuteilen und ansatzweise selbst zu regulieren.[10] Vorher, in der Säuglings- und Kleinkindzeit, brauchen sie dabei unsere Hilfe. Sie brauchen einen Menschen, der ihre Empfindungen auffängt. Dabei kommt es nicht darauf an, sofort eine Lösung zu finden. Sondern darauf, dass wir als Erwachsene gelassen bleiben können, selbst wenn das Baby heftig weint oder starke Emotionen zeigt. Wir sprechen dann von Co-Regulation. Der britische Psychoanalytiker Wilfred Ruprecht Bion hat dafür den Begriff Containment geprägt: Die Bezugsperson nimmt die starken Gefühle des Babys auf, verarbeitet sie und gibt sie dem Kind in verarbeiteter Form wieder zurück.[11] Solche Situationen zeigen sich jeden Tag vielfach mit verschiedensten Empfindungen des Babys: »Das hat dich ja gerade erschreckt, komm her, bei mir bist du sicher und ich beruhige dich.« – »Oh, du hast jetzt ganz schön Hunger, jetzt gibt es eine Mahlzeit und dann bist du wieder satt und zufrieden.« – »Jetzt reibst du dir schon die Augen, du bist doch schon ganz schön müde, komm, wir legen uns jetzt hin zum Ausruhen.« Wir nehmen das Gefühl wahr, halten es aus, versprachlichen es und reagieren darauf. Wenn das Weinen eines Babys uns aber regelrecht überrollt, wir davon panisch oder ängstlich werden, können wir die Gefühle des Kindes nicht ausreichend halten und begleiten. Deswegen ist es so wichtig, dass Eltern, um Containment leisten zu können, sich ihrer eigenen Gefühle und Prägungen bewusst sind.

Handeln

Wenn wir vom passenden Wissen aus über das Fühlen ins Handeln kommen, wird Familienleben lebendig und individuell. **Echtes Handeln entsteht nicht aus starren Regeln oder gut gemeinten Ratschlägen, sondern aus dem inneren Kontakt mit uns selbst und unserem Kind.** Es orientiert sich daran, was unser Kind wirklich braucht – und was für uns als Familie in diesem Moment stimmig und tragfähig ist. Dieses Handeln, das aus Wissen und Fühlen wächst, schenkt uns allen Sicherheit. Und Sicherheit ist eine Kraft, die nicht nur Kinder brauchen: Auch wir als Eltern sehnen uns danach. Wir brauchen das Gefühl, in dem, was wir tun, richtig zu sein. Wir wollen spüren, dieses »Elternding« gut zu machen, und wahrnehmen, dass es unserem Kind bei uns gut geht. Es tut uns weh, wenn unser Baby in Not ist und wir einfach nicht wissen, wie wir ihm richtig helfen können. Machen wir diese Erfahrung öfter, kann unser Selbstvertrauen in unsere Elternkompetenz sinken. Wir müssen nicht perfekt sein – aber ausreichend gut. Es ist wichtig, immer wieder zu spüren: **Ich kann das. Ich verstehe mein Kind. Ich finde Wege, es gut zu begleiten.** Genau dieses Gefühl von Selbstwirksamkeit stärkt unser Vertrauen in uns selbst. Und genau daraus erwächst dann wieder neue Handlungsfähigkeit.

Natürlich gelingt das nicht immer: Es wird Tage geben, an denen du dein Kind nicht sofort verstehst oder nicht so reagieren kannst, wie du es dir wünschst. Das ist normal und menschlich. Entscheidend ist nicht, dass wir jederzeit »richtig« handeln. Entscheidend ist, dass wir in der Mehrzahl der Situationen passende Antworten finden und vor allem als sichere Bezugspersonen präsent sind. Dass wir sehen, fühlen, antworten. Und dass wir bereit sind, nachzujustieren, wenn etwas nicht stimmig war. Dieses »ausreichend gute« Handeln ist kein Kompromiss. Es ist der Schlüssel zu gesunder Entwicklung, denn auch du entwickelst dich mit jedem Tag weiter, mit jeder Erfahrung, mit jedem Versuch, liebevoll und klar auf das zu antworten, was dein Kind dir zeigt.

Bindung geschieht im Alltag. In kleinen, oft unspektakulären Momenten. Im Wickeln, Tragen, Trösten, Warten, Zuhören. Und in der Art, wie du diese Situationen gestaltest, steckt deine ganze elterliche Kraft zu einem bindungssicheren Aufwachsen: durch deine Bereitschaft zu sehen, zu fühlen – und dann zu handeln.

Die Chemie guter Beziehungen

Bindung ist nicht nur etwas, das wir irgendwie im Herzen oder Bauch spüren, sie »passiert« auch tatsächlich auf biochemischer Ebene in unserem Körper. Wenn du mit deinem Baby kuschelst, es streichelst, es stillst oder liebevoll anschaust, laufen zahlreiche biochemische Prozesse ab, die euch verbinden.

Ein zentrales Hormon dabei ist Oxytocin – oft auch als »Bindungshormon« bezeichnet. Die Neurobiologin Nicole Strüber beschreibt Oxytocin sogar noch allgemeiner als »Sozialhormon«, weil es nicht nur die Bindung beeinflusst, sondern auch, wie wir soziale Beziehungen erleben und darin agieren.[12] Oxytocin wird bei positiven Körperkontakten ausgeschüttet: beim Kuscheln, beim Tragen, beim Blickkontakt oder wenn du mit deinem Baby spielst. Es sorgt dafür, dass du dich verbunden fühlst – mit deinem Kind, aber auch mit anderen Menschen.

Oxytocin aktiviert auch die Dopaminausschüttung. Dopamin ist Teil unseres körpereigenen Belohnungssystems. Das bedeutet: Nähe und Zuwendung fühlen sich nicht nur gut an – unser Körper lernt auch, dass genau dieses Miteinander wertvoll ist, und will mehr davon. Noch dazu werden bei positiven Begegnungen Endorphine, also körpereigene Opioide, ausgeschüttet. Sie lassen dich Momente mit deinem Baby genießen, geben dir Kraft – selbst dann, wenn der Tag anstrengend war. Natürlich kann das Oxytocin nicht Überlastung in Entspannung verkehren, aber es

wirkt stresshemmend und hilft auch dabei, Gefühle besser erkennen zu können. Es unterstützt dich also dabei, vom Nachfühlen, wie es deinem Kind gerade geht, ins passende Handeln zu kommen.[13]
Diese »Chemie der Beziehung« ist ein Geschenk. Sie stärkt nicht nur euer Miteinander, sondern hilft dir, positiver auf die Dinge zu blicken und ruhiger zu bleiben. So kann sie dein Vertrauen in dich selbst als Elternteil stärken. Sie hilft euch beiden, Sicherheit aufzubauen – Schritt für Schritt, Blick für Blick, Berührung für Berührung.

Lass uns Interaktionen ansehen

Für Eltern ist es viel hilfreicher, statt eines theoretischen einen ganz praktischen Blick auf Bindung zu richten, wie ich ihn in vielen Jahren meiner Arbeit erprobt habe. Sichere Bindungsbeziehungen entstehen, wenn wir mit unseren Kindern gelingende Interaktionen haben (wie wir später noch sehen werden, gilt das auch zwischen Erwachsenen). Gelingende Interaktionen meint grob, dass unser Handeln aufeinander abgestimmt ist: Wir gehen miteinander in Resonanz und schwingen uns aufeinander ein. Es ist wie ein Tanz, in dem wir zueinanderfinden und uns immer wieder aufeinander abstimmen und einstellen. Ein Blick auf Interaktionen statt auf Bindungstypen lässt den Bindungsaufbau praxisnaher werden, entspannter. Es schwebt nicht mehr das ominöse Wort »Bindung« über uns, sondern wir betrachten ganz praktisch und alltagsnah, wie wir uns miteinander verhalten. Daraus kann sich ein freudvoller, echter Kontakt zwischen uns ergeben. Wenn wir jetzt, in der Babyzeit, damit beginnen, unseren Fokus auf diese Interaktionen zu legen, ist das eine Ressource für die gesamte Zeit der Elternschaft.

In deine Interaktionen mit deinem Baby wirken unsere eigenen Kindheitserfahrungen hinein, unsere Lernerfahrungen, unsere Kultur, die jeweiligen Rahmenbedingungen der Familie wie Wohnort, aber auch die ökonomische

Absicherung, die Partnerschaftsbeziehungen und Unterstützungsstrukturen. Natürlich ist es unsere persönliche Entscheidung, einen bindungsorientierten Weg mit unseren Kindern gehen zu können – aber an der ein oder anderen Stelle werden wir ganz unbewusst beeinflusst. Zu wissen, an welchen Stellen solche Einflüsse wirken können und welche davon in deiner Familie ganz konkret vorhanden sind, hilft dabei, individuell gute und nachhaltig sichere Interaktionen gestalten zu können, statt Patentrezepte auszuprobieren, die vielleicht doch nicht passen. All diesen Einflüssen werden wir in den nächsten Kapiteln nachgehen, um euch als Familie zu stärken und glücklich wachsen zu lassen.

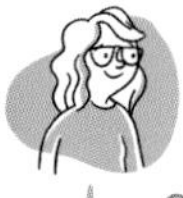

Um ins Fühlen zu kommen, gibt es in diesem Buch immer wieder Fragen an dich. Vielleicht magst du dir dafür ein eigenes Notizheft nehmen, in dem du dir deine Antworten notierst. Dieses Notizheft wird dir nicht nur helfen, dich mit den Inhalten hier auseinanderzusetzen, sondern wird eine Erinnerung an deine Elternschaftsreise bleiben. Beginnen wir also mit dem Fühlen:

- Was bedeutet für mich jetzt gerade, »ein guter Elternteil« zu sein?
- Was ist für mich die größte Sorge am Elternsein?
- Was war für mich bisher der schönste Moment mit meinem Baby? Warum?

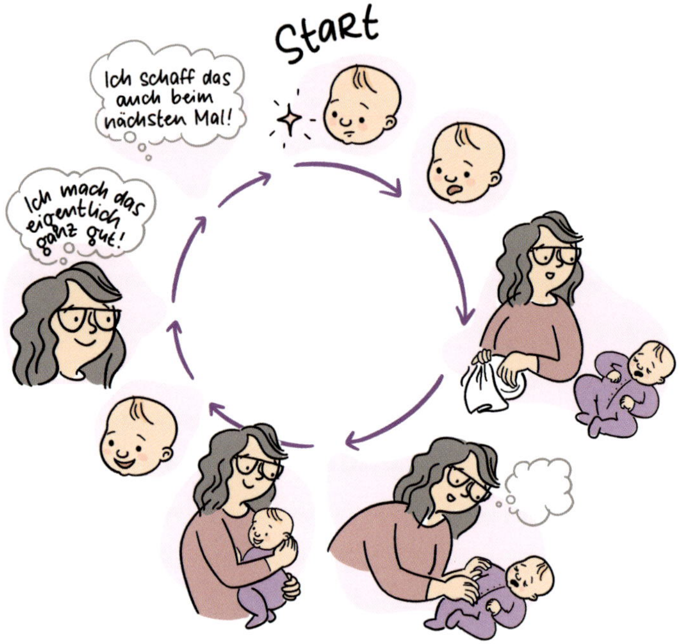

Kreislauf sicherer Interaktionen:

Dein Baby hat ein Bedürfnis, auf das es mit einem Signal aufmerksam macht. Nun ist es wichtig, dass das Signal wahrgenommen werden kann: Dazu müssen wir bei Nahsignalen in der Nähe und emotional offen dafür sein, das Bedürfnis wahrnehmen zu wollen. Im nächsten Schritt muss das Signal richtig interpretiert werden: Was will mein Baby mir damit eigentlich sagen? Je nach Alter des Babys sollte dieses Signal möglichst zeitnah und passend beantwortet werden. Ist das alles stimmig, wird das Bedürfnis befriedigt und das Baby kann wieder entspannen. Die Zufriedenheit des Babys wirkt gleichzeitig auf seine Bezugsperson: Du hast das Gefühl, dass du dein Baby verstehst und fühlst dich kompetent. Durch dieses sichere Gefühl wirst du auf die nächste Situation wieder motiviert heran gehen. Du weißt: Ich mach das gut mit meinem Baby, und dein Baby gewinnt immer mehr Vertrauen, dass seine Signale sicher beantwortet werden können.

Babys Bedürfnisse kennenlernen

»Wenn wir wissen, dass Menschen verschiedene Temperamentsdimensionen ins Leben mitbringen, können wir bei uns selbst und unserem Baby nachspüren, wer und wie wir hier in dieser Familie eigentlich sind: Wo sind wir uns ähnlich, wo verschieden?«

Wenn du dich in deiner Familie oder deinem Bekanntenkreis einmal umschaust und fragst, was Babys wirklich brauchen, wirst du vermutlich sehr unterschiedliche Antworten bekommen. Manche Menschen werden betonen, was du deinem Kind als Elternteil unbedingt geben solltest. Oft wird es dabei um Bindung, Nähe, Wärme und Liebe gehen. Andere hingegen sprechen vielleicht eher über Dinge, die man anschaffen »muss«: Die einen halten eine Babybadewanne für unverzichtbar, während andere das Baby einfach mit in die große Wanne nehmen oder es im Waschbecken baden. **Nur ein kleiner Teil wird vermutlich erwähnen, dass Babys auch Raum für Selbstwirksamkeit brauchen – und die Chance, sich selbst kennenzulernen.**

Wir wollen uns in diesem Buch weniger mit all den Dingen beschäftigen, die ihr für eure Familie anschaffen »solltet«. Denn ob Babywanne oder nicht, Beistellbett oder Familienbett, Wickeltasche oder alter Rucksack – das ist letztlich höchst individuell und hängt ganz von euren Wünschen und auch Möglichkeiten als Familie ab. Solltest du dieses Buch bereits in der Schwangerschaft lesen, möchte ich dir ans Herz legen: Kauf lieber weniger und leih dir erst einmal Dinge aus, um zu sehen, was ihr wirklich braucht. Wo du auf jeden Fall sparen kannst – und das werden wir später noch genauer betrachten – sind Spieldinge: Du bist für viele Monate das bedeutendste »Spielding«. **Dein Baby braucht Menschen statt Spielzeug.** Und damit kommen wir schon zu dem, worauf der Fokus hier liegen wird: Wir konzentrieren uns auf die grundlegenden Bedürfnisse, die mit Bindung und gelingender Interaktion, eurem Zusammenspiel, zu tun haben. Denn das ist es, was Babys und Kinder in jedem Fall brauchen – unabhängig von der Erstausstattungsliste.

Wurzeln und Flügel – Was sind eigentlich Bedürfnisse?

Babys sind für das Überleben auf die Zuwendung und Sorge von anderen Menschen angewiesen. Sie brauchen jemanden, der sie nährt. Sie brauchen aber auch Unterstützung dabei, ihre Körpertemperatur zu halten und die vielen neuen inneren und äußeren Reize zu regulieren und zu verarbeiten. Das alles geht nur über die Bezugspersonen. Dein Baby zeigt von Beginn an mit seinem Verhalten, dass es Nähe sucht oder halten möchte. Später kommen weitere Möglichkeiten hinzu: Dein Kind kann dich rufen, »Mama« oder »Papa« sagen oder dir einfach hinterherlaufen. So stellt es Nähe her, seine Versorgung sicher und lernt gleichzeitig, dass es Teil einer Gemeinschaft ist, deren Angehörige sich umeinander sorgen. Bestenfalls baut es, und das wird oft als erstes und grundlegendes Bedürfnis genannt, sichere **Bindungen** und ein Vertrauen in den Halt sozialer Gruppen auf, der es ein Leben lang unterstützt: **Es ist wunderbar zu wissen, dass man nicht immer alles allein schaffen muss, sondern dass es okay ist, sich auf andere verlassen und sich an sie wenden zu können, wenn man Hilfe braucht.** Geben andere Menschen uns das Gefühl, selbstverständlich respektierter und wertgeschätzter Teil der Gruppe zu sein, stärkt das auch unser psychologisches Grundbedürfnis nach

Selbstwert: Wir fühlen uns wertvoll, wenn andere Menschen sich respektvoll um uns kümmern.[14]

Doch sosehr Nähe überlebenswichtig ist, braucht dein Baby auch noch etwas anderes, um in dieser Welt zu überleben: **die Möglichkeit, die Welt kennenzulernen.** Denn es wurde in eine Umgebung hineingeboren, die es noch nicht kennt – mit eigenen Regeln, Menschen, Geräuschen und Abläufen. Ganz gleich, in welche Familie, in welche Kultur oder in welche Lebensbedingungen ein Kind geboren wird, es beginnt sofort (eigentlich schon in der Schwangerschaft), sich mit dieser Welt auseinanderzusetzen. Schon in den allerersten Lebenswochen zeigt sich, wie groß diese Anpassungsleistung ist: Dein Baby nimmt wahr, wie gesprochen wird, wie Menschen sich verhalten, was in eurer Familie als normal gilt. Über das erste Jahr hinweg lernt es immer mehr: Blickt man sich hier in die Augen beim Reden oder nicht, wie drückt man Gefühle aus? Aber es lernt auch Wichtiges über die Welt: Was es essen kann, dass Dinge nach unten fallen, wenn man sie loslässt. All das ist ein Teil davon, wie dein Baby sich aktiv die Welt aneignet – und auch ein wichtiger Teil dessen, was wir Überleben nennen. Bindungsverhalten und Erkundung sind gleichsam bedeutsam für die Entwicklung.[15]

Vielleicht denkst du beim Thema Exploration zuerst daran, wie dein Kind irgendwann auf allen vieren durch die Wohnung krabbelt und voller Entdeckerlust Schubladen ausräumt. Aber schon lange davor beginnt das Erkunden: durch Blicke, durch Lauschen. Auch wenn dein Baby still beobachtet, ist das schon eine Form der Erkundung – und ein wichtiger Schritt auf dem Weg, sich in dieser neuen Welt zurechtzufinden. Je mehr es sich körperlich, aber auch emotional entwickelt, desto mehr strebt es nach **Autonomie**: Es möchte selbstständig mit sich und der Welt umgehen und erprobt dabei die eigenen Fähigkeiten und Grenzen, aber auch die Grenzen der Welt. Auch dies stärkt seinen Selbstwert weiter: Ich spüre, dass ich in dieser Welt etwas bewegen kann, dass ich Einfluss nehmen kann auf sie.

In dieser Auseinandersetzung mit der Welt geht das Kind durchaus den

Dingen nach, die es gerne machen möchte, folgt also einem Bedürfnis nach **Lustgewinn**, doch es stößt immer wieder auch an besagte Grenzen und muss lernen, mit der Frustration darüber umzugehen. Auch wenn wir versuchen, **Unlust** zu vermeiden, ist das weder bei Kindern noch bei Erwachsenen möglich: Manchmal passieren Dinge, die uns missfallen, und manchmal müssen wir Frustration aushalten. Auch das lernt das Kind durch Exploration und indem seine nahen Bezugspersonen es durch Bindung unterstützen und ihm **Orientierung** bieten – in der Welt der Emotionen wie auch der umgebenden Welt.

Die Bindungstheorie geht davon aus, dass immer entweder das Bindungs- oder das Erkundungsverhalten aktiviert ist: Ist das Kind gesund, satt, ausgeschlafen, gut gelaunt und sich des Schutzes der Bindungsperson sicher, kann es auf eigene Faust die Welt explorieren. Ist das Kind aber gerade belastet, beispielsweise durch Angst, Stress oder Überforderung, wird das Bindungssystem aktiviert und das Kind benötigt Nähe statt autonomer Erkundung.[16]

Für Eltern ist wichtig zu wissen, dass das Bindungssystem nicht nur durch all jene Dinge aktiviert wird, die wir vielleicht noch leicht nachvollziehen können. Dazu kann gehören, dass das Kind von den Bezugspersonen getrennt ist (beispielsweise auch, wenn einfach »nur« eine andere Person aus der Familie das Baby auf den Arm nehmen möchte), aber auch ein erschreckend lautes Geräusch oder ein Schmerz, wenn es sich beispielsweise aus Versehen selbst an den Haaren zieht und die kleine Hand nicht loslassen kann. Auslöser können auch innere Umstände sein, die Angst machen, wie unangenehme Verdauungsgefühle, eine ungemütliche Lage auf einer Kleidungsfalte, eine Erkältung oder auch die im Traum verarbeiteten Erfahrungen. Schließlich weiß das Baby noch nicht, dass eine verstopfte Nase nur eine verstopfte Nase ist und die Erkältung wieder vorbeigeht. All die vielen Dinge, die innen und außen neu im Leben des Babys sind, können es verunsichern und das Bedürfnis nach Schutz und Nähe auslösen. Dann hilft ihm am ehesten die körperliche Nähe einer Bezugsperson, die Sicherheit ausstrahlt und dabei unterstützt, diese Angst oder anderes Unwohlsein zu verarbeiten (siehe Infobox Eltern als Gefühlscontainer im Kapitel *Wissen – Fühlen – Handeln*).

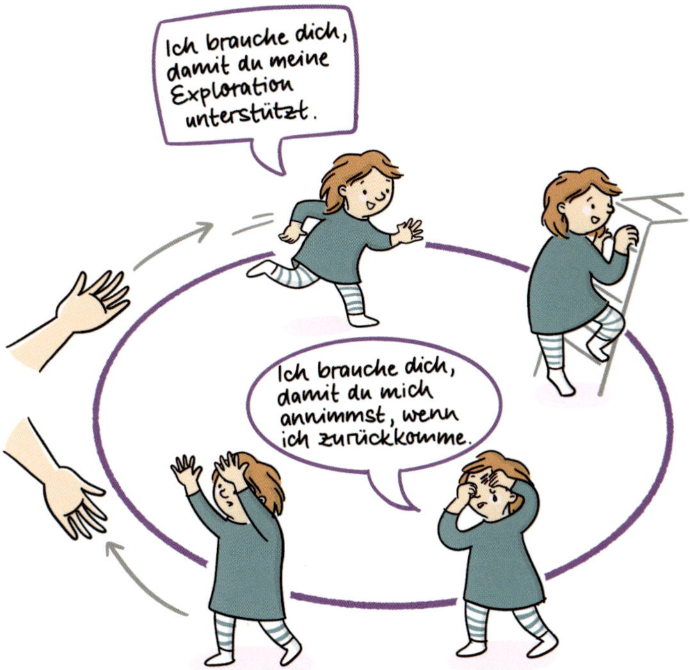

Ich brauche dich, damit du meine Exploration unterstützt.
Ich brauche dich, damit du mich annimmst, wenn ich zurückkomme.

Kreis der Sicherheit nach G. Cooper, K. Hoffman, R. Marvin, B. Powell

Der »Kreis der Sicherheit« zeigt die dynamische Bewegung, wenn das Kind zwischen Bindung und Erkundung pendelt: Es entfernt sich von der Bezugsperson, um seine Umwelt zu erkunden, und kommt zu ihr zurück, wenn es müde oder überfordert ist.[17] Dieses anschauliche Modell zeigt, dass Kinder Freiheit und Sicherheit benötigen, um die Welt entdecken zu dürfen. Aus der sicheren Beziehung heraus kannst du dein Kind durch dein Verhalten und auch deine Sprache dazu ermutigen, auf Erkundungstour zu gehen. Dein Kind kann dabei darauf vertrauen, dass du weiter verfügbar bist. So kann es sich freudig auf die Entdeckung einlassen. Es weiß, dass es jederzeit Hilfe und Unterstützung in Anspruch nehmen kann und nicht fürchten muss, abgelehnt zu werden. Du kannst einschätzen (und lernst es auch gleichzeitig), wann dein Kind selbstständig sein kann, es also selbst die Führung der Erkundung übernimmt, und wann du Führung übernehmen und Orientierung geben musst, damit dein Baby geschützt ist.

Sehr deutlich wird das dann, wenn Babys anfangen, sich fortzubewegen: Bezugspersonen sollten ihnen den Raum geben, sich frei zu bewegen, ohne selbst davor Angst zu haben. So kann das Kind losziehen, wird sich aber vielleicht, wenn es ein Stück weggerobbt oder -gekrabbelt ist, umblicken und dann zurückkommen oder die Bezugsperson auffordern, es abzuholen. Hier wird es in liebende Hände aufgenommen und darf sich dann, wenn es wieder bereit ist, erneut fortbewegen. Dabei können die Bezugspersonen einschätzen, ob der Ort gerade passend ist für die Erkundung oder sie lieber einen anderen suchen sollten – beispielsweise wäre ein Raum mit offen stehenden Reinigungsmitteln ein Ort, an dem Eltern die Führung übernehmen müssen und das Kind nicht krabbeln lassen dürfen. In einem gesicherten Wohnzimmer kann das Baby hingegen entspannt seine Erkundungen machen, ihm wird hier in seinem Explorationsbedürfnis gefolgt. Sowohl für das Erforschen als auch für Trost braucht das Baby die Sicherheit und Präsenz der Bezugspersonen.

Jedes Baby ist ein wenig anders

Eltern sind von der Wippe von Bindung und Exploration manchmal verunsichert, denn manche Kinder wollen zwar die Umwelt erkunden, sind aber gleichzeitig ein wenig verhaltener als andere: Während also ein Baby ganz freudig auf Opas Arm wandert, ist ein anderes davon vielleicht weniger begeistert. Während eines in der Babygruppe freudig seitwärts auf ein anderes zurollt, ist das eigene vielleicht lieber nur beobachtend dabei und möchte in die Arme der Bezugsperson, wenn ein anderes zu nah kommt. Schnell steht dann die Frage im Raum »Oje, habe ich was mit der Bindung falsch gemacht?«.

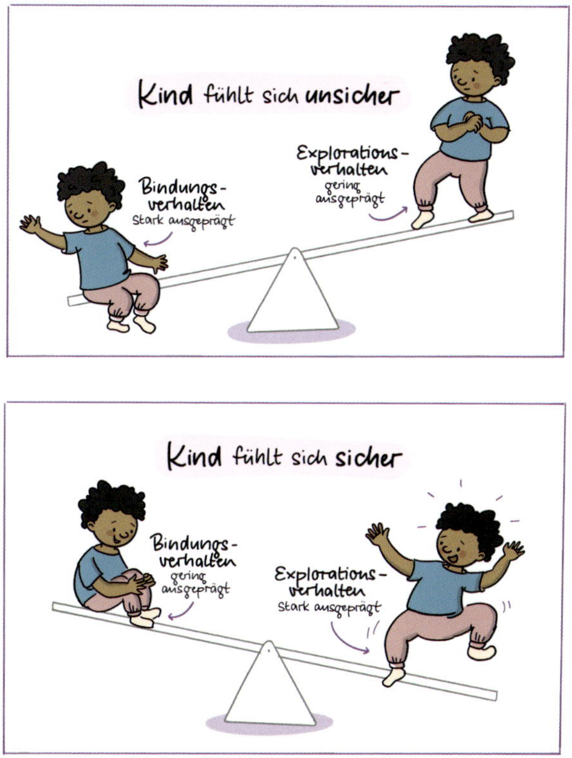
Kind fühlt sich unsicher
Bindungs-verhalten
stark ausgeprägt
Explorations-verhalten
gering ausgeprägt
Kind fühlt sich sicher
Bindungs-verhalten
gering ausgeprägt
Explorations-verhalten
stark ausgeprägt

Bindungs- und Explorationssystem fungieren wie eine Wippe[18]

Prinzipiell hast du ja schon erfahren, dass es zwar verschiedene Bindungstypen gibt, aber auch ein Muster, das die Welt eher vorsichtig betrachten lässt, keine Bindungsstörung ist, sondern eine Anpassungsreaktion des Kindes (siehe Infobox Bindung im Kapitel *Wissen – Fühlen – Handeln*). Dazu kommt hier aber ein Umstand aus der pädagogischen Kategorie »Ganz so einfach ist das nicht«: Jedes Kind bringt noch eigene Ausprägungen in verschiedenen Temperamentsdimensionen mit ins Leben – und eine davon ist, wie offen es auf Neues zugeht. Wenn dein Baby also weniger aufgeschlossen ist als ein anderes, das dir bekannt ist, ist das zwangsweise kein Alarmsignal. Wie gesagt sollten wir ohnehin weniger in Bindungstypen denken.

In Hinblick auf unser Elternverhalten ist es sogar besonders bedeutsam, hier nicht vorschnell zu kategorisieren, sondern einmal mehr vom Wissen ins Fühlen und dann ins Handeln zu kommen: Wenn wir nämlich wissen, dass Menschen verschiedene Temperamentsdimensionen ins Leben mitbringen, können wir im nächsten Schritt versuchen, noch einmal bei uns selbst und unserem Baby nachzuspüren, wer und wie wir hier in dieser Familie eigentlich sind: Wo sind wir uns ähnlich, wo verschieden? Und hierdurch können wir dann wieder bedarfsgerecht handeln. Schnell ist man nämlich ohne dieses Wissen verleitet, das Kind eher in eine Richtung zu drücken, als es zu verstehen: Wenn mir eine sichere Bindung wichtig ist und ich annehme, dass sie sich dadurch ausdrückt, dass mein Kind freudig auf Neues zugeht, wenn ich anwesend bin, weise ich vielleicht seinen Wunsch nach Nähe zurück, fühle nicht nach, was gerade bedeutsam ist. Erst hieraus entwickelt sich ein Problem, das vorher noch gar nicht bestand.

Lass uns daher, bevor wir in die einzelnen Entwicklungsbereiche deines Babys gehen, erst einmal darauf blicken, wie höchst unterschiedlich wir alle von Anfang an sind und welche Auswirkungen dies darauf hat, wie wir mit Bedürfnissen und Regulationsfähigkeiten umgehen.

Genetische Einflüsse

Wahrscheinlich hast du es in deinem Leben schon oft beobachtet: Menschen sind verschieden. Vielleicht hast du das sogar direkt in deiner Familie erlebt – dass ein Geschwisterkind von klein auf ständig in Bewegung war, während du es lieber ruhig mochtest und gemütliche Tage auf dem Sofa dem Trubel vorgezogen hast. Vielleicht hast du eine Freundin, die immer ein sonniges Gemüt hat, während eine andere eher viel nachdenkt und sich oft sorgt. Diese Unterschiede sind normal und sie sind zu einem großen Teil in uns angelegt.

Bei Erwachsenen nehmen wir Unterschiede meist ganz selbstverständlich wahr. Bei Babys hingegen neigen wir manchmal dazu, »das Baby« als allgemeine Vorstellung im Kopf zu haben, als wären im Grunde alle Babys gleich. Doch wer ein Baby begleitet, merkt schnell: **Babys unterscheiden sich darin, wie sie auf Situationen reagieren, wie viel Zuwendung sie brauchen, um getröstet zu werden, wie viel Zeit sie benötigen, um sich zu beruhigen. Sie zeigen ein unterschiedliches Bewegungsverhalten und bringen ein unterschiedliches Gemüt mit ins Leben.** All das sind nicht nur Alltagserfahrungen, die wir machen, sondern tatsächliche Forschungsergebnisse: Wir kommen mit unterschiedlichen Verhaltenstendenzen zur Welt, die durch Gene, vorgeburtliche Erfahrungen und das Geburtsgeschehen dann bestimmen, wie wir auf die Umwelt reagieren.[19]

Leicht, schwierig oder langsam auftauend?

Schon 1965 haben Psychiater*innen nachgewiesen, dass Kinder mit unterschiedlichen »Grundausstattungen« auf die Welt kommen: Alexander Thomas, Stella Chess und Herbert Birch fanden damals in einer umfangreichen Studie heraus, dass sich Kinder in verschiedenen Bereichen ihres Temperaments voneinander unterscheiden, beispielsweise darin, wie aktiv sie sind, ob sie einen regelmäßigen Rhythmus haben, wie leicht sie sich ablenken lassen, wie sie auf Neues reagieren oder wie gut sie sich an Veränderungen anpassen können. Auch die Aufmerksamkeitsspanne, die Stärke der Reaktionen, die Sensibilität gegenüber Reizen und die grundsätzliche Stimmung gehören dazu. Aus diesen neun Temperamentsdimensionen wurden drei grundlegende Temperamentstypen abgeleitet: easy to handle (»leicht«), hard to handle (»schwierig«) und slow to warm up (»langsam auftauend«).[20] Keiner dieser Typen ist dabei als besser oder schlechter zu bezeichnen, aber einige Kinder haben es durch ihre Veranlagung ein wenig schwerer im Alltag: Sie reagieren vielleicht besonders sensibel, besonders stark oder zurückhaltend, und genau das kann das soziale Miteinander oder das Lernen beeinflussen. Deswegen ist es so wichtig, Kinder mit einem »schwierigen« oder »langsam auftauenden« Temperamentstyp feinfühlig zu begleiten. Denn obwohl Kinder mit bestimmten Veranlagungen auf die Welt kommen, formen sich daraus erst mit der Zeit ihre Persönlichkeitseigenschaften – im Zusammenspiel mit ihrer Umwelt.

Nicht nur genetische Einflüsse wirken auf die Entwicklung deines Babys ein. Auch die Erfahrungen, die es im Bauch macht, können sowohl seine körperliche als auch die neurologische Entwicklung beeinflussen. Zwar verbringt dein Baby vor der Geburt die meiste Zeit in einem schlafähnlichen Zustand und erst gegen Ende der Schwangerschaft ist es auch mal zwei bis drei Stunden am Tag wach. Trotzdem ist es bereits in dieser Zeit verschiedenen Einflüssen ausgesetzt, etwa durch Ernährung, chemische Substanzen, Medikamente, Lärm, mögliche Infektionen oder auch durch sogenannten toxischen Stress.[21]

Wir wissen heute, dass bestimmte Arten von Stress sich negativ auf uns auswirken können. Das gilt nicht nur für den Arbeitsalltag, sondern auch für sonstige Erfahrungen. Deshalb gibt es Regelungen, die Schwangere vor belastenden Situationen, etwa am Arbeitsplatz, schützen sollen. Studien zeigen, dass Stress nicht nur die Gesundheit allgemein beeinträchtigen kann, sondern auch auf Gehirnstrukturen einwirken und so sozio-emotionale Verhaltensweisen und Stressbewältigungsstrategien im weiteren Leben beeinflussen kann.[22]

Nicht jeder Stress wirkt dabei schon prägend negativ. Erheblicher Stress durch häusliche Gewalt, Trennung oder Tod von nahestehenden Personen, aber auch damit einhergehende psychische Erkrankungen wie Depressionen oder Angststörungen setzen im Körper der Schwangeren das Stresshormon Cortisol frei. In normalen Alltagssituationen sorgt ein Enzym in der Plazenta dafür, dass dieses Cortisol deaktiviert wird, bevor es das Kind erreicht. Bei länger andauerndem, chronischem Stress kann dieser Schutzmechanismus jedoch beeinträchtigt sein. Dann kann es passieren, dass Stresshormone doch in den Blutkreislauf des Babys gelangen, dort Veränderungen bewirken und das Kind später möglicherweise empfindsamer auf Reize reagiert als andere.[23] Auch der Zeitpunkt, zu dem der Stress in der Schwangerschaft auftritt, spielt eine Rolle. Es gibt Phasen der Entwicklung, in denen das ungeborene Kind besonders empfindlich auf äußere Einflüsse reagiert.

Das alles bedeutet: Das Verhalten deines Kindes ist nicht nur durch seine Gene geprägt, sondern auch durch frühe Erfahrungen, schon vor der Geburt. Diese Einflüsse können sich später in seinem Verhalten widerspiegeln. Solltest du jetzt aber denken, dass du in der Schwangerschaft einige stressige Zeiten hattest und dich jetzt um das Stressverarbeitungssystem deines Kindes sorgst, kann ich dich schon einmal ein wenig beruhigen: Wir betrachten nun gleich, dass sich die Persönlichkeit deines Kindes wesentlich durch die Beziehungserfahrungen nach der Geburt entwickelt und wir durch einen respekt- und liebevollen Umgang viel ausgleichen können.

Als Eltern machen wir uns sehr oft sehr viele Sorgen und haben häufig Schuldgefühle. Wir denken, dass die komplette Entwicklung des Kindes in unseren Händen liegt. Ganz besonders Mütter bekommen dabei sehr viel Verantwortung auf die Schultern gelegt. Sie haben oft das Gefühl, dass egal welches abweichende Verhalten das Kind auch zeigt, es am Ende an ihnen persönlich liegt. Über viele Jahrhunderte hindurch hat die patriarchal geprägte psychologische und pädagogische Forschung die kindliche Entwicklung rein an dem Fürsorgeverhalten von Müttern festgemacht. Da sie diejenigen sind, die das Baby im Uterus tragen, beginnt schon hier das hohe

Verantwortungsgefühl. Heute wissen wir, dass viele Zuschreibungen so nicht stimmen. Dennoch ist der Druck weiterhin hoch und Schuldgefühle sind gerade bei Müttern stete Begleiterinnen. Wir werden uns später noch einmal genauer darum kümmern. Hier und an dieser Stelle sei dir schon einmal gesagt: Ja, Stress in der Schwangerschaft kann sich auf dein Kind auswirken, weshalb es Aufgabe deines Umfeldes ist, dich davor zu schützen. Aber auch wenn das nicht gut gelingen sollte, hat dein Kind sehr viele Möglichkeiten, später dennoch ein Stressverarbeitungssystem auszubilden, das es gut durch den Alltag trägt.

Wie verschieden sind sie wirklich?

Noch immer halten sich hartnäckig Vorstellungen darüber, dass Jungen und Mädchen von Geburt an unterschiedlich seien und dass das Geschlecht einen wesentlichen Einfluss auf das Temperament und die Vorlieben eines Kindes habe: Mädchen seien eben sozialer und spielten lieber mit Puppen, Jungen seien wilder und interessierten sich mehr für Bagger und Konstruktionen.

Scheinbar bestätigt sich das im Alltag: Im Kindergarten greifen viele Jungen zum Bagger, viele Mädchen zur Puppenküche. Aber so einfach ist das nicht, denn die Beeinflussung von Verhalten und Vorlieben beginnt sehr früh, oft sogar unbewusst, durch die Prägungen, die wir selbst mitbringen. Studien zeigen zum Beispiel, dass Menschen sich einem Baby anders zuwenden, je nachdem, ob es ihnen als Mädchen oder Junge vorgestellt wird, auch wenn es in Wahrheit immer das gleiche Baby ist. Bereits hier bieten sie verschiedenes Spielzeug an, machen ein anderes Sprachangebot, zeigen unterschiedlich viel Nähe oder Aktivität.[24] Mit Mädchen wird durchschnittlich mehr gesprochen, was sich langfristig auf ihre Sprachentwicklung auswirkt und später scheinbar »bestätigt«, dass Mädchen besser kommunizieren könnten. Tatsächlich aber liegt das zu einem großen Teil an der Interaktion mit ihnen, nicht an einer angeborenen Fähigkeit. Kinder spüren sehr fein, was ihre Bezugspersonen von ihnen erwarten, und passen sich an. Das Bindungssystem motiviert sie dazu, sich dem anzunähern, was Anschluss und Sicherheit verspricht. Wenn Eltern oder andere Bezugspersonen also bestimmte Erwartungen – bewusst oder unbewusst – an das Verhalten und die Interessen eines Kindes haben, wird sich das im Verhalten des Kindes widerspiegeln.

Die moderne Hirnforschung zeigt heute sehr deutlich: Unsere Gehirne sind nicht von Natur aus in »typisch männlich« und »typisch weiblich« aufgeteilt. Vielmehr sind sie formbar und werden in hohem Maße durch Erfahrungen, Beziehung und Umwelt beeinflusst. Die Dozentin für Neurowissenschaft und Psychologie Daphna Joel beschreibt in ihrem Buch *Das Gehirn hat kein Geschlecht*, dass jeder Mensch ein einzigartiges Mosaik aus männlichen und weiblichen Eigenschaften besitze.[25] Die amerikanische Neurobiologin Lise Eliot hat sich in ihrer Forschung unter anderem auf die Unterschiede zwischen Kindern spezialisiert und erklärt: »Die wirklich ›angeborenen‹ Unterschiede – Sprechfähigkeit, Aktivitätsniveau, Hemmung, Aggression und vielleicht soziale Wahrnehmung – sind leichte Tendenzen, die das Verhalten von Kindern beeinflussen, aber keinesfalls festlegen.«[26]

Wesentlich sind also die Erfahrungen, die Kinder machen und auch machen können. Eltern können daraus ableiten: Wenn sie möchten, dass das Kind sein persönliches Potenzial voll entfalten kann, ist es wichtig, nicht selbst auf Stereotype reinzufallen und ihren Kindern deswegen nur einseitige Erfahrungen zu ermöglichen. Sie dürfen sich darum bemühen, diese Stereotype zu überwinden, damit das eigene Kind möglichst vielfältige Erfahrungen für die eigene Gehirnentwicklung machen kann, von denen es langfristig nur profitieren kann. Natürlich ist dabei auch bedeutsam, nicht in das Gegenteil zu verfallen und um jeden Preis entgegen den Rollenstereotypen erziehen zu wollen und deswegen einem Jungen, der sich für Konstruktionsspielzeug interessiert, nur Puppen anzubieten oder einem Mädchen keinen rosa Pullover zu kaufen, obwohl es sich ihn sehr wünscht. Es geht vielmehr darum, uns der eigenen Prägungen und gesellschaftlichen Einflüsse bewusst zu sein. Sie sollen die Entwicklung unserer Kinder nicht hindern, indem sie ihnen eine feste Rolle zuschreibt.[27]

Wie die Persönlichkeit deines Kindes entsteht

Vielleicht kennst du diese Frage von dir selbst: Von wem hab ich eigentlich …? Oder du hast die empörten Aussagen deiner eigenen Eltern im Ohr: »Also, von mir hat sie/er das nicht!« Auch wenn es manchmal große Ähnlichkeiten von Eigenschaften, Hobbys oder Temperament gibt, ist es nicht so, dass Kinder einfach kleine Abbilder von anderen Familienmitgliedern wären. Die genetische Veranlagung deines Babys und Einflüsse in der Schwangerschaft bestimmen nicht seine ganze spätere Persönlichkeit. Viele genetische Veranlagungen, die unsere Persönlichkeit mitprägen oder auch, ob wir für seelische Belastungen anfällig sind, entfalten ihre Wirkung oft erst dann, wenn bestimmte Erfahrungen dazukommen.[28] Das wird oft mit dem Zusammenspiel von Anlage und Umwelt beschrieben.

Wenn wir sagen: »Jedes Baby ist anders«, dann meinen wir damit nicht nur, dass Babys unterschiedliche Temperamente mit ins Leben bringen. Sondern auch, dass sie aufgrund all der genetischen Vielfältigkeit unterschiedlich auf Erfahrungen reagieren, weil diese Erfahrungen in ihren Gehirnen unterschiedliche Reaktionen hervorrufen: Was für das eine Kind gut funktioniert oder zumindest kein Problem darstellt, kann für ein anderes herausfordernd oder sogar belastend sein und daher langfristig eine ganz andere Wirkung entfalten. Deshalb ist der Satz einer anderen Person »Also meinem Baby hat das nicht geschadet!« kein guter Maßstab für dein Kind. Denn dein Baby ist einzigartig und es verdient, so gesehen und begleitet zu werden, wie es wirklich ist. Lass dich also nicht verunsichern, wenn andere auf Basis ihrer eigenen Erfahrungen vermeintlich »gute« Ratschläge geben. Vielleicht haben sie sogar Recht damit, dass dieses oder jenes ihrem Baby nicht geschadet hat. Das bedeutet aber noch lange nicht, dass das auf andere auch zutrifft.

Für dich als Elternteil ergibt sich daraus etwas sehr Positives: **Es sind nicht allein unsere Gene, die bestimmen, wie sich ein Mensch entwickelt, sondern vor allem auch das, was ihm im Leben begegnet.** Und das bedeutet: Als Elternteil hast du viel in der Hand, um die Entwicklung deines Kindes positiv zu begleiten und ein eher schwieriges Temperament nicht zu einem Entwicklungsrisiko werden zu lassen. Gleichzeitig liegt nicht alles in den elterlichen Händen. Wichtig ist auch, wie die Gesellschaft die Rahmenbedingungen für Familien gestaltet. Dann kann im besten Fall eine gute Umgebung dazu beitragen, dass schwierige Veranlagungen bei Kindern nicht ihre ganze Bandbreite an Konsequenzen entfalten müssen. Wohnorte, finanzielle Absicherungen, Ernährungsmöglichkeiten, Elternbildung, außerfamiliäre Betreuung, Bildung – all das sind ebenfalls sehr bedeutsame Faktoren, die unterstützen oder stören können, die aber oft wesentlich weniger in den Blick genommen werden als das Elternverhalten.

Einen großen Einfluss darauf, wie sich Babys Anlagen entwickeln, haben die Menschen, die das Kind im Alltag begleiten, also zunächst vor allem du und andere enge Bezugspersonen. Das, was durch Genetik, vorgeburtliche und geburtliche Erfahrungen gegeben ist, können die nahen Bezugspersonen verstärken oder abschwächen. Die Art unseres Umgangs beeinflusst, wie sich das Kind selbst sieht und verhält. Erst ab einem Alter von etwa drei Jahren, also dann, wenn die frühen Bindungserfahrungen sich stabilisiert haben, bilden sich relativ stabil bleibende Persönlichkeitseigenschaften aus. Das sind alle Merkmale, die das Denken, Fühlen und Handeln einer Person beschreiben und diese dann recht zuverlässig zeigt.

Stress und Cortisol

Insbesondere die Erfahrungen, die ein Kind im Umgang mit Stress macht, sind sehr bedeutsam und prägen bestimmte Gehirnregionen nachhaltig. Indem du dein Baby bei Stress unterstützt und begleitest, bilden sich in seinem Gehirn Strukturen aus, die ihm in vielerlei Hinsicht helfen: Es lernt wahrzunehmen, wie sein Körper auf Erlebtes reagiert und das in den Kontext des Geschehens zu setzen. Dann kann es seine Gefühle zuordnen und passend reagieren.

Wenn dein Baby beispielsweise aufgewühlt ist und zu weinen beginnt, weißt du vielleicht gerade noch nicht, warum es das tut. Du nimmst das Weinen wahr und nimmst dein Baby zur Beruhigung auf den Arm, während du überlegst, was es vielleicht sein könnte. Dann stellst du fest, dass es wahrscheinlich hungrig ist. Du sagst deinem Baby »Oje, du bist aufgewacht und hast ganz furchtbaren Hunger, die letzte Mahlzeit ist ja auch schon eine ganze Weile zurück!« und bietest ihm dann die passende Nahrung an. Schon indem du dich deinem Baby zuwendest, noch bevor du weißt, was es genau für ein Problem hat, bietest du Sicherheit an und hilfst ihm dadurch, seinen Stress zu mindern. Die Bedürfniserfüllung ermöglicht das dann nochmals mehr. Gleichzeitig ordnest du auf Basis deiner Erfahrungen die Situation richtig ein (Signal: Baby weint, Wissen: letzte Mahlzeit liegt einige Zeit zurück), versprachlichst dieses Wissen und gibst dann die richtige Hilfe. So lernt dein Kind über viele Jahre, durch deine Zuwendung, Erklärung und Beschreibung verschiedenste Stresszustände richtig zu analysieren und zu beantworten. Das kann es zunehmend bei sich selbst, aber auch bei anderen anwenden. Die Feinfühligkeit, die es erfahren hat, hilft ihm, auch mit anderen empathisch umzugehen.

Sind die Stresshormone häufig oder dauerhaft erhöht, kann dies die Gehirnentwicklung negativ beeinflussen. Das betrifft gerade jene Regionen, die für Emotionen zuständig sind. Besonders am Lebensanfang, wenn noch so vieles neu ist, erleben Babys in ihrem Alltag viele Herausforderungen. Selbst das An- und Ausziehen ist neu und manchmal stressreich für dein Baby.[29] Natürlich kann man nicht alles vermeiden – und das musst du auch gar nicht. Wichtig ist aber, das mitzudenken, wahrzunehmen und zu versuchen, solche für sehr junge Babys herausfordernde Momente möglichst entspannt zu gestalten. Eltern von zu früh geborenen Babys erleben, wie viel Wert in der Neonatologie darauf gelegt wird, möglichst stressarm mit dem Baby umzugehen, es ganz sanft zu wickeln, es behutsam zu bewegen und zu betten. Auch wenn ein Baby einen hohen medizinischen Versorgungsbedarf hat, beispielsweise durch Erkrankungen, sollten Eltern hier auch auf Stressreduktion achten, damit die vielen als stressig empfundenen Eingriffe nicht zu einer zusätzlichen Belastung werden.

Da der Alltag eines Babys mit so viel Neuem verbunden ist, hat die Natur eine sinnvolle Strategie eingerichtet, um das Baby vor zu viel Cortisol zu schützen: In der stress-hyporesponsiven Periode der ersten Lebensjahre dämpft Oxytocin, das durch liebevolle Zuwendung ausgeschüttet wird, das Stresssystem. Die Neurobiologin Nicole Strüber schreibt dazu, dass die Bindungsperson »die Funktion der noch unreifen oberen limbischen Ebene«[30] des Kindes übernimmt, die später im Erwachsenenalter für die Stressreduzierung zuständig ist. Die Fürsorgeperson agiert also wie ein ausgelagerter Körperteil des Babys, indem sie da ist und für das Kind sorgt. Sie erklärt weiter: »Das sicher gebundene Baby hat in ihrer [der Mutter] Gegenwart ein rund um die Uhr in Watte gepacktes Stresssystem.«[31]

Trostspender Oxytocin

Trösten ist wichtig und wie alle anderen Vorgänge in unserem Körper auch ein biochemischer Prozess. Durch positiven Körperkontakt und verständnisvolles Eingehen wird Oxytocin ausgeschüttet, das im Körper die Stresshormonfreisetzung hemmt und Beruhigung und Entspannung

ermöglicht. Wenn ein Baby – oder später Kleinkind – aufgebracht ist, löst die liebevolle Zuwendung chemische Reaktionen aus, die dem Kind helfen, die unangenehmen Gefühle gut zu verarbeiten und sich wieder sicher fühlen zu können. Furcht und Angst werden vermindert, dein Kind kann sich beruhigen.
Schon allein auf dieser biochemischen Ebene ist klar: Babys brauchen Trost. Wenn dein Baby weint, nimm es an dich, geh in den positiven Körperkontakt. Halte dein Baby, streichel, wiege es. Wiegebewegungen sind für viele Menschen zusätzlich unterstützend – übrigens nicht nur in der Babyzeit, sondern auch in späteren Jahren, wenn Kinder gern auf Schaukeln sitzen und alte Menschen in Schaukelstühlen. Wiege- und Schaukelbewegungen beruhigen und steigern das Wohlbefinden. Das liegt am Gleichgewichtsorgan im Innenohr: Die dort enthaltene Flüssigkeit bewegt die Haarzellen. So entsteht ein Gefühl der Sicherheit über unsere Position im Raum. Gleichzeitig wirkt sich diese Bewegung positiv auf die Hirnströme aus und entspannt unsere Muskulatur.[32]

Die Welt verlangsamen

Wir brauchen Zeit und Ruhe, um ein Baby in all den vielen neuen Alltagshandlungen zu begleiten: beim An- und Ausziehen ebenso wie beim Windelwechseln, bei Übergängen, bei der Nahrungsaufnahme. Denke in den ersten Monaten immer wieder daran, wie neu diese Welt für dein Baby ist und dass all diese Neuerungen wirklich auch anstrengend sein können. Behandle es deswegen behutsam: nicht ängstlich, aber achtsam. Je älter dein Baby wird, desto vertrauter wird es mit den alltäglichen Reizen, die dann weniger Stress auslösen. Gleichzeitig entstehen durch die fortschreitende Entwicklung aber auch immer wieder neue Stresssituationen, wie beispielsweise Schmerzen beim Zahnen, Verdauungsbeschwerden mit der ersten Beikost und viele andere Dinge.

Gerade Kinder mit einem besonders reizbaren oder gehemmten Temperament reagieren empfindsam darauf, wie wir in der frühen Babyzeit mit ihnen umgehen.[33] Feinfühlige und sichere Beziehungen können ein erst einmal schwieriges kindliches Temperament zügeln[34] und somit starke Wurzeln legen für eine wilde Blume. Durch deine Reaktion (und die Reaktionen anderer Menschen) auf das Verhalten deines Babys lernt es nämlich nicht nur Regulation, sondern auch etwas über sich selbst. Im ungünstigen Fall erfährt es: Ich bin anstrengend, ich bin nicht gut genug, ich werde nur geliebt, wenn ich anders bin – das können verinnerlichte Selbstbilder sein, die entstehen, wenn wir die herausfordernden Eigenschaften von Anfang an als Belastung zurückspiegeln. Stattdessen können wir auch bei herausforderndem Verhalten dazu beitragen, dass in unserem Kind ein anderes inneres Bild entsteht: dass es von anderen Menschen geliebt wird, wie es ist, Unterstützung erhält, wenn es sie braucht, und dass es die Zuwendung anderer wert ist. Diese Sicherheit bildet die Basis für emotionale Belastbarkeit im Laufe des Lebens. Die bereits genannte Bindungsforscherin Fabienne Becker-Stoll erklärt, dass die sichere Bindung eine Grundlage schaffe, um überhaupt auf Anforderungen und Schwierigkeiten des Lebens flexibel und angemessen zu reagieren: »So kann ein Kind mit sicheren Bindungserfahrungen beispielsweise besser um Hilfe bitten und diese auch annehmen, wenn es in eine missliche Lage geraten ist – angefangen von Streitereien im Kindergartenalter bis hin zu Sinnkrisen in der Pubertät.«[35]

Der Entwicklungspsychologe Alan Sroufe hat herausgefunden, dass es die Qualität der frühen Bindungsbeziehungen ist, die wesentlichen Einfluss auf die Entwicklung der Persönlichkeit nimmt: »Hohes Selbstwertgefühl, Selbstvertrauen, die Fähigkeit zur Gefühlsregulation, Selbststeuerung, Empathie und soziale Kompetenz bilden ein gemeinsames Ganzes und ergeben sich allesamt aus einer Geschichte responsiver Fürsorge und sicherer Bindung.«[36]

Passgenau regulieren

Wir sind alle ein wenig unterschiedlich: Manche Menschen reagieren intensiver auf Reize und haben mehr Schwierigkeiten mit Neuem. Unsere Stressverarbeitungssysteme sind von Anfang an verschieden ausgebildet. Das bedeutet auch, dass schon Babys unterschiedliche Arten der Fürsorge und Regulation brauchen. Dazu kommt, dass »der Säugling im ersten Lebensjahr noch kaum in der Lage ist, Stress selbst zu regulieren, sondern diese Fähigkeit zur Selbstregulation stressvoller Erfahrungen erst durch das Erleben der Co-Regulation durch feinfühlige Bindungspersonen entwickelt«, erklärt Bindungsforscher Karl Heinz Brisch.[37] Streng genommen kann von einer Selbstregulationskompetenz sogar erst ab einem Alter von fünf Jahren gesprochen werden.[38] Bis dahin ist dein Baby darauf angewiesen, dass du sein Empfinden wahrnimmst, aufnimmst, hältst und ihm beim Umgang damit hilfst. Wir haben schon gesehen, dass wir bei der kindlichen Regulation von Stress wie ein ausgelagertes Organ funktionieren und übernehmen, was das Gehirn des Kindes selbst noch nicht ermöglichen kann. Wie viel Trost und Unterstützung dein Kind braucht, ist dabei höchst unterschiedlich: Manche Babys brauchen lange Zeit im Körperkontakt, um sich wieder zu beruhigen, andere weniger.

Viel schreiende Babys

Manche Babys weinen oder schreien häufiger und intensiver als andere, was Eltern verständlicherweise stark fordert. Die Gründe dafür sind sehr unterschiedlich und nicht immer sofort erkennbar: Babys schreien, wenn sie uns auf ein Bedürfnis aufmerksam machen möchten, das vielleicht zuvor mit feineren Signalen wie Unruhe, Blickabwendung oder Körperspannung nicht wahrgenommen wurde. Sie können damit Hunger, Müdigkeit, Kälte, Überreizung, Unwohlsein oder auch einfach den Wunsch nach Nähe ausdrücken. Aber auch körperliche Ursachen können hinter häufigem oder anhaltendem Schreien stecken: etwa Verdauungsbeschwerden, Schmerzen beim Zahnen oder im Bereich der Nackenmuskulatur, Verspannungen durch die Geburt, Infekte oder Reflux. Manche Babys sind zudem besonders empfindsam gegenüber bestimmten Reizen wie Licht, Geräuschen, Berührungen, Wasser oder Kleidung und reagieren darauf mit intensivem Weinen.[39]

Wenn du das Gefühl hast, dass dein Baby besonders viel weint und schwer zu beruhigen ist, ist es wichtig, das ernst zu nehmen und die Ursachen medizinisch oder therapeutisch abklären zu lassen. Häufig lassen sich körperliche Gründe finden, die auf den ersten Blick nicht auffallen. Diese Abklärung kann sehr entlastend sein: Nicht nur, weil mögliche Beschwerden erkannt und behandelt werden können, sondern auch, weil du als Bezugsperson das Verhalten deines Babys besser einordnen und endlich innere Sicherheit finden kannst: Wenn klar ist, warum ein Baby weint, fällt es oft leichter, ruhig und zugewandt zu bleiben, ohne sich selbst infrage zu stellen. Je nach Ergebnis kannst du dann gezielt unterstützt werden: zum Beispiel mit medizinischer Behandlung, reizreduzierenden Maßnahmen im Alltag, Tipps für Entlastungen zwischen Eltern oder mit Beratungsangeboten, die dir helfen, dein Baby besser zu verstehen und gemeinsam mit ihm Wege der Beruhigung zu finden.

Manchmal sind es aber auch keine körperlichen Gründe, die häufiges Weinen auslösen, sondern unbewusste Interaktionsmuster zwischen Elternteil und Kind, die sich ohne äußere Hilfe intensivieren können. Häufiges Babyweinen – unabhängig von der Ursache – kann langfristig ungünstige Kreisläufe entstehen lassen, gerade in Beziehungen zu viel weinenden und schreienden Babys, die ihren Bezugspersonen ja scheinbar beständig ein negatives Feedback vermitteln, im Sinne von: »Du musst mir helfen, aber du kannst es nicht.« Eltern können hierdurch eine regelrechte Angst vor den Situationen ausbilden, in denen das Baby häufig weint, und versuchen, solche Situationen von vorneherein zu vermeiden. Manche nutzen Ablenkungen oder Hilfsmittel, die nur kurzfristig wirken, aber langfristig zu einer großen Belastung werden (zum Beispiel, wenn das Kind nur einschläft, wenn wir den Föhn laufen lassen). Oder es entsteht Resignation: Ich kann das eh nicht, das Baby schreit sowieso, ob ich es nun trage oder im Zimmer lasse, dann kann ich es ja auch allein liegen und schreien lassen. Im schlimmsten Fall kann es passieren, dass überforderte Eltern das Baby schütteln und damit sein Leben in Gefahr bringen. Das muss unbedingt verhindert werden.

Glücklicherweise gibt es heute viele Fachpersonen, die genau auf die Begleitung von Familien mit viel schreienden Babys spezialisiert sind. Sie helfen dabei, den möglichen Ursachen auf den Grund zu gehen und passende Unterstützung zu finden. Scheue dich also nicht, ein solches Angebot – zum Beispiel eine Schreibaby-Ambulanz – in Anspruch zu nehmen, wenn du merkst, dass dich das Weinen oder Schreien deines Babys emotional belastet oder du sogar schon das Gefühl hattest, dein Baby aus Verzweiflung schütteln oder es anderweitig körperlich verletzen zu wollen.

Wichtig ist dabei nicht, wie viel dein Baby objektiv betrachtet am Tag weint oder schreit, sondern wie es dir damit geht: Auch wenn dein Baby vielleicht nicht stundenlang weint, du aber innerlich immer angespannter wirst, steht dir eine Beratung zu und kann helfen. Gemeinsam könnt ihr dort schauen, woher dieses Empfinden kommt, was du brauchst – und wie eure Beziehung so gestaltet werden kann, dass ihr beide euch sicher und getragen fühlt. Du lernst das Elternsein gerade und manchmal weiß man einfach nicht, was richtig ist und wie es weitergeht. Das ist normal. Da wir oft kein ausreichend großes und unterstützendes Dorf um uns haben, sind solche Beratungsstellen eine Alternative dazu, dass wir sonst liebevolle Unterstützung aus dem nahen Umfeld hätten.

Babys fordern von uns unterschiedliche Ressourcen ein: Ein Baby, das lange und ausgiebig getröstet werden muss, stellt seine Bezugspersonen vor größere emotionale Herausforderungen als ein »Anfängerbaby«, das leicht zu lesen und zu beruhigen ist. Weinen und Schreien aktiviert schließlich auch unser erwachsenes Stresssystem, wir wollen es oft schnell beenden. Gelingt dies nicht, fühlen sich Eltern hilflos. Manche wollen verhindern, dass es überhaupt zum Weinen kommt, und schränken ihren Handlungsraum zunehmend ein. Dies kann nicht nur bei viel schreienden Babys geschehen (siehe Infobox), sondern auch bei besonders empfindsamen Babys, um Überreizung vorzubeugen: Oft sind es dann die Mütter, die meist mehr Sorgearbeit übernehmen und dann unter der Einsamkeit leiden.

Um ein empfindsames Baby gut begleiten zu können, brauchen die Bezugspersonen ebenfalls Unterstützung. Bestenfalls können sich mehrere von ihnen in der Begleitung abwechseln, sodass es für alle Zeiten gibt, um emotional wieder aufzutanken und das eigene Stresssystem zur Ruhe kommen zu lassen. Auch ist es unbedingt wichtig, dem Gefühl von Einsamkeit vorzubeugen, indem sich Paare mit empfindsamen Babys in der Betreuung abwechseln, sodass die Elternteile weiterhin soziale Kontakte pflegen können.

Passgenaue Regulation braucht also Feinfühligkeit der Bezugspersonen, die ihr Baby verstehen und jeweils angemessen begleiten. Was wir unter Feinfühligkeit genau verstehen, darum geht im nächsten Kapitel.

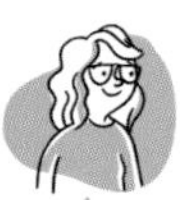

Temperamente und Bedürfnisse

1. Wir haben uns den »Kreis der Sicherheit« angesehen. Manche Eltern haben mehr Schwierigkeiten damit, Nähe zu geben und beispielsweise zu trösten, während es anderen Eltern schwerfällt, dem Kind Selbstständigkeit zu ermöglichen und Freiraum zu geben. Manchmal kann auch beides herausfordernd sein. Spür einmal in dich hinein, wie es dir damit

geht. Es geht hier nicht um eine Bewertung in »gut« oder »schlecht«, sondern darum, dass du spürst, womit du dich gut und sicher fühlst und was für dich als Elternteil herausfordernd ist. Die Bewusstwerdung, dass es eine Herausforderung ist, ist der erste Schritt dazu, dass es nicht zu einem Hindernis für euch wird, sondern es sich »nur« um eine Herausforderung handelt.

2. Vielleicht hast du dich oben schon ein wenig ertappt gefühlt bei dem Gedanken »Das hat es nicht von mir!« oder »Das hat es von...«. Es ist normal, dass wir nach Ähnlichkeiten suchen. Gleichzeitig sollten wir das auch nicht überbetonen, denn schon dein Baby darf als eigenständiger Mensch betrachtet werden. Überleg einmal: Wie würdest du dein Baby beschreiben: aufgeweckt, nachdenklich, lustig, neugierig, intensiv ... Such dir Worte und überlege, wie du es wahrnimmst. Schreibe sie vielleicht in ein Erinnerungsalbum oder gleiche deine Worte mit denen des anderen Elternteils ab.
3. Wie wirkt sich mein eigenes Temperament auf meine Elternschaft aus und wo stoßen wir innerhalb der Familie auf verschiedene Ausprägungen einzelner Temperamentsdimensionen?

BALANCE für die Begleitung weinender Babys

Es ist manchmal nicht einfach, ein weinendes Baby zu begleiten. Wir haben oben bereits betrachtet, dass es uns in Stress versetzen kann und dieser Stress es uns wiederum schwerer macht, das Baby zu regulieren. Die **BALANCE**-Übung kann in solchen Situationen helfen. Solltest du aber eine absolute Überlastung spüren durch das Weinen deines Babys, ist es vollkommen in Ordnung, dein Baby erst einmal sicher abzulegen, den Raum zu verlassen, durchzuatmen, dir etwas Gutes zu tun oder auch eine vertraute Person anzurufen.

B – Beobachten (ohne zu bewerten)

Nimm wahr: Mein Baby weint, mein Körper reagiert.

Achte auf drei Dinge: deinen Herzschlag, deine Fußsohlen auf dem Boden, die Geräusche in dem Raum.

A – Atmen

Atme vier Sekunden ein, sechs Sekunden aus – dreimal hintereinander. Die längere Ausatmung signalisiert deinem Nervensystem, dass du sicher bist.

L – Lockern

Löse Mikro-Anspannungen: Öffne den Kiefer leicht, lass die Schultern sinken.

A – Ankern

Lege eine Hand auf deinen Brustkorb, sag dir: »Ich bin sicher.«

N – Nähe

Nimm dein Baby, wenn möglich, so auf, dass auch du stabil stehst oder sitzt. Mach eine gleichmäßige Wiegebewegung und summe ruhig (oder mache »Schhhh«-Geräusche) in deinem gleichmäßigen Ausatemrhythmus.

C – Co-Regulation mit Rhythmus

Atme ruhig, bewege dich sanft, um deinem Baby Sicherheit zu geben, auch wenn du noch keine Lösung hast. Du lädst damit zur Beruhigung ein.

E – Einordnen

Frag dich kurz: »Was könnte es sein – Hunger, Müdigkeit, Überreizung, Nähe?«

Wähle eine Sache, die du jetzt ausprobierst, nicht alles gleichzeitig.

Babys Bedürfnisse (endlich) verstehen und Feinfühligkeit lernen

»Selbst wenn wir als Kind nicht ausreichend feinfühlig begleitet wurden und merken, dass uns das schwerfällt, können wir Feinfühligkeit lernen.«

Babys sind darauf angewiesen, dass andere Menschen sich ihnen zuwenden und für sie sorgen. Anders können sie nicht überleben. Auch wenn sie bereits mit vielen Kompetenzen auf die Welt kommen, um anzuzeigen, dass sie gerade ein Bedürfnis haben, können sie diese Bedürfnisse nicht selbst erfüllen. Sie sind davon abhängig, dass eine erwachsene Bezugsperson ihre Bewegungen wahrnimmt, vielleicht die Durchblutung der Haut betrachtet und an der Marmorierung erkennt, dass sie gerade Stress haben.

Dein Baby braucht von dir, dass du seine Gestik, Mimik und Stimmlage nicht nur siehst, sondern auch verstehst und deutest. **Diese Wahrnehmung, Interpretation und angemessene Reaktion auf Signale bezeichnen wir als Feinfühligkeit.** Wichtig im Zusammenhang mit dem, was du bereits über das Temperament deines Kindes erfahren hast, ist: Feinfühligkeit bedeutet nicht, immer gleich zu reagieren, sondern jeweils passend. Es geht darum, dass das elterliche Verhalten zum Verhalten und den Bedürfnissen des Kindes passt. Feinfühliges Reagieren kann also von Kind zu Kind – und auch von Familie zu Familie – ganz unterschiedlich aussehen.

Um feinfühlig handeln zu können, brauchen Eltern (und andere Bezugspersonen) die Bereitschaft, dieses Baby, diesen kleinen Menschen, als einzigartige Persönlichkeit wahrzunehmen, mit eigenen Bedürfnissen, einem eigenen Temperament und einer ganz eigenen Art, sich zu entwickeln. Manchmal fällt es schwer, sich wirklich auf das Baby als eigenständige Person einzulassen. Schließlich entstehen oft schon in der Schwangerschaft viele Vorstellungen und inneren Bilder vom Kind: Vielleicht hast du dir ausgemalt, welche Eigenschaften es von dir oder deinem Partner übernehmen könnte, welche Haarfarbe es hat. Vielleicht hast du dir gewünscht, dass es die niedliche Nase erbt, die du auf alten Kinderfotos so geliebt hast, oder die wunderschönen Locken aus deiner eigenen Kindheit.

Solche Gedanken und Fantasien sind völlig normal und sogar hilfreich: In der Schwangerschaft beginnen wir auf diese Weise, eine erste Beziehung zu dem kleinen Menschen aufzubauen, der da gerade noch unsichtbar in uns wächst. Das betrifft nicht nur die schwangere Person: Auch der andere Elternteil sollte schon in der Schwangerschaft eine Beziehung zum Baby aufbauen, indem er oder sie eigene Vorstellungen entwickelt, darüber in der Partnerschaft spricht und über den Bauch Kontakt mit dem Kind aufnimmt. Genauso wichtig ist es jedoch, nach der Geburt innerlich Abschied zu nehmen vom »imaginären Baby« und sich ganz dem tatsächlich geborenen Kind zuzuwenden.

In Zeiten von Ultraschall und Pränataldiagnostik erleben viele Eltern weniger Überraschungen. Und doch gibt es sie immer wieder: Vielleicht weicht das tatsächliche Geburtsgewicht stark von den Schätzungen ab. Vielleicht stimmt das erwartete biologische Geschlecht nicht mit dem überein, was sich bei der Geburt zeigt. Vielleicht wird erst nach der Geburt eine Erkrankung oder eine Behinderung erkennbar. All das kann vorkommen. Vielleicht sind es aber auch »nur« Verhaltensweisen, die wir uns anders vorgestellt haben. Was wir in der Schwangerschaft über unser Baby annehmen oder vom medizinischen Personal erfahren, sind letztlich Vermutungen. Sie können zutreffen – oder eben nicht.

Wenn sich etwas anders zeigt als erwartet, brauchen Eltern manchmal Zeit, um sich anzupassen. Das ist menschlich und verständlich. Besonders bei einer nicht erwarteten Behinderung oder einem anderen biologischen Geschlecht können wir eine Phase der Neuorientierung durchlaufen. Doch um eine gesunde, tragfähige Beziehung zum Baby aufzubauen, ist es wichtig, sich innerlich wirklich auf diesen neuen kleinen Menschen einzulassen, so wie er ist. Nicht das Bild vom Kind in unseren Gedanken braucht unsere Nähe, sondern das Kind, das jetzt da ist. Damit wir Feinfühligkeit entwickeln, ist genau dieser Abschied bedeutsam. Es ist in Ordnung, wenn du diese Umstellung als emotional herausfordernd empfindest, wenn du traurig bist. Du darfst dir diese Zeit geben. Wichtig ist nur, dass du sie aktiv angehst, um dich dann ganz auf dein Kind einlassen zu können.

Wenn mein Kind mit einer Behinderung oder schweren Erkrankung zur Welt gekommen ist

Tatsächlich kommen Erkrankungen oder Behinderungen häufiger vor, als wir es vorher oft mitbekommen. Etwa 3 Prozent der Behinderungen bestehen ab der Geburt oder sind angeboren. Die meisten werden im Laufe des Lebens erworben. Daneben gibt es Kinder mit Erkrankungen oder Organfehlbildung, wobei mit 1,1 Prozent der Lebendgeborenen die häufigste Organfehlbildung ein Herzfehler ist.[40]

Für viele Eltern ist es erst einmal ein Schock, wenn die eigenen Vorstellungen durch eine Diagnose zunächst zusammenzubrechen scheinen. Anna Mendel, Mutter eines Kindes mit Trisomie 21, schreibt dazu: »Ein Kind ist ein Kind ist ein Kind. Ganz egal, was in den ärztlichen Berichten steht. Das klingt doch eigentlich logisch, oder? Ist es auch. Aber unsere Gesellschaft hat uns beigebracht, dass wir das anders sehen sollten.

Wir (also du und ich und viele andere) haben gelernt, dass wir alle diese Personen mit Down-Syndrom oder auch anderen Behinderungen als eine homogene oder einheitliche Gruppe sehen sollten. Mit bestimmten Vorstellungen über ihr Können, über ihre Grenzen und ihre Leistung für unsere Gesellschaft. Ihr gering geschätzter Wert wurde uns mit unserer Sozialisierung schon vorgegeben und damit auch der Wert, den wir als Eltern diesen Kindern beizumessen haben.«[41]

Eine Diagnose macht keine Persönlichkeit. Es ist leichter jedoch gesagt als getan, sich von ihr nicht einschüchtern zu lassen. Vor euch liegt eine Menge an neuen Informationen, die ihr einholen müsst, an Ärzt*innen- und Therapieterminen, vielleicht an Sorgen und Ängsten. Ihr müsst innerhalb kurzer Zeit mehr lernen als andere Eltern mit Babys ohne Behinderung oder Erkrankung. Deswegen ist es so wichtig, dass ihr möglichst früh Unterstützung und Hilfen bekommt, damit ihr euch neben all den Herausforderungen eurem Baby zuwenden könnt und es wirklich kennenlernt. Damit ihr erfahrt, wer dieser neue Mensch hinter der Diagnose ist, und euch auf diesen Menschen einlasst.

Ein chronisch krankes Kind oder eines mit Behinderung zu umsorgen, stellt für viele Eltern eine besondere Herausforderung dar, auch für das Bindungssystem und den Erziehungsstil.[42] Wir haben bereits gesehen, wie die Signale des Babys dafür sorgen, dass sich die Eltern ihm zuwenden und sich um es kümmern. Manche Erkrankungen oder Behinderungen lösen allerdings beständig das Fürsorgeverhalten aus. Das Kind lautiert, jammert oder weint vielleicht auf eine bestimmte Weise, oder auch weil sein Leben tatsächlich in Gefahr ist, wenn es nicht ausreichend versorgt wird. Gleichzeitig können sich Eltern hier hilflos und ausgeliefert fühlen, da sie von ihrem Baby kaum positive Rückmeldung für ihr Pflegeverhalten bekommen – sie werden nicht bestärkt in dem, was sie tun. Das ist psychisch belastend. Dazu kommen Ängste und oft auch körperliche Beanspruchung.

Diese Belastungen können dazu führen, dass Eltern weiteren negativen Signalen aus dem Weg gehen wollen: Beispielsweise dann, wenn das Kind sich eigentlich anstrengen soll, um eine neue Kompetenz zu erlernen, die Eltern aber keine Kraft mehr haben, um die Signale des Kindes auszuhalten. Dann kann das Baby möglicherweise nicht ungehindert explorieren. Manchmal zeigen Kinder mit Behinderung oder schweren Erkrankungen aber auch wenig Bindungsverhalten, sie wenden sich den Bezugspersonen emotional wenig zu. Auch dies kann eine Herausforderung für den Bindungsaufbau sein.
Deswegen ist es wichtig, dass Eltern hier gut von passendem Fachpersonal begleitet und geschult werden und die Möglichkeit haben, über ihr Empfinden offen erzählen zu dürfen, ohne dafür verurteilt zu werden. Wenn du ein Baby mit schwerer chronischer Erkrankung oder Behinderung begleitest, brauchst du ein Netz von Menschen, das auch dich hält und stützt und dir die Kraft gibt, Kraft für die Begleitung zu haben.

Was genau ist Feinfühligkeit?

Die amerikanische Entwicklungspsychologin Mary Ainsworth, die mit John Bowlby die Bindungstheorie entwickelt hat, beschrieb Feinfühligkeit als das wichtigste Merkmal elterlichen Pflege- und Fürsorgeverhaltens. Sie nannte folgende Kennzeichen von Feinfühligkeit[43]:

1. **Wahrnehmung**
   Eltern sind körperlich und emotional verfügbar, um die Signale des Babys wahrnehmen zu können. Das heißt, sie bemerken auch bereits, wenn das Baby Feinsignale sendet, etwa wenn es bei Hunger suchend den Kopf bewegt oder intensiv an den Händen saugt, und werden nicht erst aufmerksam, wenn das Baby intensiv weint.

2. **Interpretation**
   Die Eltern können die Signale des Babys aus dessen Sicht interpretieren. Das bedeutet, dass sie die Signale des Babys nicht durch die Brille der eigenen Wünsche oder Bedürfnisse sehen, sondern wirklich das Interesse des Kindes berücksichtigen. Für Verzerrungen kann allerdings sorgen, wie es der Bezugsperson emotional und psychisch geht, außerdem gesellschaftliche oder kulturelle Erziehungsvorstellungen. Das schauen wir uns gleich noch genauer an. Hier schon einmal ein Beispiel: Wenn ich der Meinung bin, das Baby könne gar keinen Hunger haben, weil es doch gerade erst gefüttert wurde, und ich gelernt habe, dass Babys nur alle vier Stunden essen sollten, würde ich das Hungerzeichen des Kindes in diesem Sinne anders interpretieren. Ich würde vielleicht annehmen, dass das Baby Bauchschmerzen von der Nahrung oder ein ganz anderes Problem hat.
3. **Angemessene Reaktion**
   Sie ergibt sich daraus, dass wir die Signale des Babys richtig deuten, und zwar in Zusammenhang mit seinem individuellen Bedürfnis und seinen Temperamentseigenschaften. Ist ein Baby beispielsweise überreizt, ist es angemessen, wenn wir es mit unserer Nähe beruhigen und uns ihm zuwenden. Dann befreien wir es von der Überreizung, etwa indem wir die Reize mindern oder uns mit dem Kind von ihnen entfernen – wir merken zum Beispiel, dass der Lärm und das Licht im Supermarkt zu viel sind und spannen luftdurchlässig ein Tuch über den Kinderwagen, um die Neonbeleuchtung abzumildern, oder wir befestigen die Kopfstütze der Trage so, dass das Baby weniger Reizen ausgesetzt ist. Gegebenenfalls verlassen wir den Supermarkt. Unangemessen wäre es, wenn wir das Baby mit einem anderen Reiz ablenken wollen würden oder es dem Reiz bewusst aussetzen würden, weil wir glauben, es würde so abgehärtet werden.

4. Prompte Reaktion

Je nach Alter des Kindes und Bedürfnis müssen wir möglichst zeitnah reagieren, damit das Baby den Zusammenhang zwischen dem eigenen Verhalten (Weinen) und der Reaktion der Bezugsperson (Zuwendung) herstellen kann. Nur so erfährt es sich als selbstwirksam: Es lernt, dass es durch sein Verhalten etwas bewirken kann und die Bezugspersonen zuverlässig und sicher reagieren. Je jünger das Kind ist, desto prompter muss die Reaktion erfolgen, da das Baby noch über eine geringe Gedächtnisspanne verfügt.

Neben der Feinfühligkeit ist auch die Mentalisierungsfähigkeit wichtig für eure Interaktionen. Sie nimmt Einfluss auf das feinfühlige Handeln. Feinfühligkeit bezieht sich, wie du hier gesehen hast, vor allem auf die Handlungsebene, also die Wahrnehmung, Deutung und Reaktion auf die Signale deines Babys. Mentalisierung meint die Verstehens- und Motivationsebene: Sie beschreibt die Fähigkeit, über innere Zustände, also Gedanken, Gefühle, Absichten und Wünsche bei sich selbst und anderen nachzudenken.[44] Wenn du die inneren Beweggründe deines Babys nachvollziehen kannst, fällt es dir leichter, passend und feinfühlig zu reagieren. Wenn du dich herausgefordert fühlst in Situationen, in denen du dein Baby nicht verstehst, kannst du dir daher diese vier Fragen stellen:

- Was macht mein Kind? (Handlungsebene)
- Warum verhält sich mein Kind so? (Motivationsebene)
- Wie geht es meinem Kind? (Gefühlsebene)
- Wenn ich mein Kind wäre, wie würde ich dann jetzt fühlen? (Identifikationsebene)

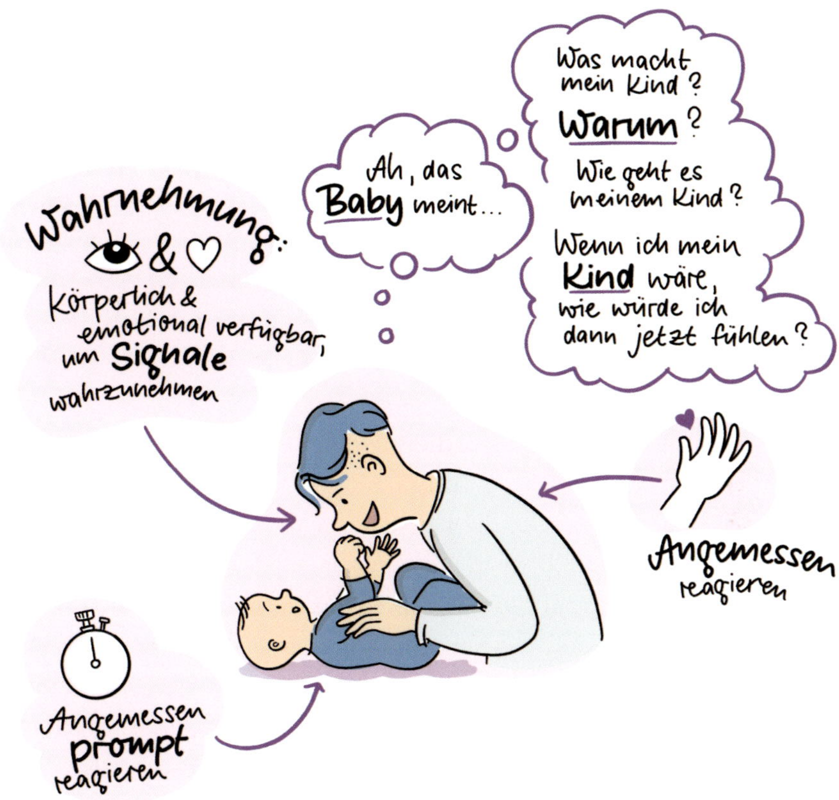
Was macht mein Kind?
Warum?
Wie geht es meinem Kind?
Wenn ich mein Kind wäre, wie würde ich dann jetzt fühlen?
Ah, das Baby meint …
Wahrnehmung:
&
körperlich & emotional verfügbar, um Signale wahrzunehmen
Angemessen reagieren
Angemessen prompt reagieren

So geht es deinem Baby gerade: Feinzeichen verstehen

Die Psychologin Ute Ziegenhain, Professorin an der Universität Ulm, und ihr Team haben ein Lernprogramm entwickelt, das Eltern dabei unterstützt, die Signale ihres Babys besser wahrzunehmen und zu verstehen. Denn selbst dann, wenn wir als Kind nicht ausreichend feinfühlig begleitet wurden und merken, dass uns das schwerfällt, können wir Feinfühligkeit lernen. Das haben Studien gezeigt. **Wir können die eigene Feinfühligkeit trainieren und**

damit stärken, also die Fähigkeit, das Baby aufmerksam zu beobachten, richtig einzuschätzen und passend zu reagieren. Grundsätzlich gibt es drei Zustände, die Babys mit ihrem Verhalten zeigen können:

- Offenes, zugewandtes Verhalten: Das Baby ist interessiert, wach, sucht Blickkontakt – es geht ihm gerade gut.
- Erste Anzeichen von Belastung: Das Baby beginnt sich abzuwenden, wird unruhiger – es versucht noch, sich selbst zu regulieren.
- Stärkere Belastung: Das Baby ist überreizt oder überfordert, schreit vielleicht anhaltend oder wirkt wie »abgeschaltet« – jetzt braucht es dringend Unterstützung und Begleitung von uns, um sich wieder sicher zu fühlen.[45]

Eine vereinfachte Übersicht zu diesen Anzeichen findest du in der folgenden Tabelle.[46] Wichtig ist, dein Baby immer mal wieder zu beobachten. Babys drücken sich unterschiedlich aus und vielleicht passt nicht alles zu deinem Baby.

Wenn dein Baby Anzeichen von Überforderung zeigt, die es selbst nicht mehr regulieren kann, braucht es liebevolle Unterstützung durch seine Bezugspersonen. Wahrscheinlich wendest du dich deinem weinenden Baby zu, berührst es, nimmst es in den Arm und sprichst beruhigend mit ihm. Schon das ist ein erster wichtiger Schritt. Dein Baby spürt: Hier ist ein vertrauter Mensch, der für mich da ist und mir helfen will. Je nach Ursache für die Belastung kannst du dann passend reagieren: Vielleicht hat dein Baby Hunger, vielleicht ist es überreizt und braucht Ruhe. Vielleicht helfen sanfte, wiegende Bewegungen oder leise »Schhhh«-Geräusche.

Versuche, nicht zu viele Beruhigungsmethoden auf einmal auszuprobieren, denn das kann schnell überfordernd wirken. Manchmal reagieren wir selbst gestresst auf das Babyweinen und wechseln hektisch von einer Aktivität zur nächsten: erst sprechen, dann hochnehmen, Fliegergriff, Gymnastikball, noch mal aufstehen ... Auch wenn das Weinen dein eigenes Stresssystem aktiviert,

Mein Baby ist offen und interessiert	Mein Baby zeigt erste Anzeichen von Belastung, die es vielleicht noch selbst regulieren kann	Mein Baby ist belastet und braucht meine Hilfe bei der Regulation
• wach und aufmerksam • regelmäßige Atmung • wendet sich mir zu • sucht Blickkontakt und kann ihn halten • lächelt ggf. • weiche Bewegungsabläufe • entspannte Körperhaltung • emotional stabil	• zeitweise wach, zeitweise müde/unruhig • Gesichtsausdruck ausdruckslos • wendet sich ab • gähnen, seufzen, grimassieren • hält sich an Kleidung selbst fest • führt Hände oder Füße zusammen • führt Hand zum Mund oder Kopf/Ohr • Daumen/Schnuller lutschen	• überwach oder erregt • starrer Blick, aufgerissene Augen • Weinen, Schreien • körperliches Erstarren • körperliches Überstrecken • Hände spreizen • marmorierte, gerötete oder blasse Haut • emotional aus der Balance • unregelmäßige, gepresste Atmung

Feinzeichen nach Ziegenhain et al.

versuche möglichst ruhig zu bleiben: **Deine Ruhe hilft deinem Baby, sich sicher zu fühlen und wieder zu entspannen.** Überlege, was dir jetzt hilft, um selbst zur Ruhe zu kommen, atme tief durch, schüttel dich vielleicht kurz aus (ohne Baby). Über die Zeit wirst du herausfinden, was deinem Baby in welchen Situationen besonders gut hilft. Auch wenn Stillen, Nuckeln oder Trinken gerade bei kleinen Babys oft beruhigend wirken, sollten das nicht die einzigen Möglichkeiten bleiben, die dein Baby zur Regulation kennenlernt. Natürlich darf dein Baby an der Brust Trost finden, doch es sollte nicht stillen, nur um das Weinen zum Schweigen zu bringen. Es geht um echten Trost, nicht um das »Stillstillen«, bei dem allein das Schweigen im Vordergrund steht.[47]

Ist das nicht verwöhnen?

Wenn du das Kapitel bisher gelesen hast, ist dir vielleicht an der ein oder anderen Stelle der Gedanke gekommen: Ist das dann nicht eigentlich verwöhnen? Signale wahrnehmen, passend reagieren – und das auch noch möglichst prompt? Tatsächlich wurde genau diese Art der Fürsorge noch vor einigen Jahrzehnten als Verwöhnen angesehen und nicht gutgeheißen. Und hier kommen wir an den schon genannten wichtigen Punkt: **Wie wir auf die Signale unseres Babys reagieren, ist eine Sache der Interpretation, und die kann durch gesellschaftliche oder kulturelle Überzeugungen beeinflusst sein.**

Die Geschichte der Pädagogik blickt auf viele Jahrhunderte zurück, in denen die Bedürfnisse von Kindern kaum beachtet oder sogar bewusst unterdrückt wurden. Besonders in der deutschen Geschichte sind Spuren dieser Haltung tief verankert: durch die autoritären Erziehungsideale des Nationalsozialismus, durch die psychischen und emotionalen Auswirkungen der Kriegs- und Nachkriegsjahre auf die damalige Elterngeneration und durch patriarchale Strukturen. All das hat dazu beigetragen, dass liebevolles und fürsorgliches Verhalten von Glaubenssätzen überlagert wurde wie »Zu viel Nähe macht abhängig« – »Du züchtest dir einen Tyrannen heran, wenn du auf alle Bedürfnisse eingehst!«. Besonders oft wird in diesem Zusammenhang der Name Johanna Haarer genannt. Die Lungenfachärztin schrieb das Standardwerk zur Mutterschaft im Nationalsozialismus: *Die deutsche Mutter und ihr erstes Kind*. Es erschien erstmals 1934, wurde bis zum Kriegsende etwa 700 000 Mal verkauft und auch später in der Bundesrepublik noch bis 1987 mit wenig geändertem Inhalt immer wieder aufgelegt, zu Eheschließungen verschenkt, als Lehrbuch für Hebammen, Kinderkrankenschwestern und mehr genutzt. Auch wenn Haarer keineswegs die einzige Person war, die Härte gegenüber dem Baby propagierte, vom Trösten und Blickkontakt während des Stillens abriet, haben ihr Buch und ihr persönliches weiteres Wirken entschieden und langfristig die Erziehung von Babys geprägt. Nicht nur Haarer, auch andere während der NS-Zeit im Fürsorgebereich tätige Personen blieben nach Kriegsende in Positionen, in denen sie die weitere Pädagogik prägten.[48]

Auch heute begegnen wir diesen und ähnlichen Gedanken weiterhin. Nicht nur bei Großeltern, sondern auch bei heutigen Eltern und in der Literatur. Die alten Prägungen sind tief in dieser Gesellschaft verankert. Immer wieder wird angemahnt, man dürfe Kinder nicht verzärteln, denn dieses Verhalten sei langfristig ungesund für alle: Kind, Eltern, Gesellschaft.

In gewisser Weise stößt uns der mahnende Zeigefinger auf einen wichtigen Umstand: Erziehung ist immer auch politisch.[49] **Die Art und Weise, wie wir Kinder begleiten, beeinflusst mit, wie sie sich später als Erwachsene in einer Gesellschaft bewegen, fühlen und handeln.** Wenn wir uns eine Gesellschaft wünschen, in der empathische, kreative Menschen leben, Menschen, die kritisch nachfragen, Verantwortung übernehmen und Verbindung schätzen, dann ist eine bindungssichere Begleitung von Anfang an sinnvoll. Wenn jedoch Erwachsene erwünscht sind, die sich eher anpassen, ihre eigenen Bedürfnisse zurückstellen, still funktionieren und sich Autoritäten unterordnen, dann wären andere Erziehungsansätze dafür dienlicher. Die Erziehung des Nationalsozialismus hatte das Ziel der Abhärtung und Anpassung. Die Kinder sollten ihre ganze Gefühlswelt »Volk und Führer« widmen, die Bindung und Emotionalität der Familie musste dahinter zurückstehen.[50] Wenn wir Erziehung betrachten – und zwar von Schwangerschaft und Geburt an –, können wir immer die Frage stellen, worauf die aktuell propagierten Erziehungsziele abzielen sollen, was politisch unterstützt oder untergraben wird.

Bindungssicherheit stärkt in Kindern langfristig die Fähigkeit zur Autonomie, Unsicherheit hingegen macht eher abhängig von Bewertungen, Erwartungen oder äußeren Vorgaben. Je nachdem, in welcher Zeit wir aktuell leben und auch, was die Erwachsenen für Kinder in der Zukunft für sinnvoll halten, wird daher eine Richtung eher abgelehnt. Blicken wir also beispielsweise auf Großeltern, die Krisenzeiten durchlebt haben, in denen man vielleicht besser nicht die eigene Meinung sagen durfte, oder auch auf Eltern, die gelernt haben, dass Verbindung gefährlich sein kann, dann verwundert es wenig, dass diese vielleicht erklären, dass die moderne Erziehung ungesund sei und Kinder weniger weich erzogen werden sollten – zu ihrem eigenen Glück. Aus ihrer Weltsicht und aus ihren Erfahrungen heraus mag das Sinn ergeben. Statistisch aber wissen wir, dass diese Erziehung langfristig weniger gesund auf das psychische und körperliche Wohlergehen wirkt.

Wenn du liebevoll auf die Bedürfnisse deines Babys eingehst, ist das also kein Verwöhnen oder Verziehen, auch wenn manche Menschen heute noch glauben, dass diese Art der Begleitung langfristig die Gesellschaft negativ verändere. Sie wird sie hoffentlich verändern, aber eben positiv. **Darf ein Baby lernen, dass seine Bedürfnisse sicher befriedigt werden, kann es Vertrauen in seine Bezugspersonen entwickeln.** Die daraus erwachsende Sicherheit kann es verinnerlichen und muss sich ihrer nicht ständig vergewissern. Es kann auf diesem Fundament eine innere Ruhe ausbilden.

Wenn Eltern allerdings aus dem Gedanken heraus, das Kind bloß nicht zu sehr zu verwöhnen, Bedürfnisse nicht erfüllen, muss das Kind sie lauter und dringender kommunizieren. Vielleicht lernt es dann, dass es besonders auffällig sein muss, um ein Bedürfnis erfüllt zu bekommen. Daraus kann sich eine regelrechte Spirale negativer Aufmerksamkeitssuche entwickeln, wenn Eltern aus dem Denken heraus, dann noch strengere Grenzen setzen zu müssen, das Kind unbewusst dazu herausfordern, eben noch dringlicher hervorzubringen, was es braucht. Reagieren sie hingegen gar nicht oder mit Strafen, kann das beim Kind zur Resignation führen – und auch das ist für die körperliche und psychische Gesundheit kein wünschenswertes Ziel, wenn das Kind langfristig verinnerlicht, dass seine Bedürfnisse keine Bedeutung haben.

Wichtig ist allerdings, dass das feinfühlige Begleiten wirklich die Bedürfnisse des Kindes in den Blick nimmt und Kinder nicht in ihrer Autonomie einschränkt, ihnen nicht wichtige Entwicklungsaufgaben abnimmt und nicht ängstlich versucht, jedem Weinen vorzugreifen und das Kind nie Frustration spüren zu lassen. Eltern, die ein solches Verhalten zeigen, werden als »Helikopter-« oder »Schneepflugeltern« beschrieben. Und dieses Verhalten ist tatsächlich ungünstig.

Väterliche Feinfühligkeit entwickeln und ausbauen

Kinder brauchen weder Väter noch Mütter, um glücklich und geborgen zu wachsen, denn das ist nicht mit dem Geschlecht der Bezugspersonen verbunden. Kinder können in Einelternfamilien jedweden Geschlechts bindungssicher leben, wie auch in Familienkonstellationen mit gleichen oder unterschiedlichen Geschlechtern. Was sie brauchen, sind Bezugspersonen, die sich wirklich auf sie einlassen. **Ein geborgenes Aufwachsen ist nicht an Mutter- oder Vaterrollen gebunden, sondern an Beziehung, Verlässlichkeit und Zuwendung.** Wenn Kinder in Familien mit mehreren Elternteilen leben, sollten alle beteiligten Eltern den Willen und das Engagement aufbringen, sich nach Kräften in die Begleitung dieses Kindes einzubringen. Wir haben bereits gesehen, dass es wichtig ist, die Bedürfnisse des Babys wahrzunehmen, zu verstehen und angemessen zu beantworten. Gelingt das, vertraut das Baby den Fähigkeiten der Person, die sich um es kümmert. Und ein zufriedenes Baby gibt dieser Person wiederum ein Gefühl von Selbstwirksamkeit: »Ich kann mein Baby gut umsorgen!« Sie kann auf die nächste Aufgabe mit größerer Sicherheit zugehen.

Viele Väter verbringen weniger Zeit mit ihrem Baby, sei es durch Erwerbsarbeit oder gesellschaftliche Rollenvorstellungen. So fehlt nicht nur die Gelegenheit, das feine Ausdrucksverhalten des Babys kennenzulernen und eigene passende Reaktionen zu entwickeln, sondern auch das wertvolle positive Feedback, das aus gelungener Fürsorge erwächst. Je weniger solche Erfahrungen ein Elternteil sammelt, desto eher entsteht das Gefühl: »Ich kann das nicht« – während die andere Bezugsperson, häufig die Mutter, als die »Kompetentere« gilt. So entsteht eine wachsende Schieflage, nicht nur in der Aufgabenverteilung, sondern auch im emotionalen Erleben: Gerade die herausfordernden Momente mit dem Baby – wenn es nörgelt, unruhig ist oder weint – sind für viele Eltern herausfordernd. **Wenn Väter wenig Möglichkeiten haben, hier Strategien zu entwickeln und sich auch als kompetent zu erleben, kann das dazu führen, dass sie sich aus dieser emotionalen Arbeit zurückziehen und sich (unbewusst) nur mit den zufriedenen Momenten wohl und kompetent fühlen.** So können sie weder Verständnis für das Unwohlsein des Babys entwickeln noch Kompetenz in der Begleitung oder Bewusstsein dafür, wie herausfordernd es vielleicht für die Mutter ist, diese Momente zu begleiten. Schließlich sieht das bei ihr ganz einfach aus und sie kann das scheinbar »natürlicherweise« besser.

Je älter das Kind wird, desto komplexer wird auch das Umsorgen: Es geht nicht mehr nur um Reaktion im Moment, sondern auch um Voraussicht, Kontext und Planung. Wenn zum Beispiel ein Elternteil, der weniger Erfahrung mit der Beikost hat, dem Baby ein neues Nahrungsmittel gibt, das es freudig isst, weiß er oder sie vielleicht nicht, dass das Baby abends davon Bauchschmerzen bekommen könnte. Die Konsequenzen trägt dann später oft die Person, die mehr Sorgearbeit übernimmt – häufig wieder die Mutter. Aus solchen Erfahrungen erwächst nicht selten der mütterliche Impuls: »Dann mache ich es lieber gleich selbst.« Dieser als Maternal Gatekeeping bezeichnete Umstand basiert aber eigentlich auf Paternal Underperforming, also dem Rückzug eines Elternteils aus Sorgeverantwortung. Manchmal wird dieses Ungleichgewicht auch zur »Waffe« gemacht: »Du machst das doch sowieso besser« oder »Ich bin dafür einfach nicht gemacht«. Ein Verhalten, das als Weaponized Incompetence bezeichnet wird. Solche ungünstigen Dynamiken wirken sich auf die Paarbeziehung aus und können zu Gefühlen von Überforderung, Einsamkeit, Vertrauensverlust und Wut führen.[51] Mütter fühlen sich oft hilflos und verunsichert, wenn sie sich fragen müssen, was genau sie eigentlich dann dem anderen Elternteil zutrauen können und ob die eigenen Ansprüche tatsächlich zu hoch sind. So führt das Vermeidungsverhalten nicht nur dazu, dass Mann von den Aufgaben freigesprochen wird, sondern auch zu einem Verlust von Vertrauen und Augenhöhe. Nicht wenige Frauen berichten davon, dass sie manchmal das Gefühl haben, der Mann sei eigentlich ein weiteres Kind.

Verantwortung für die Bindungsbeziehung übernehmen

Natürlich kann es leichter sein, sich auf diesen Ausreden, die ja auch gesellschaftlich legitimiert werden, auszuruhen. Es ist schwerer, absichtlich den schwereren, anstrengenden Weg zu gehen, wenn doch ein leichterer in verlockender Nähe ist. Dagegen ist es herausfordernd, nachts aufzustehen und sich ebenfalls um das Baby zu kümmern, wenn es doch leichter ist, das von der Partnerin zu verlangen. Leicht zu verargumentieren ist das ja auch damit, dass man selbst doch zur Erwerbsarbeit gehen muss und »Haushalt und Baby keine Arbeit sind«. Angeblich (mehr dazu im Kapitel *Bindungssicher schlafen*). Doch der kurzfristig leichtere Weg ist für die Familie oftmals der langfristig unglücklichere.

Auch für das Baby ist spürbar, wenn ein Elternteil weniger präsent ist und weniger feinfühlig umsorgen kann. Es erlebt den Unterschied und bildet entsprechend eine – aus seiner Sicht völlig logische – Bindungshierarchie aus: **Es sucht zuerst die Nähe derjenigen Bezugsperson, die häufiger da ist, verlässlich reagiert und ihm Sicherheit gibt.** Wenn das in eurem Fall die Mutter ist, sucht es sie in herausfordernden Situationen häufiger auf als den anderen Elternteil. Der Vater ist damit eine nachgeordnete Bindungsperson, so wie es auch Großeltern oder Erzieher sein können. Das Baby lässt sich von ihm zwar trösten, wenn die Hauptbezugsperson nicht da ist. Es dauert allerdings länger.[52] Dieses Verhalten des Babys kann allerdings dazu führen, dass der Vater sich zurückzieht: »Bei mir weint es immer«, »Du kannst es viel schneller beruhigen« bis hin zu »Es lehnt mich einfach ab!«. So entsteht ein Kreislauf aus Unsicherheit, Rückzug und weiterer Entfremdung. Gerade dann ist es wichtig, beharrlich zu bleiben und sich dem Weinen des Babys zu stellen, auch wenn es schwerfällt: **Als Erwachsene tragen wir die Verantwortung für den Beziehungsaufbau zu Kindern, nicht das Kind.** Auch wenn es einen Elternteil bevorzugt, weil er sich ihm häufiger zuwendet, bedeutet das nicht, dass der andere Elternteil sich dem ergeben muss. Schließlich ist dieses Modell der Bindungshierarchie oder Bindungspyramide, wie es auch genannt wird, kein naturgegebenes Konstrukt, sondern entsteht durch unsere Kleinfamilienstrukturen, in denen sich insbesondere Mütter von Anfang an mehr um das eigene Kind kümmern. In anderen Kulturen mit anderen Betreuungssettings und Interaktionsmustern können jedoch auch mehrere sichere Bezugspersonen zur Verfügung stehen.[53]

Für Väter hierzulande kann es besonders herausfordernd sein, wenn das Kind sich langsamer beruhigen lässt und länger weint, vor allem wenn sie selbst in ihrer Kindheit gelernt haben, Gefühle eher zu unterdrücken oder ihnen mit Distanz zu begegnen. Das Babyweinen kann in solchen Fällen intensive Gefühle von Hilflosigkeit oder Überforderung auslösen. Doch gerade in diesen Momenten liegt eine wichtige Chance: **Wer bereit ist, sich dieser Aufgabe zu stellen und Schritt für Schritt in die Sorgeverantwortung hineinzuwachsen, kann nicht nur eine tragfähige Beziehung zum eigenen Kind aufbauen, sondern auch einen liebevolleren Zugang zu sich selbst finden und die Paarbeziehung langfristig positiv beeinflussen.** Während das Baby lernt, dass auch der Vater es feinfühlig umsorgen kann, wird das Gehirn des Vaters, wie wir gleich noch näher betrachten, für die Signale des Babys sensibilisiert und passt sich immer besser dem Sorgebedarf an. Der Vater fühlt sich in seiner kümmernden Rolle immer sicherer, nachdem er das Gefühl, unzulänglich zu sein, überschritten hat.

Ein neuer Lebensabschnitt mit neuen Fähigkeiten

Vaterschaft ermöglicht wie kaum eine andere Lebensphase, aus den rollenstereotypen Prägungen auszutreten und sich neu zu orientieren: in das eigene Leben und Empfinden Sanftheit, Weichheit und Fürsorgeverhalten einzuladen, die sonst oft nur eine Nebenrolle im Alltag vieler Männer spielen dürfen. Schon in der Kindheit wird vielen Jungen durch gesellschaftliche Erwartungen der Zugang zu diesen Teilen ihrer Persönlichkeit erschwert: »Ein Junge weint nicht«, »Sei stark«, »Reiß dich zusammen« – Sätze wie diese vermitteln früh, dass Fürsorglichkeit, Empathie und emotionale Verletzlichkeit im Bild eines »richtigen Mannes« wenig Platz haben. Stattdessen gelten oft Kontrolle, Leistungsorientierung, emotionale Zurückhaltung und Dominanz als erstrebenswert.

Diese Form der Männlichkeitsprägung wirkt sich nicht nur auf Beziehungen und das gesellschaftliche Miteinander aus, sondern auch auf die Beziehung zu sich selbst. Daher wird sie auch als »toxische Männlichkeit« bezeichnet, da sie zahlreiche Nachteile mit sich bringt und das Sorgen um andere, aber auch das Sorgen um sich selbst in den Hintergrund drängt. Vaterschaft kann genau hier verändernd ansetzen: Sie lädt ein, alte Prägungen zu hinterfragen, neue Seiten zu entdecken und sich mit der Frage auseinanderzusetzen, wie ein fürsorglicher, emotional zugänglicher und präsenter Vater heute sein kann. **Nicht selten berichten Väter, dass sie durch die Begleitung eines Kindes einen neuen Zugang zu ihrer eigenen Gefühlswelt gefunden haben und damit zu einer inneren Weichheit, die sie zuvor kaum leben durften.** Vaterschaft kann also nicht nur das Leben des Kindes prägen, sondern auch ein bedeutsamer Wendepunkt für das eigene Selbstverständnis sein.

Entscheidend hierfür ist nicht nur der Wille, es anders zu machen, sondern auch das konkrete Tun. Im Gleichstellungsbericht der Bundesregierung wird daher ein Recht auf eine vierzehntägige Vaterschaftsfreistellung innerhalb von dreißig Tagen nach der Geburt empfohlen, ähnlich zum Mutterschutz.[54] Vierzehn Tage allein reichen natürlich nicht zum Bindungsaufbau – zumal sich Signale des Babys im Verlauf des ersten Jahres verändern und man kontinuierlich in sorgendem Kontakt sein muss, um die oben geschilderten Gefühle der Inkompetenz zu vermeiden. Aber sie sind ein guter Anfang, um sich dem Kind und dem Umsorgen anzunähern und eine erste intensive Verbindung aufzubauen, die dann eine Basis für den weiteren Ausbau bildet.

Leider ist die Elternzeit weiterhin sehr ungleich verteilt: Die meisten Väter gehen bisher nur für die Dauer der zwei Partnermonate in Elternzeit.[55] Neben durchaus bedeutsamen Argumenten zur finanziellen Leistbarkeit wird als Begründung für die ungleiche Verteilung jedoch oft auch die Sorge vor beruflichen Nachteilen angegeben. Tatsächlich ist dies aber in wenigen Fällen realitätsnah: Studien zeigen, dass die Mehrheit der Väter keine negativen Erfahrungen in Zusammenhang mit der Elternzeit sammeln, sie mehrheitlich sogar von den Arbeitgebern darin unterstützt werden, die gewünschte Auszeit zu nehmen.[56] Väter, die in Elternzeit waren, sind später sogar glücklicher mit ihrer Erwerbsarbeit.[57]

Elternzeit ist ein wichtiger Schritt für den Bindungsaufbau. Doch damit allein ist es nicht getan. Entscheidend ist danach als zweiter Schritt auch, aktiv eine emotionale Verbindung herzustellen: Zeit miteinander verbringen, kuscheln, beobachten, gemeinsam spielen. Bestenfalls sind Väter in der Wochenbettzeit nicht nur versorgende Helfer im Hintergrund, sondern ebenfalls ein Teil dieser besonderen Zeit. Sie legen sich mit ins Bett, sind körperlich und emotional präsent und lernen den neuen kleinen Menschen kennen, der jetzt zur Familie gehört.

Vaterschaftshormone

Hormone wie Oxytocin und Prolaktin sind keineswegs exklusiv »mütterlich«. Wie wir bereits gesehen haben, durchläuft das mütterliche Gehirn durch die Elternschaft enorme Veränderungen. Doch auch Väter machen diesen Umbau durch, wenn sie aktiv Fürsorge übernehmen. Bei ihnen verringert sich ebenfalls die graue Substanz im Gehirn, wodurch sie sich besser auf die Bedürfnisse ihres Kindes einstellen können. Auch ihre Hormone verändern sich, um sich auf das Umsorgen einzustellen. Selbst der Körperbau von Vätern kann sich wandeln, wenn der Vater viel Zeit mit Schwangeren und Babys verbringt. Wenn werdende Väter schwangerschaftsähnliche Symptome entwickeln, ausgelöst durch hormonelle Veränderungen aufgrund der sich nähernden Vaterschaft, heißt das Couvade-Syndrom (franz. *couver* = brüten): Symptome können Diarrhoe, Verstopfung, Wadenkrämpfe, Halsschmerzen, Depression, Schlaflosigkeit, Gewichtszunahme, Gewichtsverlust, Erschöpfung, Zahnschmerzen, wundes Zahnfleisch sein.[58]

Während Mütter oft durch Schwangerschaft und Geburt hormonell vorbereitet werden, müssen Väter (wie auch Adoptiveltern, Bonuseltern oder Großeltern) sich bewusst für diese Nähe entscheiden. Bestenfalls beginnen sie damit während der Schwangerschaft, indem sie Bücher zur Babyentwicklung lesen, sich informieren, Kurse besuchen und vor allem auch Kontakt zu anderen engagierten Babyvätern aufnehmen. Annika Rösler und Evelyn Höllrigl Tschaikner beschreiben es so: »Es ist Training on the Job. Während die Gebärende nach dem Aufwärmen möglicherweise ein bisschen schneller ins Training finden kann, müssen sich alle anderen Eltern – biologische Väter, Adoptiveltern, Regenbogeneltern, Bonuseltern, sogar Großeltern – bewusst dafür entscheiden, diesen Muskel ›anzutrainieren‹.«[59]

Das bedeutet: Der Aufbau einer sicheren Bindung ist möglich, aber er entsteht erst durch gelebte Fürsorge. Der dritte wichtige Schritt neben der Elternzeit und der emotionalen Präsenz ist deshalb ganz praktisch: Sorgearbeit übernehmen, Windeln wechseln, tragen, das Baby in den Schlaf begleiten, es füttern, beruhigen, mit ihm spielen. Diese alltäglichen Handlungen sind keine Nebensache, sondern lassen Feinfühligkeit und Vertrauen entstehen. Dieses Wissen öffnet modernen Vätern heute den Weg, sich ihrem Kind emotional zuzuwenden und es aus dieser Verbindung heraus schließlich engagiert und feinfühlig zu umsorgen – jeden Tag. **Die Babyzeit ist nur der Anfang aktiver Elternschaft. Sich aber da schon aktiv und gleichwertig zu engagieren, bildet die Basis für eine gute Beziehung zum Kind in den nächsten Jahren und ein gesundes Familienklima insgesamt.**

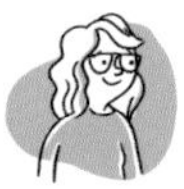

Feinfühligkeit

1. Welche Vorstellungen hatte ich vor und während der Schwangerschaft von meinem zukünftigen Baby und wie sehe ich mein Baby jetzt? Was ist anders, was ist ähnlich? Wo habe ich mich von Wünschen verabschieden müssen? Was hat mich positiv neu überrascht?
2. In welchen Momenten fällt es mir leichter, feinfühlig die Bedürfnisse meines Babys wahrzunehmen, und wann fällt es mir schwerer?
3. Wenn du Elternschaft in einer Paarbeziehung lebst: Nehmt euch an einem Abend die Zeit und beantwortet zunächst jede*r einzeln die Frage: Welche Erwartungen habe ich an eine Mutter? Welche Erwartungen habe ich an einen Vater? Wie habe ich in meiner Ursprungsfamilie Elternrollen erlebt? Tauscht euch dann über eure Gedanken zu Mutterschaft und Vaterschaft aus.

Mit der **FÜHLE**-Methode zur Feinfühligkeit

Im vorangegangenen Kapitel hast du nun alles über Feinfühligkeit erfahren, was du wissen solltest. Dein Wissensbereich ist damit abgedeckt. Lass uns an dieser Stelle daher noch ein wenig mehr mit einer einfachen Methode in das Fühlen und Handeln kommen, um feinfühliges Agieren in dir zu einem Selbstläufer werden zu lassen. Die **FÜHLE**-Methode leitet dich durch das Wahrnehmen, um deine Beobachtung zu schärfen.

F – Fokussieren

Komm mit einem Atemzug bei euch an. Einatmen durch die Nase, länger ausatmen durch den Mund. Jetzt bist du ganz hier in dieser Situation.

Ü – Überprüfen (ohne Bewertung)

Mach einen Mini-Scan:
Körper des Babys: Muskeltonus, Haltung, Hautfarbe/Marmorierung, Temperatur.
Gesicht: Blickkontakt, Stirn, Mund, Mimik
Stimme: Lautieren, Quietschen, Gurren, Weinen – wie klingt es?
Falls es dir hilft: Sag dir, was du siehst. Bewerte nicht, sondern beschreibe.

H – Hypothese bilden

Formuliere deine Vermutung zu dem, was du siehst: »Ich frage mich, ob du müde bist … oder ob das Licht gerade zu viel ist.«

L – Leise spiegeln

Spiegle dein Kind, fühl damit nach, was es sein könnte, und lass dich auf das Empfinden bei diesem Spiegeln ein.

E – Eingehen & Eichen

Biete eine passende Antwort an (nicht alles auf einmal) und eiche dann bei Bedarf nach: Warte zehn bis zwanzig Sekunden, ob deine Idee passend war. Wenn nein, probiere eine Alternative aus.

Babys Bedürfnisse richtig beantworten können

»Du bist nicht instinktiv und automatisch eine perfekte Mutter oder ein perfekter Vater, sondern du kannst mit der Zeit ein guter Elternteil für dein Kind werden.«

Jetzt hast du bereits viel darüber erfahren, was dein Baby braucht und warum es sich wie verhält. Und trotzdem fällt es vielen Eltern immer wieder schwer, auf die Bedürfnisse des Babys wirklich einzugehen. **Warum gelingt es uns nicht immer, die Signale aufmerksam wahrzunehmen, sie richtig zu deuten und feinfühlig zu reagieren?** Zwischen dem, was wir wissen, und dem, was wir tatsächlich tun, liegt oft eine Kluft – und die hat viel mit unserem eigenen Fühlen zu tun: Manchmal sind es alte Glaubenssätze, die uns innerlich leiten, auch wenn wir längst anderes gelernt haben. Manchmal werden wir auch aus unserem Umfeld so sehr von solchen Glaubenssätzen verunsichert, dass wir doch an uns zweifeln oder uns sogar schämen: »Aber wenn meine Eltern das sagen, dann wird das doch stimmen?«

Scham davor, ein überfürsorglicher Elternteil zu sein, kann genauso existieren wie die Scham davor, nicht gut genug zu sein. Und diese Scham des »Nicht gut genug« ist oft eine Kombination von verschiedenen Faktoren: das Baby versorgen, den Haushalt schaffen, Sport machen, um »wieder in Form« zu kommen, die Paarbeziehung pflegen, der Familie gerecht werden, arbeiten. Wir werden später noch genauer betrachten, dass man dem gar nicht gerecht werden kann, was da auf den Schultern von modernen Eltern heute alles lastet. Aber in dem Versuch, das doch irgendwie zu ermöglichen, tragen wir oft zu viel und sind gleichzeitig oft voll der besagten Schuld- und Schamgefühle, die es uns wieder schwer machen, präsent zu sein.

Ein bindungs- und bedürfnisorientiertes Familienleben zu führen, ist nicht nur eine Frage des Wollens. Es ist auch eine Frage des Ermöglichen-Könnens: Haben wir innerlich und äußerlich gute Rahmenbedingungen, die uns erlauben, uns unseren Kindern zuzuwenden? Und wenn nicht, wie können wir uns innerlich und äußerlich stärken?

Die Welt ein wenig leiser stellen

Um die Bedürfnisse eines Babys wahrzunehmen, müssen wir körperlich und emotional dazu in der Lage sein, und sie dann möglichst angemessen und ohne persönliche Verzerrung interpretieren. Das haben wir eben betrachtet. Doch genau das ist oft gar nicht so einfach. Die meisten Babys machen zunächst durch feine Signale auf ihre Bedürfnisse aufmerksam: Sie geben etwa Laute von sich, wenn sie ausscheiden müssen. All diese Signale musst du erst einmal kennenlernen. Vor allem aber musst du sie überhaupt wahrnehmen können: In einer Welt voller Dauerreize ist das oft eine echte Herausforderung. Da klingelt es an der Tür, das Smartphone piept, draußen hupt ein Auto, und wir sind mit unserer Aufmerksamkeit ständig woanders.

Gerade deshalb ist es für das erste Kennenlernen nach der Geburt so wertvoll, die Welt ein wenig leiser zu stellen. Um dein Baby wirklich hören und spüren zu können – und ein erstes, ganz grundlegendes Gefühl dafür zu entwickeln, wer dieser kleine Mensch eigentlich ist. Leg dich mit deinem Baby ins Bett. Lass dich versorgen. Reduziere die Reize von außen und schenke euch Zeit. Beobachte dein Kind in Ruhe: Wie bewegt es sich? Wann macht es welche Geräusche? Wie reagiert es auf Berührung, auf Nähe, auf deine

Stimme? Wohin blickt es, wenn es in wacher Aufmerksamkeit ist? Was fühlst du, wenn du nah an einem Baby liegst und seine großen Augen dein Gesicht abtasten?

Es ist nicht immer leicht, sich auf diese Verlangsamung in den ersten Wochen einzulassen. Aber sie ist unglaublich wertvoll. **Denn genau hier beginnt die Verbindung: im langsamen Sehen, Hören und Fühlen.** Dein Baby zu beobachten – so einfach das auch klingt –, wird dir helfen, es immer besser zu verstehen. Beobachtung ist deswegen der erste große Trick, der dir in vielen Jahren hilfreich zur Seite stehen wird: Immer wieder wird es Situationen geben, in denen du dich fragen wirst, warum dein Kind sich wie verhält und was es gerade braucht. Beobachtung ist hier auch in späteren Jahren eine sinnvolle Strategie, bevor du in ein Tun kommst. Gibt dir Zeit, um zu verstehen.

Warum das Wochenbett so wichtig ist

In einer Welt, in der wir scheinbar nie Zeit haben, wirkt ein Begriff wie »Wochenbett« fast ein wenig weltfremd. Eigentlich umfasst das Wochenbett acht Wochen, in denen sich Körper und Seele der Gebärenden erholen und neu sortieren dürfen, Bindung aufgebaut wird und bestenfalls auch der andere Elternteil in seine neue Rolle hineinwächst. Doch nur wenige nehmen sich heute diese Zeit – oder können sie sich überhaupt nehmen, in einem Alltag voller Erwartungen, Verpflichtungen und eigener Ansprüche. Viele Mütter berichten davon, dass sie sich vielleicht eine Woche lang wirklich ausruhen konnten, manche sogar von noch weniger.

Oft merken wir erst im Rückblick, dass wir vielleicht über unsere Grenzen gegangen sind und dass es gut gewesen wäre, sich mehr Ruhe zu gönnen, langsamer zu machen, sich treiben zu lassen. **Die Zeit des Wochenbetts sollte kein Luxus sein.** Sie ist ein Geschenk, das Gebärende und Kind gleichermaßen brauchen. Ein Raum zum Ankommen, Heilen, Kennenlernen. Und je mehr wir diese besondere Phase achten und schützen, desto gestärkter gehen wir daraus hervor: Dein Körper erinnert sich nicht daran, wie schnell du wieder »funktioniert« hast, sondern wie gut für ihn gesorgt wurde.

Wer an das Wochenbett denkt, denkt wahrscheinlich zunächst an die körperlichen Veränderungen nach der Geburt. Tatsächlich leistet der Körper schier Unglaubliches in dieser Zeit: Die Geburt ist nicht der Abschluss, sondern der Beginn eines intensiven körperlichen und emotionalen Prozesses. In den ersten Tagen danach verliert dein Körper bereits einiges an Gewicht durch die Geburt selbst, aber auch, weil du mehr schwitzt und Wasser lässt. Auch deine Gebärmutter beginnt schon, sich zurückzubilden, ein wichtiger Heilungsvorgang. Das geschieht unter anderem durch Nachwehen und ist durch den Wochenfluss sichtbar. Deine Atmung verändert sich, der Kreislauf kann anfangs instabil sein, Krampfadern oder Hämorrhoiden machen sich bemerkbar, die Verdauung braucht Zeit, um sich zu regulieren. Viele dieser Veränderungen sind ganz normal und sollten liebevoll begleitet werden, zum Beispiel durch die Hebamme, eine Wochenbett-Doula oder Mütterpflegerin, und vor allem durch Ruhe, Wärme, eine gesunde Ernährung und ausreichend Flüssigkeit.

Viel weniger als die körperlichen stehen oft die seelischen Veränderungen im Mittelpunkt unserer Aufmerksamkeit. Doch sie sind nicht weniger tiefgreifend: Auf einmal bist du Elternteil. Auf einmal liegt da ein kleiner Mensch in deinem Arm und du trägst die Verantwortung für sein Leben. Das ist ein riesiger Umbruch. In den kommenden Wochen, Monaten und Jahren wirst auch du dich verändern: dein Selbstbild, dein Rollenverständnis. Vielleicht beginnst du, über deine eigene Kindheit nachzudenken. Über deine Herkunftsfamilie. Deine Partnerschaft, falls du in einer bist. Und über die neue Rolle, die du nun einnimmst: nicht mehr nur Kind deiner Eltern, sondern selbst Mutter oder Vater. All das kann ganz schön überwältigend sein. Auch dafür ist das Wochenbett da: Es ist eine Zeit zum Innehalten, zum Spüren, zum Neu-Finden. Am meisten ist es wohl eine Zeit der Verbindung: mit dir selbst, dem anderen Elternteil, den Menschen um dich herum. Und vor allem mit deinem Kind.

Der wohl geeignetste Ort für all diese Verarbeitung und das Ankommen ist das Bett, wie schon der Name besagt. Macht das Bett zum schönsten Ort eures neuen Alltags, in dem jetzt gerade alles stattfinden darf: in dem geschlafen, gegessen, genährt, gekuschelt, geheilt, beobachtet, geweint, gelacht, geredet werden darf. Du darfst dort liegen mit deinem Kind, mit deiner Partnerperson, und ihr alle dürft hier ankommen. Die Welt dreht sich um diese Bett-Insel, sie steht mit euch im Zentrum. Um alles außerhalb davon solltest du dich zumindest in der allerersten Woche nicht kümmern müssen.

Was uns von der ruhigen Zeit des Wochenbetts oft abhält, ist allerdings der Haushalt. Und der spielt auch in deine Wahrnehmung der Feinsignale hinein. Wenn wir das Gefühl haben, trotz Baby alles perfekt sauber und ordentlich halten zu müssen, sind wir gedanklich und körperlich oft ganz woanders: Da läuft die Waschmaschine, dort muss die Wäsche aufgehängt werden, das Geschirr wartet auf die Spülmaschine und vielleicht ist da auch noch der Staubsauger, der ruft. Eine Forsa-Umfrage aus dem Jahr 2024 zeigt: 63 Prozent der Mütter fühlen sich durch den Haushalt unter Druck gesetzt.[60] Was dabei oft auf der Strecke bleibt: das Zusammensein mit dem Baby und das Sehen und Verstehen der feinen Signale. Denn wenn wir in einem anderen Raum sind, im Tun und Machen, sind wir eben nicht in unmittelbarer Nähe.

Das Ideal der Mutter als ordentlicher Hausfrau ist tief in uns verwurzelt und wird beständig über Werbung und Social Media weiter genährt. Wenn du heute keinen teuren Wassersauger hast, der Feinstaub, Gase, Allergene und Milben entfernt, ist deine Wohnung scheinbar eine Gesundheitsgefahr. Kein Kalkfleck ist in sauberen Bädern auf Instagram zu sehen und Kühlschränke werden mit vorgespültem Obst und Gemüse in extra Plastikbehältnissen ordentlich bestückt, statt einfach eingeräumt. Auch wenn Ordnung und Sauberkeit sich positiv auf unser Wohlbefinden auswirken können, müssen wir es damit keineswegs übertreiben. Gerade in der Babyzeit, in der wir die

Signale des Babys kennenlernen und sich bei ihm im feinen Zusammenspiel aus diesen Signalen und unseren Antworten das Gefühl der Selbstwirksamkeit und des Vertrauens entwickelt, sollten wir der Zeit im Miteinander den Vorrang geben. Eine paritätische Verteilung von Haushaltsaufgaben zwischen den Elternteilen ist daher nicht nur aus Gründen der Gleichberechtigung sinnvoll, sondern stärkt auch den Bindungsaufbau, da es genügend Zeit für alle Elternteile gibt, ruhige Beobachtungszeit mit dem Baby zu verbringen.

Nicht nur drinnen kann es sein, dass du wegen räumlicher Entfernung zu deinem Baby seine feinen Signale nicht wahrnehmen kannst, auch draußen kann das zum Hindernis werden. Wenn du dein noch ganz junges Baby im Kinderwagen mit dem Gesicht nach vorn und vielleicht sogar mit hochgestelltem Verdeck schiebst, entgeht dir leicht, wie es ihm gerade geht. Gerade für die ersten Ausflüge kann es deshalb schön und hilfreich sein, das Baby im Blick zu haben, zu sehen, wie es reagiert, was es interessiert, ob es sich wohlfühlt. Denn auch draußen prasseln viele Eindrücke auf es ein: das Licht, das durch ein Blätterdach fällt oder grell aus einer Supermarktlampe leuchtet, Stimmen, Gerüche, Bewegungen.

Tragen

Auch wenn uns Hashtags wie #tragenistliebe manchmal glauben lassen, dass Kinderwagen keine gute Transportmöglichkeit für Babys wären, stimmt das natürlich nicht: Auch geschoben kann es geborgen vorangehen. Manche Kinder sind dem Transport im Kinderwagen gegenüber aufgeschlossener, andere weniger. Und manchmal gibt es auch Phasen, in denen dein Baby eben doch näher an dir sein will. Auch hier geht es vor allem wieder darum, zu erkennen, was dein Kind braucht, wie es auf den Kinderwagen reagiert und ob es davon überreizt wird oder nicht. Beginnt dein Kind zu weinen, wende dich zu, nimm Kontakt auf. Viele

Eltern haben für den Notfall im Kinderwagen eine Trage, in die sie das Baby bei Bedarf hineinnehmen können. Es gibt auch Eltern, die ohnehin ausschließlich tragen. Sollte das Tragen auch für euch infrage kommen – ob nun Teilzeit oder Vollzeit –, nehmt am besten eine Trageberatung in Anspruch, um von Anfang an eine passende Trage nutzen zu können und auch zu wissen, worauf ihr beim Tragen achten könnt. Obwohl Babys Traglinge sind, ist auch dies nicht irgendwie natürlich in uns angelegt, sondern wir lernen, wie wir am besten in unserem jeweiligen Lebensort unter den dort herrschenden klimatischen und gesellschaftlichen Bedingungen tragen können.
Unabhängig, ob du nun eine Tragehilfe oder ein Tragetuch nutzt und aus welchem Material sie besteht, gilt, dass du das Baby am besten in einer Anhock-Spreiz-Haltung trägst. Dabei sind die Beinchen angezogen, die Stoffbahn der Trage verläuft von Kniekehle zu Kniekehle und der Po hängt wie in einem Beutel. Von vorn sieht diese Position wie ein »M« aus. Solange dein Baby den Kopf noch nicht selbst halten kann (und auch, wenn ältere Babys schlafen), sollte der Kopf gut gestützt werden. Wie beim Kinderwagen gilt auch hier: Du solltest die Feinzeichen deines Babys in seinem Gesicht wahrnehmen können, also ist ein Tragen mit Gesicht nach vorn nicht empfehlenswert. Und nein: Hauptsache Tragen ist keine gute Empfehlung, sondern Tragen unter guten Bedingungen für Baby und tragende Person. Ist dein Baby älter und interessiert sich mehr für die Umgebung, kann es aus einer Trageposition an der Seite oder auf dem Rücken mehr Input aus der Umgebung erhalten, sich aber dennoch auch gut zurückziehen, um sich auszuruhen. Dabei ist es Reizen nicht so ausgesetzt wie in der Trageposition mit Gesicht nach vorn, die zudem in der Regel auch nicht die gesündere Anhock-Spreiz-Haltung ermöglicht, sondern Hüfte und Rücken in eine unphysiologische Position bringt und Druck auf den Genitalbereich ausübt. Mehr zum Tragen findest du im Kapitel *Bindungssicher im Miteinander und Spiel.*

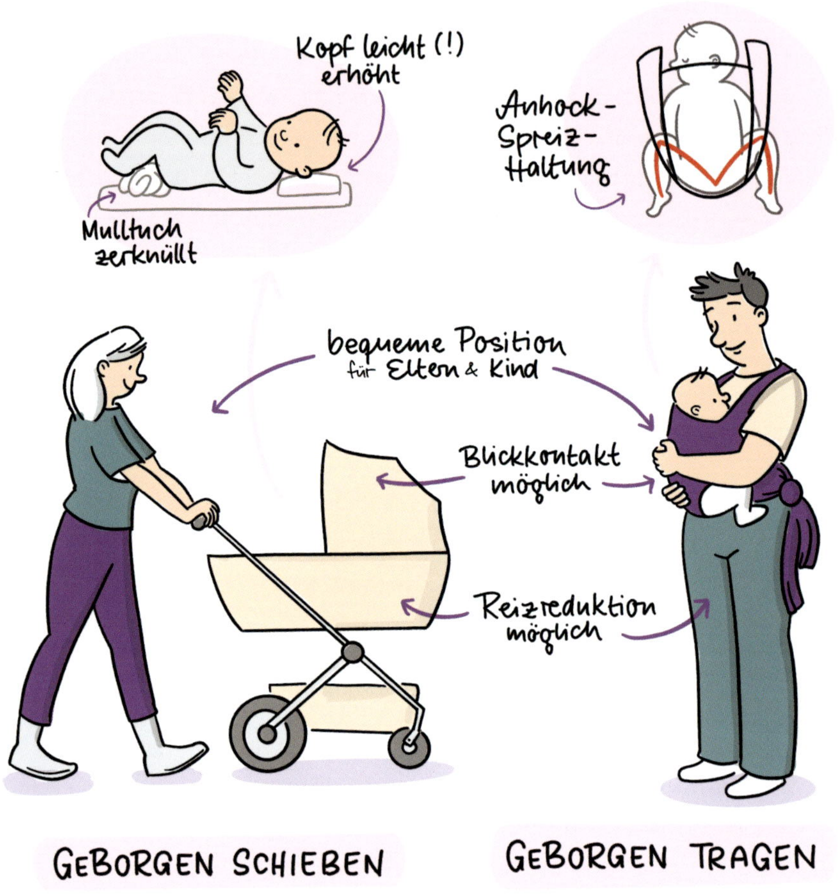

Bindungssicher unterwegs ist bei verschiedenen Transportarten möglich

Natürlich musst du dein Baby nicht ständig beobachten – weder zu Hause noch unterwegs – und das wirst du auch gar nicht können. Aber gerade am Anfang ist es wertvoll, viel Zeit in Nähe zu verbringen. So kannst du lernen, wie dein Baby sich ausdrückt, wie es mit dir kommuniziert, und allmählich ein feines Gespür für seine kleinen Signale entwickeln.

Wie dein Gehirn sich auf dein Baby einstellt

Manche Eltern starten mit einem großen Selbstvertrauen in die Elternschaft und machen sich wenig Sorgen. Bestenfalls haben sie selbst positive Bindungserfahrungen gemacht, vielleicht sogar schon Erfahrungen im Umsorgen von Babys in der weiteren Familie oder durch Babysitting. Sie gehen mit viel Vertrauen in sich und das Baby in diesen neuen Lebensabschnitt. Andere Eltern sind unsicherer. Die vielen Informationen können unterstützen, aber auch orientierungslos machen: Kann ich das überhaupt leisten? Was, wenn ich etwas falsch mache? Heute war ich nicht feinfühlig, hab ich jetzt alles zerstört?

Gerade auf Müttern lastet ein besonderer Druck: Noch immer hält sich hartnäckig die Vorstellung, sie müssten von Natur aus alles rund um das Baby wissen, sofort richtig handeln und intuitiv erspüren, was ihr Kind braucht. Dieser Glaube ist in patriarchalen Gesellschaften tief verwurzelt und hat sich über viele Jahrhunderte hinweg in Form des sogenannten Mutterinstinkts gehalten: der Annahme, dass Mütter biologisch festgelegte Fähigkeiten zur Versorgung ihres Nachwuchses mitbrächten und damit qua Natur die »besseren« Eltern seien.[61] Doch dieser Mythos ist längst wissenschaftlich widerlegt. Viele frühere Forschungen basierten auf dieser Sichtweise und führten entsprechend zu verzerrten Ergebnissen – übrigens auch in der Bindungstheorie, die anfangs sehr auf die Mutter-Kind-Beziehung ausgerichtet war. Erst durch die moderne Neurowissenschaft konnte ein grundlegender Wandel in der Forschung stattfinden und damit auch ein neues Verständnis für Elternschaft entstehen.

Dass du also gerade nicht immer sofort die passende Antwort auf die Signale deines Kindes findest, bedeutet nicht, dass du ein schlechter Elternteil wärst. Du bist mitten in einem Lernprozess und dein Körper und dein Gehirn verändern sich mit. Wie stark unser Gehirn während der Schwangerschaft auf die bevorstehende Fürsorge vorbereitet wird, ist individuell verschieden:

Hirnscans zeigen, dass sich manche Gehirne intensiver verändern als andere, vor allem in den Bereichen, die mit Empathie und Belohnung verbunden sind. Warum es diese Unterschiede gibt, ist bislang nicht vollständig geklärt. Vermutlich spielen die Ausschüttung bestimmter Hormone, aber auch genetische Veranlagungen, Vorerfahrungen und Umweltfaktoren eine Rolle. Die Bandbreite an Veränderungen ist dabei erstaunlich groß. Es geht nicht nur darum, wie wir Signale des Babys deuten können, also wie gut unsere Theory of Mind ausgeprägt ist, sondern auch darum, wie sich unsere Sinneswahrnehmung und unser Verhalten anpassen, um besser Fürsorge leisten zu können: So wird beispielsweise der Ekelreflex abgeschwächt, um auch in herausfordernden Pflegesituationen handlungsfähig zu bleiben. Unser Geruchssinn und Geschmackssinn werden feiner und wir nehmen Gesichter anders wahr: Menschen, die gesund wirken, empfinden wir als angenehmer, wahrscheinlich zum Schutz. In bedrohlichen Situationen wird zum Schutz der Babys eine defensive Aggression aktiviert. Da dein Gehirn viel Neues lernen muss, verändern sich dein Kurzzeit- und Langzeitgedächtnis, insbesondere in Hinblick darauf, dass du wichtige Fürsorgeinformationen priorisiert verinnerlichst.[62]

All das zeigt: Dein Körper arbeitet mit dir, damit du dein Kind gut begleiten kannst. Wir haben unterschiedliche Voraussetzungen, aber wir alle können die notwendige Feinfühligkeit lernen. Dafür brauchen wir Unterstützung von außen, denn viel von dem, was wir täglich mit und für unsere Kinder tun, ist eine Lernaufgabe. Später schauen wir uns noch genauer an, wie wir einzelne Sorgebereiche beim Baby bindungssicher und fördernd unterstützen können, wie die motorische Entwicklung, das Schlafverhalten, Sprache und mehr. In diesem Moment kannst du aber schon einmal festhalten, dass du als Elternteil jetzt gerade und für viele Jahre lernst. Mit jeder neuen Entwicklungsstufe deines Babys lernst du Neues und du veränderst dich wieder: Dein Körper verändert sich durch den Umgang mit deinem Baby und den körperlichen Herausforderungen, die sich im Laufe der Zeit wiederum aufs Neue verändern, ebenso wie sich dein Gehirn in Anpassung daran permanent verändert.

Muttertät

Schon in den 1970er Jahren sprach die Anthropologin und Doula Dana Raphael von der Übergangsphase der Matrescence, einer körperlichen, emotionalen und psychischen Veränderung durch Mutterschaft. Ihre Perspektive fand im englischsprachigen anders als deutschsprachigen Raum Beachtung. Es brauchte noch Jahrzehnte sowie das Wissen über die Veränderungen im Gehirn durch Elternschaft, um zu begreifen: **Elternsein ist kein Zustand, der mit der Geburt einsetzt, sondern entwickelt sich laufend.** Im Jahr 2020 brachten die »Schwesterherzen Doulas« Natalie Lamotte und Sarah Galan aus München den von ihnen geprägten Begriff Muttertät in den deutschsprachigen Raum: eine Wortneuschöpfung aus Mutterschaft und Pubertät, die auch die Identitätsveränderung in den Blick nimmt.[63] Mutterschaft ist ein kontinuierlicher Prozess, der durch die Hormonveränderungen in Schwangerschaft und Geburt durchaus eine biologische Grundlage hat, aber sich vor allem durch das konkrete Tun entwickelt. **Du bist nicht instinktiv und automatisch eine perfekte Mutter oder ein perfekter Vater, sondern du kannst mit der Zeit ein guter Elternteil für dein Kind werden.** Das biologische Geschlecht spielt dabei übrigens keine Rolle (mehr dazu im Abschnitt »Väterliche Feinfühligkeit« im Kapitel *Babys Bedürfnisse endlich verstehen*).

Glücklicherweise sind Babys auf diese Veränderungen eingestellt. Die Evolution hat dafür gesorgt, dass wir Menschen uns um Babys kümmern wollen und lernen, wie das individuell richtig geht. Dabei hat sie Babys gleichzeitig mit genügend Toleranz für unsere Lernversuche ausgestattet: Trotz aller Verletzlichkeit und aller Fürsorgebedürfnisse sind sie erstaunlich anpassungsfähig. Bindung entwickelt sich über einen langen Zeitraum. Wenn du heute nicht die richtige Antwort auf die Signale deines Babys hast, wenn du heute zu erschöpft bist, wenn du heute einen schlechten Tag hast, wenn jetzt gerade etwas unvorhergesehen Schlimmes passiert ist, das dich sehr in Anspruch nimmt, dann kann das wieder ausgeglichen werden. »Bis die Bindung zwischen Eltern und Kind vollständig aufgebaut ist, dauert es in etwa drei Jahre, die wichtigsten Grundlagen werden jedoch im ersten Lebensjahr gelegt«, erklärt die Bindungsforscherin Becker-Stoll.[64]

Es geht im Wesentlichen darum, in eurem Alltag eine Grundmelodie der Verlässlichkeit und Achtsamkeit zu verankern. Manchmal gibt es dazwischen schiefe Töne, manchmal auch über eine längere Zeit, wenn gerade große Belastungen anstehen, aber wenn ihr wieder zu eurer Grundmelodie zurückkehren könnt, ist das langfristig gut. Menschsein bedeutet immer auch, mit Problemen umgehen zu müssen: Mal sorgt ein Umzug für viel Stress und lässt unsere Feinfühligkeit geringer werden, mal stirbt ein lieber Mensch und unsere Trauer vernebelt ein wenig die Wahrnehmung, mal passiert eine Naturkatastrophe um uns – all das ist Leben. Was wichtig ist, ist der Umstand, dass wir die alltäglichen, beständigen Feinfühligkeitsfresserchen aus unserem Alltag möglichst gut entfernen, die wir uns gleich noch ansehen werden: Mental und Emotional Load, langjährige Schlafdefizite, dauernde Partnerschaftskonflikte. Dass aber ab und zu etwas Herausforderndes passiert, werden wir nicht aus dem Leben verbannen können – und müssen es auch nicht.

So schön die Vorstellung dauerhafter Harmonie auch klingen mag: Sie ist nicht nur unrealistisch, sondern auch gar nicht notwendig. Unsere Kinder lernen mit und über uns das Leben kennen, und dazu gehören auch herausfordernde Momente. Sie erleben, dass Menschen erschöpft sein können und wie sie dann gut für sich sorgen, dass Pausen wichtig sind, und dass auf Streit auch wieder Versöhnung folgen kann. Ein übermäßiges Harmoniestreben macht den Familienalltag nicht nur anstrengend, weil wir ständig versuchen, allen Stolpersteinchen auszuweichen. Es nimmt Kindern auch die Möglichkeit, genau das zu lernen, was sie später brauchen: den flexiblen Umgang mit Schwierigkeiten. Jede Herausforderung im Alltag ist auch ein Lernfeld. Sie zeigt uns, wie wir reagieren können, welche Strategien hilfreich sind und welche Ressourcen wir gerade brauchen. Diese Fähigkeit zum flexiblen Umgang mit Herausforderung – zur sogenannten Flexibilitätssequenz – ist ein wesentlicher Bestandteil psychischer Widerstandskraft.[65] Das können wir unseren Kindern vermitteln, wenn wir Schwierigkeiten nicht verdrängen, sondern ihnen offen und ehrlich begegnen.

Auch die kleinen Momente der Unachtsamkeit in unserem Alltag sind nicht schlimm für dein Baby – sie können sogar ein Vorteil sein: **Denn hier bekommt dein Baby die Chance, seine Selbstregulation weiterzuentwickeln und eigene Strategien auszuprobieren.** Wie wir schon bei den Feinzeichen gesehen haben, bringt dein Baby bereits Fähigkeiten mit, um sich selbst zu beruhigen. Vielleicht bist du gerade mit etwas anderem beschäftigt und bemerkst nicht, dass dein Baby gähnt und die Füße zusammenführt, weil es müde wird. Vielleicht gelingt es ihm in diesem Moment selbst, sich zu beruhigen, und vielleicht schläft es sogar allein ein.

Wenn du ein Baby hast, das nicht sofort überfordert ist, ist es hilfreich, ihm bewusst Gelegenheiten zu geben, sich selbst zu regulieren und zu erleben, dass es das kann. So stärkst du seine Selbstwirksamkeit. Neben diesen bewussten Momenten gibt es auch unbewusste, in denen dein Kind das selbst ausprobiert und manchmal erfolgreich damit ist. Ein anderes Mal braucht es noch deine Unterstützung und sendet ein stärkeres Signal. Auch das ist in Ordnung. Mit der Zeit wirst du dein Kind immer besser einschätzen können. Und noch einmal: Es geht nicht darum, dass du *immer* alles richtig machst. Es ist ausreichend, wenn du deinem Baby oft genug zumindest hinreichende Unterstützung anbietest und angemessen auf seine Bedürfnisse nach Nähe, aber auch Freiheit eingehen kannst.[66]

Feinfühligkeitsfresserchen angehen: Mental Load, Schlafmangel, Haushaltsverteilung und Partnerschaftskonflikte

Hausarbeit bedeutet nicht nur, Aufgaben zu erledigen, sondern auch zu planen. Was muss als Erstes getan werden, was kann noch warten? Und irgendwo in unserem Kopf laufen oft, während wir das eine tun, schon die nächsten Aufgaben vor dem inneren Auge ab. Als Mental Load wird all die mentale Last des Denkens an all die vielen To-dos, Termine und die Alltagsorganisation bezeichnet. Studien zeigen, dass es besonders Frauen sind, die diese kognitive Arbeit übernehmen: Sowohl dann, wenn keine Kinder im gemeinsamen Haushalt leben, als auch dann, wenn das der Fall ist – und dann sogar noch wesentlich mehr.

Was lange als selbstverständlich galt, wird heute zu Recht kritisch hinterfragt, denn die Aufteilung von »Er geht arbeiten, sie kümmert sich um alles zu Hause« ist weniger gerecht, als es lange angenommen wurde: aufgrund der generellen Lage von Frauen und ihrer finanziellen Absicherung, der mangelnden Anerkennung dieser Sorgearbeit als Arbeit, aber eben auch aufgrund der Folgen dieser kognitiven Dauerarbeit. »Eine ungleiche Verteilung des Mental Load kann zu einer verstärkten geschlechtsspezifischen Arbeitsteilung und der Einschränkung der Freizeit, psychischen Gesundheit und Partnerschaftszufriedenheit von Frauen führen«, bestätigt ein Report des Wirtschafts- und Sozialwissenschaftlichen Instituts der Hans-Böckler-Stiftung.[67] Und dies kann sich darauf auswirken, wie wir unsere Beziehung zu unseren Kindern gestalten und letztlich auch unsere Partnerschaft: Jede fünfte Frau, die mit der Aufteilung der Hausarbeit in ihrer Beziehung unzufrieden ist, hat schon einmal an Trennung gedacht, hat das Bundesinstitut für Bevölkerungsforschung in einer Studie ergründet.[68] Mental Load gerechter zu verteilen ist nicht nur ein Schritt zur Gleichberechtigung, sondern auch bedeutsam für eine gute Mutter-Kind-Beziehung und eine glückliche Partnerschaft, die wiederum auf das Kind wirkt.

Mental Load von Beginn an teilen

Wahrscheinlich liest du dieses Buch, wenn dein Kind schon in deinen Armen oder gerade neben dir liegt, und noch nicht in der Schwangerschaft. Dabei fängt Mental Load rund um Familie schon da an, auch wenn wir es oft nicht wahrnehmen: Wer kümmert sich darum, eine Hebamme zu finden, wer sucht den Geburtsvorbereitungskurs aus, überlegt vielleicht sogar, ob noch ein Erste-Hilfe-Kurs für Babys und Kleinkinder notwendig ist oder Säuglingspflege, wägt Pränataldiagnostik ab, oder oder ...? Überhaupt darüber nachzudenken, was vielleicht gebraucht wird, ist Mental Load. Bei manchen Familien, die einen schwer zu erfüllenden Kinderwunsch haben, setzt die ungleiche Verteilung sogar schon vor der Schwangerschaft ein mit Recherchen, Informationen und mehr.

Vielleicht denkst du dir jetzt: Ja, aber die Schwangere ist dem ja auch näher, das Baby wächst in ihrem Bauch, und vielleicht hat sie einfach mehr Freude daran, sich diesen Dingen zu widmen. Das kann durchaus sein, aber genau hier beginnt Vaterschaft. Genau hier beginnt die Einbindung des Vaters, sein Bewusstsein, dass das Umsorgen auch seine Aufgabe sein wird. Hier beginnt, dass er nun lernen sollte, sich dafür zu interessieren, welches Babybett ausgesucht wird, ob Pucken gut oder schlecht ist und wo sich die Praxis der zukünftigen Kinderärztin befindet.

Für manche Mütter ist der Begriff Mental Load in der Babyzeit noch weit weg, schließlich sind sie jetzt gerade noch mit all den zauberschönen Nähegefühlen beseelt, aber bei den meisten stellt er sich irgendwann ein. Je früher wir an gleichberechtigter Elternschaft arbeiten, desto besser ist es für die einzelnen Elternteile, das Paar und letztlich auch das Kind. Wie gesagt *lernen* wir Elternschaft – Mütter wie Väter. Und Väter sollten mit diesem Lernprozess so früh wie nur möglich beginnen, weil sich der Lernvorsprung sonst ausbaut und manchmal zu Paternal Weaponized Incompetence führt (siehe Abschnitt »Väterliche Feinfühligkeit« im Kapitel *Babys Bedürfnisse endlich verstehen*). Auch sie sollten von Anfang an lernen, Bedürfnisse von Babys zu verstehen.

Was vor der Geburt beginnt, nimmt oft weiter Fahrt auf, wenn das Kind da ist. Die Väter starten bereits mit einer Informations- und Engagementlücke in die Elternschaft, die weiter wächst, wenn ihr nicht aktiv dagegen angeht. Wenn das Kind älter wird, wird der Mental Load nicht geringer, vielmehr werden es mehr Termine und To-dos, die balanciert werden müssen. Vielleicht kommt sogar noch ein weiteres Kind dazu, vielleicht nimmt der Elternteil, der hauptsächlich die Fürsorge in der Babyzeit übernommen hat, die Erwerbsarbeit wieder auf oder baut sie aus. Meist sind das die Mütter. An ihnen bleiben die Familien- und Haushaltsaufgaben oft dennoch haften, trotz der zusätzlichen Pakete im Mental-Load-Rucksack. Die unsymmetrische Arbeitsteilung verfestigt sich nach Beginn der Elternschaft immer mehr und wird traditioneller.[69]

Dabei ist diese Masse an Parallelgedanken nichts, was unser Gehirn mag: Multitasking ist für es eine große Belastung, auch wenn wir oft glauben, dadurch produktiver zu sein. Der Hirnforscher Martin Korte erklärt, dass unser Arbeitsgedächtnis nur wenige Informationen gleichzeitig verarbeiten kann. Schon ein ausgeschaltetes Handy im Sichtfeld lenkt uns ab. Versuchen wir, mehrere Aufgaben parallel zu erledigen, machen wir mehr Fehler, sind langsamer und setzen uns selbst unter Stress. »Wenn man versucht, Dinge parallel zu erledigen und nicht der Reihe nach, macht man 40 Prozent mehr Fehler. Und man braucht am Ende des Tages doppelt so lange für die Aufgaben«, erklärt Korte.[70] Ein Gehirn, das so viel gleichzeitig erledigt, braucht eigentlich mehr Regenerationszeit, sagt passend dazu der Hirnforscher Jim Horne. Durchschnittlich bräuchten Frauen, deren Gehirne so flexibel und umfassend arbeiten, eigentlich zwanzig Minuten mehr Schlaf als Männer.[71] Tatsächlich sind es aber besonders Frauen, die oft zu wenig und – während der Baby- und Kleinkindzeit – unterbrochen schlafen. Mental Load lässt uns abends länger grübeln und behindert das Einschlafen zusätzlich. Das alles kann sich negativ auf die psychische Gesundheit der Mütter, ihr Wohlbefinden, aber eben auch auf die Interaktion mit dem Baby auswirken.

Weniger Schlaf, weniger Feinfühligkeit

Schlafmangel hängt nicht nur mit der Entstehung psychischer und körperlicher Erkrankungen zusammen, sondern macht uns auch launischer und gereizter. Zorn und Wut werden verstärkt, wenn wir unausgeschlafen sind. Im ausgeschlafenen Zustand können wir hingegen kontrollierter auf herausfordernde Situationen reagieren. Schlafmangel macht unseren Blick auf die Welt negativer, manchmal auch den Blick auf das Kind.[72] Wer selbst müde und erschöpft ist, interpretiert das Quengeln des Kindes um Aufmerksamkeit eher als Müdigkeit.[73] Kommt eine solche Verzerrung der Signale regelmäßig vor und nicht nur gelegentlich, wird euer Zusammenspiel gestört, dein Kind erlebt sich als weniger wirksam und seine Bedürfnisse werden nicht ausreichend beachtet.

Haben wir viel Stress, sind wir mental, aber auch emotional mit anderen Themen beschäftigt. Unser Wohlergehen ist unter Umständen beeinträchtigt, wodurch wir nicht nur weniger Zeit haben, um den Babybedürfnissen nachzukommen, sondern auch weniger sensitiv sein können. Sind wir aufgrund der ungerechten Verteilung von Mental Load auch mit der Partnerschaft unzufriedener, entstehen offene oder verdeckte Konflikte. Beides kann sich wiederum auf unsere Sensitivität gegenüber dem Kind auswirken. Nicht erst in der späteren Kindheit, sondern durchaus schon während Schwangerschaft und Babyzeit nimmt die Beziehungsqualität der Eltern Einfluss darauf, wie sie mit dem Baby umgehen, und auf dessen Entwicklung.[74]

Schauen wir also auf all diese Fakten, wird klar: Eine gerechte Aufteilung von Mental Load und Haushaltsarbeiten ist nicht nur für das persönliche Wohlergehen von Müttern bedeutsam, sondern beeinflusst auch die Interaktion mit dem Baby. Viel zu lange wurde dieser wichtige Einflussfaktor auf kindliche Entwicklung viel zu wenig beachtet. Studien zeigen zudem, dass wir möglichst früh damit anfangen sollten, Mental Load und Haushaltsaufgaben gerecht zu verteilen. Auch wenn es sich jetzt gerade noch okay anfühlen mag, dass ihr da »eher traditionell« seid, wird das in vielen Familien im

Laufe der Zeit ein wachsendes Problemfeld. Deswegen: **Setzt euch zusammen, sprecht über die Aufteilung von Sorgearbeit in eurer Familie und geht eine gerechte Verteilung schon heute an.** Eine Unterstützung dafür kann der kostenfreie Mental Load Test[75] sein.

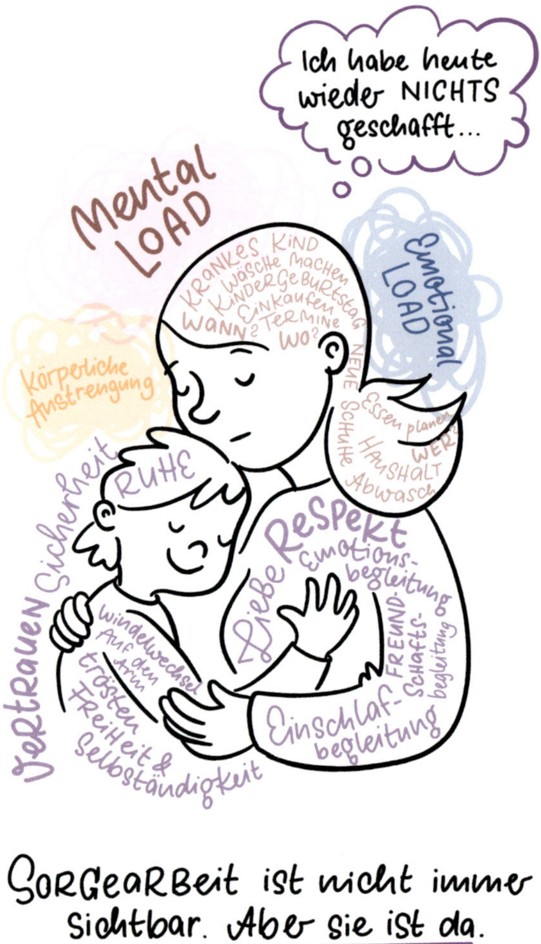

Wie Kinderwunsch, Schwangerschaft und Geburt unser Verhalten prägen können

Die Psychologin Lisa Hoffmann beschreibt die Geburt als ein »kritisches Lebensereignis«, also ein Ereignis von großer emotionaler Bedeutung, das eine tiefgreifende Anpassungsleistung erfordert, weil sich durch diese Erfahrung grundlegende Lebensumstände verändern. In der psychologischen Forschung wird die Bedeutung der Geburt laut Hoffmann noch viel zu wenig berücksichtigt.[76] Sie hat aber auf den weiteren Verlauf des Lebens der Gebärenden, ihre Psyche und auch ihre Beziehungen eine bedeutsame Wirkung. Wahrscheinlich ist dir das mittlerweile bewusst, denn das Geburtserleben ist für viele so prägend, dass es immer und immer wieder erzählt wird. Mütter erzählen Schwangeren von ihren Geburten, selbst Großmütter berichten noch über ihre Gebärerfahrungen, bei der Rückbildung wird darüber gesprochen. Ich selbst habe in den vielen Jahren meiner Arbeit sicherlich Tausende Geburtsberichte gehört, in Babygruppen, bei Stillbegleitungen, aber sehr oft auch in Beratungssituationen, wenn die Kinder schon älter waren und Eltern mich aufsuchten, um über Ängste zu sprechen, die Selbstständigkeit ihrer Kinder oder andere Herausforderungen. Viele Mütter berichten davon, dass sie jedes Jahr zum Geburtstag ihres Kindes wieder daran denken, was sie gerade jetzt, in dieser Minute, an diesem Tag getan haben.

Geburt ist ein Ereignis, das in uns bleiben wird. Bestenfalls haben wir es in guter Erinnerung, als besondere Erfahrung der Selbstwirksamkeit, der Stärke, der Überwindung, der unglaublichen Gefühle. Oft aber wird es auch überschattet von negativen Empfindungen, die lange in uns nachhallen. Die gute Nachricht schon einmal vorab: Auch dann, wenn sich Schatten auf deine Geburtserfahrung gelegt haben sollten, können diese negativen Erfahrungen nach und nach in dein neues Leben integriert werden, sodass du zwar bedauern kannst, was passiert ist, aber es dich nicht für immer belastet.

Allein das Gebären zu erleben, ist für viele Frauen eine völlig neue und mitunter überwältigende Situation: Wer noch nie geboren hat, nie bei einer Geburt dabei war, kann trotz Geburtsvorbereitungskursen und Schwangerschafts- und Geburtsbüchern überrascht sein vom Gefühl des Kontrollverlusts, den Schmerzen, aber auch von der Kraft, die sich in diesem Moment zeigen kann. In den Forschungen von Hoffmann zeigt sich: Das Mindset, also unsere innere Vorstellung von Geburt, hat Einfluss auf das Geburtserleben. Wie genau dieses Mindset geprägt wird, ist nicht genau bekannt. Wahrscheinlich nehmen die Darstellungen von Geburten in den Medien darauf Einfluss, aber auch die Geschichten in unserem nahen Umfeld, die wir hören. Für mich selbst war es beim ersten Kind eine Herausforderung, mir vorstellen zu können, dass eine natürliche Geburt möglich wäre, da ich auch durch meine eigene Geburtsgeschichte geprägt wurde, nach der meine Mutter keine Wehen bekam, ich per Bauchgeburt zur Welt kam und meine Mutter auch nicht stillen konnte. Letztlich konnte ich davon Abstand gewinnen: Mithilfe guter fachlicher Unterstützung konnte ich eine Geburt im Geburtshaus, eine zu Hause und eine im Krankenhaus erleben. **Die Geschichten, mit und in denen wir wachsen, prägen uns – auch in Hinblick auf Geburten.**

Natürlich ist es nicht allein unser Mindset, das Einfluss nimmt. Auch das Geburtsumfeld und vor allem die Art und Weise, wie mit der gebärenden Person umgegangen wird, prägen diese Erfahrung wesentlich. Schon allein, dass bei Gebärenden in den Krankenhäusern nach der Aufnahme vorsorglich ein Venenzugang gelegt wird, wirkt bereits auf das Mindset ein, da Eltern bewusst gemacht wird, dass der als natürlich empfundene Vorgang der Geburt plötzlich auch die Gefahr eines pathologischen Verlaufs in sich bergen kann:[77] »Keine Angst, aber falls doch etwas passiert, müssen wir ja schnell eingreifen können!«

Nicht selten sind bei einer Geburt in einer Klinik weitere Interventionen notwendig: Bei etwa 30 Prozent der Geburten in Deutschland findet eine

Bauchgeburt statt,[78] bei etwa 7 Prozent der vaginalen Geburten kommen Saugglocke oder Geburtszange zum Einsatz. Weitere Interventionen werden nicht systematisch erfasst, aber es gibt eine Vielzahl davon: vom Wehentropf über die Blasensprengung bis zum Kristellern. Was manchmal medizinisch notwendig erscheint oder ist, kann langfristig auf den Bindungsaufbau wirken, wenn es dadurch zu körperlichen oder emotionalen Einflüssen kommt. Achtsame Begleitung während und nach der Geburt ist daher bedeutsam.

Was das Ausbleiben des körpereigenen Oxytocinschubs bei Bauchgeburten angeht, beruhigt die Neurobiologin Nicole Stüber: »Eine offensichtlich nachteilige Entwicklung ergibt sich meist erst dann, wenn mehrere ungünstige Faktoren zusammenkommen.«[79] Eine Bauchgeburt an sich ist kein Risiko für den Aufbau der Bindungsbeziehung. Gerade bei einer Bauchgeburt ist jedoch wichtig, dass im Anschluss (oder etwas später) ein gutes Bonding stattfindet und die Wöchnerin unterstützt wird, um Problemen vorzubeugen. Auch nach der Bauchgeburt kann das Baby direkt auf die Brust der Gebärenden gelegt werden. Hier befinden sich bei Müttern und Vätern viele Nervenendungen, die direkt mit den Zentren im Gehirn, in denen Oxytocin ausgeschüttet wird, verbunden sind. Durch den Haut-zu-Haut-Kontakt kann daher eine größere Menge Oxytocin freigesetzt werden.[80] Auch beim Bondingbad (siehe Infobox) liegt das Baby auf der Brust.

Geburtserfahrungen machen was mit uns

Unser Mindset wirkt sich gemeinsam mit den Rahmenbedingungen, denen wir ausgesetzt sind, auf die Geburt aus, und die Geburt dann wiederum auf die Wochenbettzeit. »Frauen mit positiveren Geburtserleben berichteten von einem höheren Wohlbefinden im Wochenbett, positiveren Emotionen, sie fühlten sich belastbarer, hatten weniger Probleme beim Stillen und die Wundheilung schritt tendenziell besser voran, auch wurde der Säugling als ruhiger und ausgeglichener beschrieben«, erklärt Lisa Hoffmann.[81] Geht es Müttern unter der Geburt und im Wochenbett gut, haben sie eine geringere Wahrscheinlichkeit, an einer postpartalen Depression zu erkranken und eine postpartale Belastungsreaktion zu zeigen. Auch die Bindung zum Kind kann durch negative Geburtserfahrungen und/oder Wochenbettzeiten beeinflusst werden. Das ist wenig verwunderlich, haben wir doch gesehen, dass wir für die Signale des Babys körperlich und emotional offen sein müssen. Leiden wir noch unter der Verarbeitung von Traumata, haben wir dauerhafte Schmerzen und für beides vielleicht wenig Unterstützung und wenig Raum zur aktiven Verarbeitung, kann sich das auf unsere Fähigkeiten auswirken, dem Baby zu begegnen.

Nicht nur unsere eigene körperliche Erfahrung rund um die Geburt kann Einfluss auf die entstehende Beziehung zum Baby haben, auch unsere Gefühle in Bezug auf das Kind spielen eine große Rolle: Vielleicht war während der Geburt sein Leben in Gefahr. Vielleicht musste es direkt nach der Geburt auf die Neonatologie verlegt werden und ihr konntet nicht in Ruhe miteinander ankommen, euch spüren, euch kennenlernen. Vielleicht war das erste Bonding, also der innige, ungestörte Haut-an-Haut-Kontakt, gar nicht möglich, weil zunächst die medizinische Versorgung im Vordergrund stand.

All solche und ähnliche Situationen können sehr belastend sein. Sie hinterlassen oft Spuren: Angst, Ohnmacht, mangelnde Selbstwirksamkeit, Erschöpfung. Und auch wenn später wieder Ruhe einkehrt, können diese frühen Erfahrungen – oft unbewusst – in uns weiterwirken: Manche Eltern spüren später große Sorgen, wenn sich das Baby von ihnen entfernt, auch nur ein paar Schritte. Das kann dazu führen, dass die natürliche Neugier des Kindes, also das Erkunden der Welt, gehemmt wird, weil es sich für die Bezugsperson bedrohlich anfühlt, wenn das Kind nicht mehr in sicht- oder fühlbarer Nähe ist. Du erinnerst dich an den »Kreis der Sicherheit« (Abbildung im Kapitel *Babys Bedürfnisse kennenlernen*): **Kinder brauchen einerseits eine sichere Basis, zu der sie immer wieder zurückkehren können, und**

gleichzeitig die Erlaubnis, sich davon wegzubewegen, um die Welt zu entdecken. Wenn Eltern in der Vergangenheit Trennungserfahrungen gemacht haben, die mit Angst und Hilflosigkeit verbunden waren, fällt dieser zweite Teil manchmal schwer. Auch das ist verständlich und ihr könnt diese Gefühle und Verhaltensmuster mit guter Begleitung Schritt für Schritt anschauen und verändern. Denn Sicherheit und Vertrauen können nachreifen.

Sorgen und Ängsten begegnen

Manchen Eltern fällt es nach einer Trennung unmittelbar nach der Geburt hingegen schwer, im ersten Kontakt wirkliche Nähe zu ihrem Baby zu empfinden. Das Kind, das da plötzlich in ihren Armen liegt, kann sich fremd anfühlen. Manche berichten sogar davon, dass sie sich insgeheim fragen, ob es wirklich »ihr« Baby ist, aus Sorge, es könnte bei all den Abläufen auf der Neonatologie verwechselt worden sein. In Ausnahmesituationen wie einer medizinischen Notlage sind manche Eltern so stark mit Angst und Hilflosigkeit konfrontiert, dass auch später noch Unsicherheit nachwirkt. Gerade nach Frühgeburten oder bei größeren medizinischen Eingriffen und lebensnotwendigen Operationen direkt nach der Geburt kann manchmal die Angst der Eltern, das Kind zu verletzen, die Kontaktaufnahme hemmen, was wiederum den Aufbau der Beziehung negativ beeinflussen kann. Es braucht dann oft etwas mehr Zeit, mehr Nähe, mehr liebevolle Wiederannäherung und manchmal auch ein offenes Gespräch, um das Erlebte besser einordnen und loslassen zu können. Auch hier gilt: Bindung darf wachsen. In deinem Tempo, mit deinem Kind, auf eure Weise. Es ist nie zu spät, um Feinfühligkeit, Nähe und sichere Bindung aufzubauen.

Re-Bonding

Ob eine Geburt als positiv oder negativ erlebt wird, kann und darf nur die gebärende Person selbst entscheiden. Niemand sonst hat das Recht zu beurteilen, ob der Einsatz einer Saugglocke, ein Dammschnitt oder andere medizinische Maßnahmen »kein Grund« seien, sich belastet oder traurig zu fühlen. Du hast das Recht auf deine Gefühle. Niemand anderes darf sie bewerten, sondern lediglich dabei helfen, dein Empfinden in deine Lebensgeschichte zu integrieren. Genauso wichtig ist es, dass auch jene Frauen, die ihre Geburt trotz Komplikationen und medizinischer Eingriffe als schön und kraftvoll erlebt haben, in ihrem Empfinden ernst genommen werden. Niemand sollte ihnen das Gefühl geben, dass so ein Erlebnis »doch gar nicht schön gewesen sein kann«.

Wenn du persönlich den Eindruck hast, dass der gemeinsame Start mit deinem Baby anders verlaufen ist, als du es dir gewünscht hast, etwa weil ein Notkaiserschnitt nötig war, dein Kind direkt nach der Geburt verlegt werden musste oder weil deine ersten Gefühle eher von Erschöpfung und Leere als von Euphorie und Nähe geprägt waren, dann kann ein Re-Bonding helfen, diese Erfahrung durch neue, positive Erlebnisse zu ergänzen oder zu überschreiben. Solche Rituale können auch noch Wochen oder Monate nach der Geburt stattfinden. Besonders bekannt ist das Bondingbad nach Brigitte Meissner, das viele Hebammen im Wochenbett anbieten.

In diesem Baderitual badet die Wöchnerin entweder selbst mit dem Baby in der Wanne in einer wohligen, entspannten Atmosphäre, oder das Baby wird in unmittelbarer Nähe zur Mutter gebadet, die es sich in einem Bett gemütlich gemacht hat. Das noch nasse Baby wird dann auf den nackten Oberkörper der Mutter gelegt und mit einem Handtuch bedeckt, sodass beide wohlig warm und sicher in aller Ruhe kuscheln, streicheln, sprechen, stillen oder auch weinen dürfen.

Viele Frauen beschreiben dieses von einer erfahrenen Fachperson begleitete Ritual als sehr heilsam. Sie erleben dabei oft, dass sich ihr inneres Erleben rund um die Geburt neu sortiert und manches gelöst werden darf. Ein solches Ritual kann bei Bedarf auch mehrfach wiederholt werden. Hilfreich ist es, wenn danach eine nahestehende oder fachlich begleitende Person zum Austausch zur Verfügung steht. Auch andere ruhige, körpernahe Rituale wie die Babymassage können helfen, emotionale und körperliche Nähe aufzubauen oder nachzuholen, wenn sie in den ersten Tagen oder Wochen noch nicht so spürbar war.

Manchmal beginnen Sorgen und Ängste nicht erst zur Geburt oder danach einen besonderen Raum einzunehmen, sondern schon in der Schwangerschaft oder in der Zeit des Kinderwunsches. Verfolgen Paare über viele Jahre gemeinsam einen Kinderwunsch, manchmal verbunden mit invasiven Maßnahmen wie Hormontherapien, In-vitro-Fertilisation (IVF) oder Intrazytoplasmatischer Spermieninjektion (ICSI), geht diese Zeit oft nicht nur mit körperlichen, sondern auch psychischen Belastungen einher und der Sorge um das Wohlergehen des Fötus und Embryos. Dies besonders, wenn es zuvor schon zu Fehlgeburten kam.

Auch bei Paaren mit Samenspende oder Solo-Müttern, die ohne Partnerschaft Mutter werden, können durch die körperlichen, psychischen und oft auch finanziellen Belastungen Ängste be- oder entstehen, die sich wie oben skizziert darauf auswirken können, wie sich die Beziehung zum Kind gestaltet. Negative Kommentare im Umfeld über die Art der Befruchtung oder die Angst davor, als Solo-Mom verurteilt zu werden, können Druck auslösen, besonders den, alles richtig machen zu müssen, um zu beweisen, dass dieser Weg genau richtig war. Natürlich war euer Weg, wie ihr ihn auch gegangen seid, richtig! Glücklicherweise gibt es heute viele Möglichkeiten, um sich einen Kinderwunsch zu erfüllen. Um das im Herzen gegen negative Stimmen zu verankern, braucht es manches Mal wohlwollende, stärkende Worte und Menschen um einen.

Es geht mir nicht gut …

Noch immer sind Schwangerschaft und Geburt mit der Erwartung an glückliche Mütter verbunden. »Hauptsache, das Kind ist gesund!« wertet nicht nur Kinder mit Erkrankungen und Behinderungen ab, sondern richtet den Blick auch allein auf das Kind, nicht die Gebärende und den anderen Elternteil. Doch es gibt eine Vielzahl an Gründen, warum sich das viel gepriesene Glück nicht einstellt, nicht sofort da ist oder das Glücksgefühl im Laufe der Zeit weniger wird. Nicht selten hegen Eltern dann Scham- und Schuldgefühle, die die Situation noch weiter verschlimmern und auch Einsamkeit begünstigen können: Wenn alle erwarten, dass ich glücklich bin, mit wem kann ich dann darüber sprechen, dass ich anders fühle?

Manchmal stellt sich nach der Geburt erst einmal ein Gefühl ein, dass alles irgendwie unwirklich ist. Das nennt man Depersonalisation. Sie »beschreibt das Gefühl, als würdest du dich selbst von außen beobachten oder dich von deinen eigenen Gedanken, Emotionen, Handlungen oder auch dem eigenen vertrauten Selbstbild (als Mensch, Frau, Mutter, Partnerin, Geliebte) distanziert fühlen«, beschreibt die Hebamme Kareen Dannhauer diese Phase und erklärt weiter: »Es ist ein Zeichen dafür, wie gut dein Körper und deine Psyche daran arbeiten, sich auf diese neue Anforderung einzustellen.«[82]

Was da stattfindet, ist tatsächlich eine große Veränderung in deinem Leben und du darfst jetzt gerade mit innerlich staunenden Augen darauf blicken. Zwischen dem dritten und fünften Tag nach der Geburt kommt es bei vielen Frauen zu einem ersten emotionalen Tief. Auslöser sind unter anderem, dass sich der Hormonspiegel verändert, die Gebärende die Geburt verarbeitet und sich bewusst wird, dass nun ein neuer Lebensabschnitt mit seinen Herausforderungen ansteht. Der Baby-Blues bringt Traurigkeit, Erschöpfung, Reizbarkeit, Ängstlichkeit mit sich. Er ist emotional aufwühlend, aber keinesfalls eine psychische Erkrankung. Hier hilft es, es sich gemütlich zu machen, zu ruhen, positive Menschen um sich zu haben, die einen schützen, stützen und umsorgen und viel Zeit mit dem Baby zu verbringen (siehe Abschnitt »Wochenbett«).

Postpartale psychische Erkrankungen

Mütter sind wir nicht auf Knopfdruck, Mütter werden wir über einen Zeitraum hinweg, und es ist normal, dass wir vielleicht noch mit dem Muttergefühl hadern. Das ist allerdings nicht gleichzusetzen mit postpartalen psychischen Erkrankungen: Bei etwa 15 bis 20 Prozent aller Mütter entwickelt sich nach der Geburt eine postpartale Depression[83], eine psychische Erkrankung, die das persönliche Wohlbefinden, die Partnerschaft und auch die Entwicklung der Mutter-Kind-Bindung erheblich beeinträchtigen kann.

Manchmal beginnen depressive Episoden schon in der Schwangerschaft, weshalb man oft auch die Bezeichnung »peripartale Depression« liest als Ausdruck dafür, dass die Depression rund um die Geburt auftritt. In westlichen Kulturen häuft sich diese Erkrankung. Fachleute gehen davon aus, dass neben hormonellen Veränderungen und genetischer Veranlagung auch kulturelle und gesellschaftliche Bedingungen eine große Rolle spielen, wie die Umstände rund um die Geburt, die oft fehlende fürsorgliche Begleitung im Wochenbett oder der hohe gesellschaftliche und/oder familiäre Anspruch, schnell wieder »funktionieren« zu müssen.

Trotz der hohen Zahl betroffener Mütter ist die postpartale Depression nach wie vor ein Tabuthema. Zu sehr widerspricht sie dem gesellschaftlichen Idealbild der glücklichen, rundum erfüllten Mutter. Umso wertvoller ist es, dass immer wieder auch bekannte Persönlichkeiten offen über ihre Erfahrungen sprechen. So machten etwa Gwyneth Paltrow, Brooke Shields oder Adele öffentlich,[84] dass sie selbst nach der Geburt ihres Kindes an einer postpartalen Depression litten. Solche Stimmen helfen dabei, Scham abzubauen und das Thema stärker ins öffentliche Bewusstsein zu rücken. Denn niemand sollte mit diesem Gefühl allein bleiben.

Besonders für die Bindungsentwicklung ist es wichtig zu verstehen, dass eine peripartale Depression nicht »nur« die Mutter betrifft, sondern sich auf das gesamte Familiensystem auswirken kann. Tritt die Erkrankung bereits während der Schwangerschaft auf, können vermehrt Stresshormone ausgeschüttet werden. Diese wiederum können das sich entwickelnde Stressverarbeitungssystem des Babys beeinflussen, was sich auf sein Verhalten nach der Geburt auswirken kann (siehe Abschnitt »Wie die Persönlichkeit deines Kindes entsteht« im Kapitel *Babys Bedürfnisse kennenlernen*).[85]

Tritt nach der Geburt (oder auch weiterhin) eine Depression auf, beeinflusst das häufig den Umgang mit dem Baby: Die Erkrankung macht es oft schwerer, die feinen Signale des Babys wahrzunehmen und angemessen darauf zu reagieren. Das bedeutet, dass die Mutter die wichtigen Anpassungsprozesse des Babys an das neue Leben und die damit verbundenen Stressreaktionen weniger gut begleiten kann. Die Co-Regulation, auf die dein Baby in dieser frühen Zeit so sehr angewiesen ist, ist eingeschränkt und damit auch seine Möglichkeit, Stress gut zu verarbeiten.

Typisch ist auch, dass die Mutter sich eher emotional zurückzieht, weniger aktiv in die Interaktion mit dem Baby geht und ihre Mimik reduziert ist: weniger Lächeln, mehr negative oder leere Gesichtsausdrücke. Dieses sogenannte »stille Gesicht« kann Babys stark verunsichern. Studien zeigen, dass Säuglinge sehr fein auf Mimik und Stimmung ihrer Bezugspersonen reagieren. Wenn jedoch dauerhaft kaum ein emotionales Echo zurückkommt, ziehen sich viele Babys innerlich zurück: Sie verringern mit der Zeit ihre Erwartung auf Resonanz oder stellen sie ganz ein.[86] Wichtig ist, dass es keine Möglichkeit für die Mütter gibt, »einfach nicht mehr traurig« zu sein, wie das manchmal falsch gedacht und erwartet wird. Die Depression liegt nicht »einfach« in der persönlichen Entscheidungsmacht der Erkrankten.

Psychosen

Neben depressiven Erkrankungen können allerdings auch psychotische Erkrankungen auftreten. Die postpartale Psychose kommt wesentlich seltener vor als die Depression und ist eine ernsthafte und gefährliche Erkrankung: Es können Persönlichkeitsveränderungen und Realitätsverlust auftreten, Antriebssteigerung und motorische Unruhe oder auch Antriebslosigkeit, extreme Stimmungsschwankungen, Schlafstörungen und Wahnvorstellungen. Oft muss sie wegen der großen Gefahr für Mutter, Kind, aber auch Angehörige, stationär und mit antipsychotischen Medikamenten behandelt werden.

Wichtig ist deswegen, dass bei Symptomen für psychische Erkrankungen rund um die Geburt möglichst schnell Fachpersonen einbezogen werden: medizinische und psychologische Hilfe für die Mutter, die sich der Erkrankung, aber auch den damit verbundenen Scham- und Schuldgefühlen annimmt, sowie Unterstützung für die emotionale und körperliche Versorgung des Kindes. Hier können Familienmitglieder, Mütterhilfe, Familienpflege und andere zum Einsatz kommen, die der Mutter respektvoll und vorwurfsfrei begegnen. Viele Mütter mit perinatalen Depressionen machen sich große Sorgen um die Bindungsentwicklung, während sie gleichzeitig nicht die Möglichkeit haben, selbst anders handeln zu können. Deswegen ist es wichtig, dass sie darauf vertrauen dürfen, dass ihr Baby jetzt gerade während dieser Erkrankung gut von anderen umsorgt wird und dort feinfühlig begleitet wird. Dann kann es mit diesen Menschen sichere Erfahrungen machen und später, wenn die Symptome bei der Mutter abgeebbt sind, mit dem feinfühligen Aufbau sicherer Interaktionen mit ihr neu begonnen werden.

Mehrdeutige Mutterschaft

Eltern zu werden ist eine besonders sensible Phase im Leben. Und gerade Mutterschaft ist durch die vielen Ideale in Bezug auf den Körper, aber auch die Gefühlswelt ein für viele Frauen bedeutsamer Lebenspunkt. Laut einer Untersuchung des Sozioökonomischen Panels entwickelt sich das Wohlbefinden von Müttern nach der Geburt des ersten Kindes sehr unterschiedlich: Während 19 Prozent eine Verbesserung wahrnehmen, erfahren 30 Prozent eine substanzielle Verschlechterung während der ersten sieben Jahre nach der Geburt.[87] Das hängt wesentlich mit der Belastungssituation und Rollenerwartungen zusammen. Wie du in diesem Kapitel bereits gelesen hast, schleicht sich eine Traditionalisierung von Rollen oft nach und nach in das Familienleben ein. Viele Paare gehen zwar mit der Erwartung, Sorgearbeit gerecht zu verteilen und sich beide bindungsstark um das Kind zu kümmern, in die Elternschaft hinein. Doch ihr Ideal einer gleichberechtigten Elternschaft zerbricht manchmal daran, dass es strukturell schlicht an Gleichberechtigung fehlt. Ergebnis ist, dass in den meisten Fällen die Mutter einen immer größeren Wissens- und Erfahrungsvorsprung entwickelt. Dieser Gap kann bedingen, dass mit dem Rollenwechsel zur Mutterschaft in den Frauen das Gefühl des Unwohlseins wächst, was sich wiederum auf ihr Wohlbefinden und ihre psychische Gesundheit auswirken kann – ebenso auf die Paarbeziehung und die Interaktionen mit dem Kind, wenn dieses mütterliche Unwohlsein zu einer emotionalen Distanz zum Kind führt.

Das muss allerdings nicht sein: Es ist möglich, das eigene Kind zu lieben und es gut zu umsorgen und gleichzeitig zu bereuen, Mutter geworden zu sein, da die Anforderungen, die Zuständigkeiten, die fehlende Unterstützung, das fehlende »Dorf«, vielleicht verbunden mit weiteren Sorgen, einfach zu schwer auf den eigenen Schultern wiegen. Auch hier ist es okay, sich so zu fühlen und das auch aussprechen zu dürfen. Unter dem Hashtag #regrettingmotherhood finden sich seit 2015, als die Soziologin Orna Donath die Ergebnisse ihrer Studie hierzu veröffentlichte,[88] weltweit Frauen zusammen, die ähnlich fühlen. Mutterschaft ist mit vielen Ambivalenzen verbunden: **Kinder zu lieben und gleichzeitig ungern Mutter in dieser Gesellschaft zu sein, kann eine davon sein.**

Elternschaft in Zeiten von Social Media

Wir werden Eltern in einer Zeit, in der es unglaublich viele Möglichkeiten gibt, sich Informationen zu beschaffen. Nicht nur befinden sich in vielen Städten Bibliotheken mit einer großen Auswahl an Büchern rund um Schwangerschaft, Geburt und Familienleben und ein breites Feld an Forschungen rund um kindliche Entwicklung und Elternschaft, es gibt auch zahlreiche Informationen online, im Grunde zu allen Themen. Die meisten von uns tragen mit dem Smartphone einen kleinen Computer mit sich herum, mit dem sie jederzeit auf alle möglichen Informationen zugreifen können. In keiner anderen Zeit konnten Eltern in Industrieländern so unglaublich informiert sein wie heute. Einmal durchs Smartphone gewischt, und da sind sie: die Tipps zum Einschlafen, die Still-Mythen, der neue Hype rund ums Gentle Parenting und Warnungen davor, dass »Bedürfnisorientierte Erziehung zu Überlastung führen kann«. Es gibt unzählige Accounts, Reels, Beiträge, Bücher, Kurse. Für jedes Verhalten deines Kindes scheint es die eine richtige Antwort zu geben, und mindestens fünf gut gemeinte Warnungen. Was für ein Geschenk – und was für eine Last.

Die schiere Menge an Informationen im Netz kann in uns schnell das Gefühl verstärken, etwas falsch zu machen. Sie erhöht so den Druck, eine »perfekte« Elternschaft leben zu müssen. Besonders Familienblogs werden häufig von Müttern aus einem urbanen, akademisch gebildeten Mittelschichtsmilieu geschrieben,[89] die verschiedene Privilegien mitbringen. Die gezeigten Ausschnitte aus dem Familienleben vermitteln schnell den Eindruck, Elternschaft bestünde vor allem darin, sich intensiv, liebevoll und durchgehend mit dem Kind zu beschäftigen und hochwertige Spiel- und Bastelmaterialien zu kaufen, um das Kind zu beschäftigen. Schließlich sind es genau diese Momente, die ins Bild gerückt werden. So kann sich mit der Zeit ein verzerrtes Leitbild von Familienalltag entwickeln, der in erster Linie das Kind in den Blick nimmt, anstatt die Familie als Ganzes, sodass die Bedürfnisse aller Familienmitglieder gesehen und berücksichtigt werden.

Mütter- und Väteraccounts auf Instagram oder TikTok zeigen nicht nur Familienalltag, sondern geben auch Tipps, teilen ihre Erfahrungen und platzieren dabei nicht selten Werbung und Produktempfehlungen. Das ist nicht grundsätzlich problematisch: Erfahrungsberichte können Orientierung geben, inspirieren oder entlasten. Gleichzeitig ist jedoch häufig wenig transparent, wie alltagstauglich die beworbenen Produkte wirklich sind, oder ob die Empfehlung vor allem deshalb ausgesprochen wird, weil sie Teil eines bezahlten Werbedeals ist. Denn: Pro 10 000 Follower*innen werden im Durchschnitt etwa hundert Euro pro Posting gezahlt.[90] Die Frage ist also: Wird das Produkt empfohlen, weil es sich im Familienalltag bewährt hat, oder weil der Werbende daran verdient? Brauchen andere Familien das wirklich?

Hinzu kommt: Pädagogisches Wissen wird in sozialen Medien oft von Menschen vermittelt, die keine fachliche Ausbildung haben, aber große Reichweiten. Auf den ersten Blick sieht es nach fundierter Information aus, doch es fehlt häufig der Blick auf die Vielfalt von kindlichen Entwicklungen oder der wissenschaftliche Hintergrund.[91] Damit verschwimmen die Grenzen zwischen Fachlichkeit und Meinung, zwischen professionellem Rat und persönlicher Erfahrung: Instagram, TikTok und Blogs sind längst »eine neue Form von Erziehungsratgebern, bei denen eigene Erfahrungen an die Stelle von wissenschaftlich und/oder theoretisch erhobenem Wissen treten«.[92] Auch bei vielen Aufklärungs- und Beratungsaccounts mit unterschiedlich seriösen Ausbildungshintergründen spielen finanzielle Motive eine bedeutsame Rolle, schließlich muss bei Kund*innen ein Interesse geweckt werden, um eine Beratung oder ein Coaching in Anspruch zu nehmen. Das funktioniert in erster Linie darüber, darauf hinzuweisen, welche Fehler Eltern machen, die dann über ein Coaching, eine Beratung, einen Kurs eliminiert werden können, damit man ein »guter Elternteil« wird. Nicht selten werden Probleme suggeriert, die im tatsächlichen Alltag viel weniger dramatisch sind, als ihre Wirkungen medial dargestellt werden.

Ein digitales Dorf?

So häufig wird Eltern gesagt, sie müssen ein Dorf um sich herum finden und aufbauen, schließlich brauche es ein Dorf, um ein Kind großzuziehen. Es ist richtig, dass Kinder andere Bezugspersonen – jung wie alt – benötigen, und auch Eltern brauchen Austausch, Vernetzung und Hilfe. Das ist normal! Wir alle brauchen andere Menschen – und Einsamkeit, gerade als Eltern, ist furchtbar und schmerzt uns innerlich. Auch als Eltern sind wir Menschen und Menschen sind soziale Wesen, die vom Bindungssystem beeinflusst Verbindung und Nähe in Gruppen suchen. Bestenfalls finden wir Kontakte vor Ort und haben schon welche, auf die wir zurückgreifen können, oder Personen in einer ähnlichen Lebenslage, die wir in der Schwangerschaft kennengelernt haben. Oft aber fällt Eltern irgendwann schmerzlich auf, dass es ihnen an dem viel beschworenen Dorf mangelt. Gerade dann, wenn Eltern neue Familien- und Erziehungskonzepte verfolgen, ist es nicht immer einfach, Anschluss zu finden vor Ort. Auch das steht hinter der elterlichen Bewegung ins Netz. Die digitalen Möglichkeiten verschieben unsere Suche nach Gemeinschaft aus unserem Alltag hinaus ins Digitale. Vormals analoge Bedürfnisse wie Vernetzung, Austausch, Rat und Identitätsarbeit werden durch die Blogs in einen virtuellen Raum verlagert,[93] erklärt die Professorin für Erziehungswissenschaft Helen Knauf in einer Analyse zu Familienblogs.

So verständlich dies auch ist, bleibt die Online-Vernetzung dennoch nur ein Ersatz für echte Verbindungen, die wir alle brauchen. Die Flucht ins Digitale erscheint uns manchmal verführerisch, wenn unser Alltag sonst wenig Austausch mit anderen Erwachsenen bietet, wenig Anerkennung, wenig Wertschätzung für unser alltägliches Tun. Wir suchen nach Lob, einem Schulterklopfen oder auch einfach »nur« einem ganz normalen Gespräch mit anderen Erwachsenen. So passiert es leicht, dass wir nicht mehr den Brei anrühren für das Baby, sondern für die Zuschauerschaft auf Instagram oder TikTok, um dort die Wertschätzung für die sonst unkommentierte Care-Arbeit zu erhalten. Fühlen wir uns von unserem Partner nicht verstanden, haben wir hier Menschen an der Seite, die auch darauf schimpfen, dass Väter sich nicht einbringen. So wohltuend das kurzfristig sein mag, so wenig wird es uns in den realen Problemen unseres Alltags weiterbringen. Hier müssen wir miteinander in Verbindung gehen. Der Online-Clan kann daher eine Ergänzung sein oder eine Hilfe dabei, Menschen in deiner Umgebung zu finden, aber er kann langfristig keine gesunde Alternative sein für Unterstützung und Zusammenhalt im Alltag.

Echte Präsenz

Der Alltag mit Social Media wirkt sich nicht selten auch auf das Familienleben aus, gerade dann, wenn wir im digitalen Raum nach dem suchen, was uns im echten Leben manchmal fehlt. Doch es besteht die Gefahr, dass wir uns mehr und mehr dorthin zurückziehen, weg vom echten Miteinander mit unseren Kindern. Das ist verführerisch, denn das Zusammenleben gerade mit kleinen Kindern ist oft fordernd. Auf zauberhafte Momente folgen Phasen der Erschöpfung, Frustration oder Überforderung. Unsere Kinder brauchen uns jedoch nicht nur in den Momenten von Überforderung, Trauer und Wut, sondern auch, wenn sie uns strahlend anblicken, während sie einen neuen Meilenstein erklimmen und ihren Stolz mit einem Blick an uns teilen. Sie wünschen sich gar nicht großes Lob, aber dass unsere Augen zurückleuchten. Daran erkennen sie, dass wir sie wahrgenommen haben.

Social Media nimmt uns diese Präsenz und ist zudem ein stiller Zeitfresser. Oft bemerken wir gar nicht, wie schnell wir aus einem Moment der Nähe in eine digitale Parallelwelt abgleiten – **Absent Presence** wird das Verhalten genannt, wenn Eltern zwar körperlich anwesend, aber emotional nicht verfügbar sind.[94] Dabei belegen Studien, wie bedeutsam unsere präsente Begleitung ist: **Eine Meta-Analyse zeigt, dass Kinder von Eltern, die häufig am Smartphone oder Tablet abgelenkt sind, häufiger emotionale und soziale Auffälligkeiten zeigen, sich weniger gut regulieren können und insgesamt eine schwächere Bindung zu ihren Eltern aufbauen.** Ihre eigene Bildschirmzeit ist ebenfalls deutlich höher.[95]

Auch wir Erwachsenen finden es schwierig, wenn wir mit anderen Erwachsenen zusammen sind, vielleicht ein wichtiges Thema besprechen wollen, und unser Gegenüber auf dem Smartphone etwas anderes macht. Phubbing nennt sich dieser unangemessene Smartphonegebrauch in sozialen Situationen. Als Erwachsene können wir damit in der Regel ganz gut umgehen. Bestenfalls sagen wir der betreffenden Person, dass wir ihr Verhalten unangemessen finden. Dein Baby kann das allerdings noch nicht. Es wird nur die Abwesenheit trotz Anwesenheit feststellen und muss mit dieser Beziehungsleere umgehen. Wenn das wechselseitige Aufeinander-Eingehen fehlt, also dein Baby auf sein Verhalten kein Feedback von dir bekommt, reagiert es zunächst mit Stress und wird versuchen, wieder Aufmerksamkeit zu erlangen. Macht es diese Erfahrung allerdings immer wieder, wird es mehr und mehr resignieren und sich als hilflos empfinden.

Präsenz im Familienalltag bedeutet nicht, rund um die Uhr verfügbar zu sein, aber in entscheidenden Momenten da zu sein. Nicht nur körperlich, sondern auch innerlich. Daher ist Digital Detox auch ein bedeutsamer Baustein für die Wahrnehmung und Begleitung von kindlichen Bedürfnissen. Wenn wir spüren, dass wir uns aus dem Alltag zurückziehen oder auch, dass wir Medien bei unserem Kind einsetzen wollen, damit wir uns nicht mit bestimmten Gefühlen oder Verhaltensweisen des Kindes auseinandersetzen müssen, sollten wir einschreiten. Es ist so verlockend, dem Kind ein Medium anzubieten, damit wir selbst entspannen können, weil wir genervt oder gelangweilt sind von dem manchmal so eintönigen Alltag. Der hilfreichere Weg wäre jedoch, uns echte Verbindungen und Menschen in den Alltag zu holen, sodass wir neben der Elternrolle auch einfach weiter Erwachsene sind, mit einem Netz an Freundschaften und Verbindungen. Indem wir so unsere eigenen Bedürfnisse nach Selbstwerterhöhung und Bindung erfüllen, sind wir dann auch wieder in der Lage, unserem Kind Präsenz und Beziehung zu schenken. Und wir sollten einmal nachspüren, warum wir uns aus dem Miteinander zurückziehen: Suchen wir Verbindung mit anderen Menschen oder vermeiden wir die Verbindung mit unserem Kind? Rückzug aus Beziehung kann, wie wir im nächsten Abschnitt noch genauer ansehen, auch in unserer eigenen Kindheit eine Ursache haben, die nun auf einmal wieder auftaucht und sich in einer Flucht in Social Media zeigt.

Babyfotos und -informationen im Netz

Viele Eltern finden ihre Babys wunderschön und sind begeistert von ihrer Entwicklung und ihrem täglichen Tun – verständlich, schließlich stecken in jedem Lächeln, jedem ersten Schritt, jeder Grimasse beim ersten Brokkoliversuch ein kleines Entwicklungswunder. Mit dem Smartphone lassen sich diese Momente in toller Bildqualität schnell festhalten. Es lohnt sich allerdings, zwischen Stolz und Schnappschuss kurz innezuhalten: Wenn wir unser Kind durch die Linse betrachten, verpassen wir manchmal den direkten Blickkontakt und spiegeln in unseren Augen und in unserem Gesichtsausdruck nicht den Stolz des Kindes über seine Selbstwirksamkeit in den großen Meilensteinmomenten wider.
Darüber hinaus stellt sich die Frage: Was passiert mit den Bildern? Beim Sharenting (eine Wortschöpfung aus *sharing* = teilen und *parenting* = Elternschaft) veröffentlichen Eltern Fotos oder Informationen ihrer Kin-

der im Netz. **So nachvollziehbar der Wunsch ist, schöne oder auch herausfordernde Alltagsszenen mit anderen zu teilen, so wichtig ist ein bewusster Umgang damit:** Studien zeigen, dass viele solcher privaten Bilder im Internet in kriminelle Kreise gelangen. Social-Media-Plattformen können die Bilder außerdem für Werbung oder KI-Trainings nutzen, oft ohne das Wissen der Nutzenden.

Auch aus bindungstheoretischer Sicht ist mit einem allzu starken Fokus auf die Abbildung von Babys und Kindern Vorsicht geboten: Kinder spüren sehr genau, was ihre Eltern von ihnen erwarten. Wenn Bilder für Social Media »gelingen« sollen, kann es passieren, dass Kinder lernen: Ich muss lächeln, hübsch oder niedlich sein, damit ich gezeigt werde. Solche Dynamiken können unbewusst die Interaktion zwischen Eltern und Kind verändern und auf das Selbstbild des Kindes negativ wirken. **Achtsamkeit beim Fotografieren und Teilen schützt daher nicht nur die Privatsphäre, sondern auch die Beziehung und Entwicklung.** Natürlich spricht nichts dagegen, hier und da Momente festzuhalten. Es kommt wieder darauf an, was uns antreibt und wie wir insgesamt damit umgehen. Geteilte Bilder und Informationen sollten die Persönlichkeitsrechte des Kindes wahren, also nicht zu detailliert und genau sein (das bezieht sich sowohl auf Bilder als auch Informationen über Kinder in Textform).[96]

Nicht jeder schöne Moment muss öffentlich werden, oft genügt es, ihn einfach gemeinsam zu erleben und im Herzen zu bewahren.

Wenn die eigenen Eltern nicht feinfühlig waren

Manchmal passiert es, dass das Verhalten des Babys in uns bewusst oder unbewusst eine negative eigene Erfahrung aktiviert und damit sehr unangenehme Gefühle hervorruft. Diese können uns daran hindern, angemessen auf das zu reagieren, was gerade hier und jetzt passiert, weil wir durch diese

Erinnerungen und die durch sie ausgelösten Gefühle aus der Situation emotional fortgetragen werden. Das haben wir bereits eingangs betrachtet (Abschnitt »Fühlen« im Kapitel *Wissen – Fühlen – Handeln*).

Die eigenen belastenden Erfahrungen können zur Folge haben, dass wir einem weinenden Baby keine Nähe geben, sondern uns zurückziehen oder sogar wütend werden. Selbst wenn wir uns vorgenommen haben, als Eltern ganz anders zu reagieren, als wir es selbst erfahren haben, kann dieses andere Handeln uns schwerfallen, solange wir in diesen unbewussten Schleifen gefangen sind, die uns zu eigenen Verletzungen zurückführen. Ein Kind zu begleiten, kann Verletzungen freilegen, von denen wir nicht ahnten, dass sie sich verborgen noch immer in uns befinden – oder dass wir sie überhaupt erfahren haben. »Egal welches Alter dein Kind hat, es wird dich auf körperlicher Ebene an die Emotionen erinnern, die du durchgemacht hast, als du in einem ähnlichen Stadium warst«, erklärt die Psychotherapeutin Philippa Perry.[97] Sie bringt damit eine wichtige Wahrheit auf den Punkt: **Elternschaft wird uns immer wieder mit eigenen Verletzungen konfrontieren, wenn wir in der Babyzeit, Kindheit oder Jugend solche erfahren haben.** Wir reagieren mit Wut, Angst, Ablehnung, Rückzug auf ein eigentlich ganz normales Verhalten unseres kleinen Babys, weil wir dieses Verhalten als hilfreiche Strategie in der eigenen Kindheit gelernt haben.

Wenn uns nicht bewusst wird, woher unsere Reaktionen kommen, ist ein gesunder Umgang damit schwierig. Vielleicht versuchen wir, bestimmten Situationen und Gefühlen dann aus dem Weg zu gehen, weil sie uns unangenehm sind oder wir wahrnehmen, dass wir »falsch« reagieren, aber nicht wissen, warum und wie wir das ändern können. Wenn wir merken – oder von anderen darauf hingewiesen werden –, dass wir uns nicht den Bedürfnissen unseres Kindes entsprechend verhalten, brauchen wir fachkundige Unterstützung, die diese Themen aufarbeitet und hilft, einen neuen Zugang zu finden. Das unterstützt uns dabei, wertschätzend auch mit uns selbst umzugehen. **Wir können nicht mehr ungeschehen machen, was in unserer Kindheit pas-**

siert ist, aber wir können etwas an den Auswirkungen der Kindheitserfahrungen verändern – und vor allem die eigenen Wunden nicht mehr an die nächste Generation weitergeben.

Kindheitswunden versorgen

Bei dem Blick auf das »Ich« kommt damit unweigerlich auch das »Du« hinzu, nämlich unsere eigenen Eltern, mit denen wir gewachsen sind und die sich mehr oder weniger feinfühlig mit uns beschäftigt haben. Bestenfalls hatten wir eine Kindheit, die von Wohlwollen, Respekt und Liebe geprägt war. Allerdings ist das aktuell noch eher selten der Fall in der aktuellen Elterngeneration hierzulande. Wenn wir eigene Kinder haben und begleiten, kommt durch das, was ihr Verhalten in uns auslöst, oft in den Blick, wo wir selbst als schwierig, unbedeutend, anstrengend, fordernd, laut, still, dumm oder irgendwas anderes betrachtet und behandelt wurden. **Wenn die Beziehung zum eigenen Kind für uns bedeutsam ist, wird sie an unserer Vergangenheit rühren.** Verletzungen, vielleicht auch Vorwürfe treten zutage. Wir fragen uns und unsere Eltern: Warum hast du das damals so gemacht? – Gerade dann, wenn wir es heute deswegen schwer haben, die Eltern zu sein, die wir sein wollen. Es hat mich damals verletzt und macht es mir heute schwer, meinem eigenen Kind anders zu begegnen.

Diese Verletzungen brauchen Raum. Glücklicherweise gibt es viele Großeltern, die mit der Forschung und Zeit mitwachsen. Sie können heute nicht verändern, was sie damals taten, aber sie können ein unglaublich wichtiges Geschenk übermitteln: Sie können dein Empfinden validieren. Sie können heute sagen: »Ja, damals habe ich falsch gehandelt. Es tut mir leid.« Diese beiden Sätze sind, so unscheinbar sie zunächst wirken, sehr bedeutsam für Erwachsene, die unter Kindheitswunden leiden. Sie machen das Erlebte nicht ungeschehen, aber sie können das Gefühl beeinflussen, das das Unrecht an uns in uns hinterlassen hat. Wir haben schon gesehen, dass Babys und Kinder versuchen, das zu tun, was die Bindung sichert und die Bezugspersonen erwarten. Sie stellen diese Bezugspersonen nicht infrage, sondern sich selbst. Wenn man einem Kind sagt, dass es schlecht/laut/hässlich/wild/eklig/anstrengend ist, wird es sich nicht fragen, ob diese erwachsene Person vielleicht ein falsches Urteil bildet und warum, sondern es wird dieses Urteil über sich verinnerlichen. Wenn die eigenen Eltern also heute sagen, dass sie es damals falsch gemacht haben, können wir damit beginnen, aufzulösen, dass wir falsch waren. Es war nicht deine Schuld. Du warst nicht schuld daran, dass man dich so behandelt hat. Auf dieser Basis können wir unsere inneren Konflikte behandeln. Und Großeltern haben die Möglichkeit, heute eine andere Beziehung zu ihren Enkelkindern aufzubauen, indem sie sich den neuen Erziehungsmethoden, die von Liebe und Respekt geprägt sind, öffnen.

Grenzen setzen und zeigen

Manchmal sind Großeltern jedoch auch wenig einsichtig. Ihre Dominanz und Kontrolle, die wir schon aus den Kindertagen kennen, setzt sich vielleicht auch im Großelternleben fort und kann Eltern gerade in der Babyzeit verunsichern: »Jetzt ist aber Zeit fürs Zufüttern!« – »Nimm das Baby doch nicht ständig hoch!« – »Na komm, dir hat das doch auch nicht geschadet, dass wir dich ein bisschen haben quengeln lassen, aus dir ist doch was geworden!« Solche und ähnliche Sätze der eigenen Eltern oder Schwiegereltern können Babyeltern verunsichern und den Kreislauf gesunder Interaktionen stören. Gerade jene Eltern, die als Kind lernen mussten, sich anzupassen, um Strafen aus dem Weg zu gehen oder um eine Ablehnung durch die Bezugspersonen zu vermeiden, haben oft Schwierigkeiten damit, auch im Erwachsenenalter Grenzen zu setzen – generell, aber oft ganz besonders gegenüber den eigenen Eltern. Doch die Grenzsetzung hier ist nicht nur bedeutsam für dich selbst und deine Ablösung aus den ungesunden Strukturen deiner

Kindheit, sondern auch bedeutsam für dein Kind, damit du nicht ungesunde Muster weitergibst.

Für die Beziehung zu deinem Baby ist es essenziell, dass du euch – dich und dein Baby – in den Fokus stellst und seine Bedürfnisse vor die Bedürfnisse deiner erwachsenen Eltern setzt, die als erwachsene Menschen selbst für sich zuständig sind und ihre Frustration regulieren können sollten. Du kannst versuchen, verständnisvolle, aber klare Grenzen aufzuzeigen: »Ich verstehe, dass du um dein Enkelkind besorgt bist, und das finde ich gut. Aber wir treffen unsere Entscheidungen als Eltern auf Basis davon, was wir heute für richtig halten für das Jetzt und die Zukunft unseres Kindes.« Oder: »Ich schätze dich als meine Mutter/meinen Vater, aber hier bin ich Mutter/Vater für mein Kind und trage die Verantwortung für seine Entwicklung.«

Rollenwechsel – wenn Kinder Eltern werden und Eltern Großeltern

Ein wichtiger Schritt im Erwachsenwerden und besonders beim Elternwerden ist es, sich aus der eigenen Kinderrolle zu lösen: Heute bist du Elternteil eines eigenen Kindes. Für dieses Kind bist du verantwortlich, dafür, dass es körperlich und psychisch gesund aufwächst. Du bleibst zwar auch Kind deiner Eltern, aber in einer neuen, anderen Rolle. In Bezug auf dein eigenes Kind musst du es nicht deinen Eltern recht machen. Du musst ihnen mit deiner Art der Erziehung kein gutes Gefühl geben. Vielleicht warst du es gewohnt, es deinen Eltern in deiner Kindheit und Jugend recht machen zu müssen. Du hast Angst vor Ablehnung und Kritik, weil du das als Kind von deinen Bezugspersonen erlebt hast, wenn du nicht ihren Anforderungen entsprochen hast.
Aber heute bist du erwachsen und sicher, du hast eigene Beziehungen, eigene Schutzräume. Du bist in Bezug auf die Erziehung deines Kindes

nicht auf das Urteil deiner Eltern angewiesen. Du bist auch nicht verantwortlich für das emotionale Wohlbefinden deiner Eltern und ihr Unbehagen, wenn du heute Dinge anders machst als sie damals. Und du bist ihnen auch keine »Rückzahlung« schuldig dafür, dass sie dich großgezogen haben. Die Philosophin Barbara Bleisch bringt es treffend auf den Punkt: »Zwar haben Eltern in aller Regel eine Menge für ihre Kinder getan. Doch Kinder haben bei ihrer Geburt nicht in eine Art Fürsorgevertrag eingewilligt, dessen bezogene Leistungen sie im Erwachsenenleben begleichen müssen.«[98]

Das bedeutet: Du darfst aufhören, dich beständig für das Glück oder die Anerkennung deiner Eltern verantwortlich zu fühlen. Du darfst dich selbst und deine neue Familie in den Mittelpunkt stellen. Entelterung meint genau das: eine Grenzziehung, die dir erlaubt, dich selbst ernst zu nehmen und als Erwachsene zu leben und als solche betrachtet zu werden.

Vielleicht wird auch dein Urteil als noch neuer Elternteil infrage gestellt und dir gesagt, dass du noch zu wenig wissen würdest, um das richtig einschätzen zu können. Auch hier kannst du souverän auf dieses unterschwellige Gaslighting reagieren: »Ich denke, mein Gefühl für mein Kind ist richtig und gut. Wir lernen uns gerade kennen und dieser Prozess ist wichtig für uns beide. Ich möchte nicht, dass du mein Mutter-/Vaterwerden infrage stellst.« Ohne klare Grenzen zu setzen, läufst du Gefahr, in den Momenten des Zusammenseins für dein Kind orientierungslos zu werden. Oder es erfährt dich als ambivalent: Zu Hause reagierst du einfühlsam und liebevoll, in Kontakt mit deiner Ursprungsfamilie aber zurückweisend und unsicher. Um das Vertrauensgefühl deines Kindes zu schützen, musst du hier Grenzen setzen. Wird dein Erziehungsverhalten immer wieder kritisiert, und spürst du, dass du unsicher bist oder wirst, musst du klarere Grenzen setzen, vielleicht gemeinsam mit deiner Partnerperson.

Manchmal reicht es aber auch nicht, Grenzen sprachlich zu kommunizieren, sondern das Gegenüber, das ja daran gewöhnt ist, zu bestimmen, braucht ein deutliches Zeichen. In solchen Fällen kann es hilfreich sein, den Kontakt zu minimieren, solange du dich unsicher fühlst. In manchen Fällen sind auch längere oder komplette Abbrüche zur Herkunftsfamilie der einzige Weg, um Sicherheit, Ruhe und Entspannung finden zu können. Die Psycho- und Traumatherapeutin Aylin Thiel ist spezialisiert auf Entwicklungstrauma und schwierige erwachsene Eltern-Kind-Beziehung. Sie erklärt zum Kontaktabbruch: »Vielleicht hast du unzählige Gespräche mit deinen Eltern geführt, in der Hoffnung, dass sie dich verstehen. Doch statt auf deine Gefühle einzugehen, reagieren sie mit Abwehr, Schuldzuweisungen oder Verleugnung. [...] Ein Kontaktabbruch ist meist keine impulsive Entscheidung – er ist oft der letzte Schritt, nachdem alles versucht wurde.«[99]

Bindungssicher im Miteinander und Spiel

»Das wichtigste ›Spielding‹ im ersten halben Lebensjahr des Babys bist du.«

Vielleicht wunderst du dich, dass dieses Kapitel über das Spiel mit Babys vor Themen wie Ernährung und Pflege steht, die im Babyalltag so bedeutsam und präsent sind. Das Spiel wird in Elternratgebern häufig eher beiläufig erwähnt. Kauft nicht zu viel Spielzeug, Babys spielen im ersten Lebensjahr sowieso gerne mit Alltagsgegenständen. Mit Spieldingen werden wir uns gleich auch noch beschäftigen, aber zunächst wollen wir einen Blick darauf werfen, warum das Spiel so bedeutsam ist: Hier findet Interaktion statt, Kommunikation und Miteinander. Im ersten halben Lebensjahr sind das wichtigste »Spielzeug« die nahen Bezugspersonen. Über das Miteinander, das für das Kind Spiel ist, lernen Eltern und Baby sich kennen und legen zudem Grundlagen für Kommunikation und Interaktion. Gerade das »Spiel« in diesem ersten halben Jahr ist bedeutsam für den Bindungsaufbau, weil es ein so unmittelbares Miteinander darstellt. Auf dem, was wir in dieser Zeit als Spiel verstehen, bauen beispielsweise Motorik, Sprache oder Ernährung auf. Daher ist dieses Kapitel vorgelagert, um dir die Haltung mitzugeben, die euch auch durch andere Entwicklungsbereiche tragen wird.

Wenn wir Erwachsenen über Spiel nachdenken, denken wir oft an Brett-

oder Kartenspiele, vielleicht auch an das Rollenspiel von jungen Kindern, wenn sie Alltagshandlungen nachspielen. All das ist auch Spiel, aber eben nicht nur. Indem das Kind das eigene Selbst und seine Umgebung spielerisch ausprobiert, lernt es die Welt kennen. Über viele Jahre hinweg wird dein Kind sich selbst, seine Körperfunktionen, seine Gefühle und Verhaltensweisen, die Reaktionen der Menschen um es herum, die Gesetze der Physik und vieles mehr verstehen lernen, indem es sich damit beschäftigt und aktive Erfahrungen damit macht. Es probiert etwas aus, sieht eine Reaktion und wird dabei nach und nach Regeln ausbilden. So eignen sich Kinder ihr Wissen über die Welt spielerisch an. Das ist dabei nicht selten eine Herausforderung für Eltern, wenn sie den spielerischen Charakter nicht sehen, der dahintersteckt, wenn das Kind immer wieder die Trinkflasche herunterwirft, genüsslich durch den Brei knetet oder auf die Steckdose loskrabbelt, um von einem Elternteil eingefangen zu werden.

Das Spiel deines Babys und späteren Kleinkindes wahrzunehmen, zu interpretieren und richtig zu beantworten, ist eine wichtige Interaktion zwischen euch in den ersten Jahren, die ebenso viel Freude hervorbringen kann wie Frustration, wenn wir das Spiel falsch interpretieren oder den spielerischen Charakter von Verhalten nicht erkennen.

Wie dein Baby sich und die Welt spielend kennenlernt

Die erste Phase des kindlichen Spiels ist das Funktionsspiel, auch sensomotorisches Spiel genannt. Hier entdeckt dein Kind seinen Körper und die Umwelt. Indem Kinder alle Sinne einsetzen, wie Hören, Sehen, Fühlen, Riechen, Tasten, Schmecken, Wahrnehmen, und indem sie etwas gezielt wiederholen, üben sie neue Fähigkeiten ein oder lernen diese erst kennen, erklären die Therapeutinnen Gundula Göbel und Marga Bielesch, die sich intensiv mit dem Spiel von Kindern beschäftigen.[100] Die ganze Welt, die dein Kind umgibt, ist vollkommen neu und unbekannt. Und auch sich selbst lernt dein Baby erst kennen: in dieser Schwerkraft, unter diesen Temperaturen, mit all den Eindrücken. Es liegt in dieser neuen Umgebung und nimmt zunächst all diese Reize wahr. Das allein ist schon eine Handlung. Du kannst es dir vorstellen, als würdest du selbst in ein fremdes Land reisen und dort staunend stehen: die unbekannten Gerüche einatmen, die ungewohnten Lichter betrachten, spüren, wie sich dein Körper in diesem anderen Klima bewegt, und erleben, wie du dich neu und anders fühlst. Genau das geschieht gerade bei deinem Baby, nur noch viel intensiver. Darum braucht es in dieser Zeit keine besonderen Spielsachen, denn die Welt selbst ist Reiz genug. Dein Baby sieht zu Beginn noch unscharf, nimmt schattenhaft Bewegungen wahr und lässt diese Eindrücke auf sich wirken. Sicherheit geben ihm jetzt vor allem die wenigen vertrauten Dinge, die es schon aus der Zeit im Mutterleib kennt: Wärme, dein Geruch, deine Stimme, deine Nähe. Es genügt, dass du einfach da bist und deinem Baby Raum gibst, diese neue Welt Schritt für Schritt kennenzulernen.

Mit allen Sinnen die Welt begreifen

Dein Baby kommt als kompetentes Neugeborenes auf die Welt. Es kann sich von Anfang an mitteilen und über seine Signale erste Verbindungen aufbauen, die dafür sorgen, dass du es schützt und versorgst. Dennoch sind nicht alle Sinne gleichermaßen gut ausgebildet – sie entfalten sich in den nächsten Monaten durch die persönliche Entwicklung und die Anregungen aus der Umwelt.

Der Tastsinn ist bei der Geburt eine der am besten entwickelten Fähigkeiten deines Babys. Es kann schon wesentlich besser spüren als sehen,

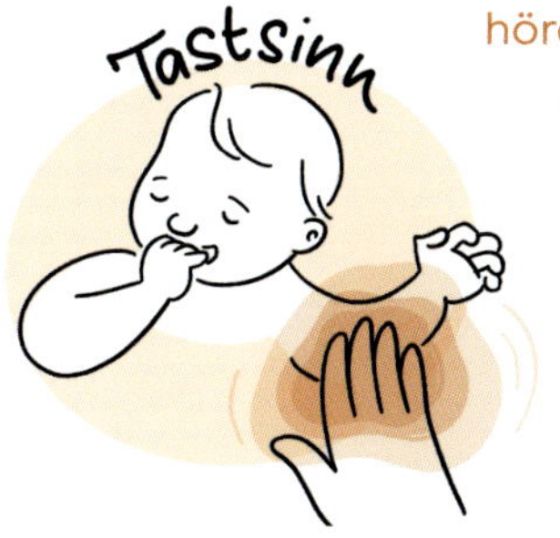

hören oder schmecken.[101] Für die Weiterentwicklung ist es wichtig, dass dein Baby die Umwelt berühren darf, aber auch selbst vielfältige Berührung erfährt. Streicheln, Massieren, Körperpflege (siehe Kapitel *Bindungssichere Babypflege*) und Tragen – all das sind Berührungserfahrungen, die deinem Kind Informationen über seinen Körper geben und gleichzeitig seine Sensibilität für Berührungen prägen. Besonders empfindsam bleibt über viele Jahre der Mund: Babys und auch Kleinkinder nehmen Dinge in den Mund, um sie kennenzulernen und zu verstehen.

Vielleicht kannst du dir selbst vorstellen, wie die Dinge um dich herum schmecken oder sich anfühlen würden. Redewendungen wie »Das schmeckt wie Schuhsohle!« haben ihren Ursprung darin, dass wir als Kinder die Welt mit unseren Sinnen erkundet haben. Natürlich hast du nicht alles in den Mund genommen, doch durch das frühe Begreifen und Schmecken hast du Muster entwickelt: Wie sich Holz anfühlt oder wie bestimmte Materialien beschaffen sind. Genau so lernt dein Kind heute. Noch im Alter von fünf Jahren ist die Berührungsempfindlichkeit im Gesicht größer als an den Händen.[102]

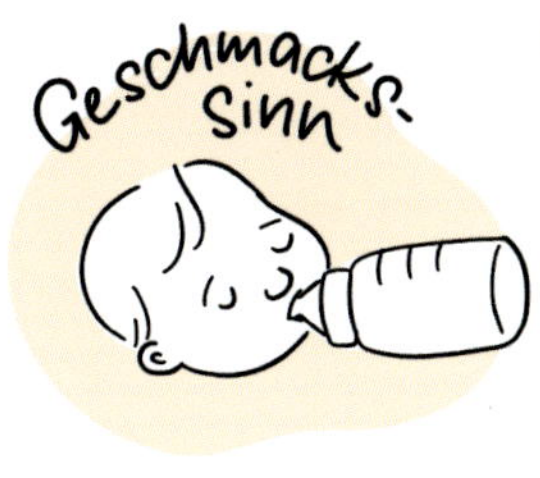

Auch der Geschmackssinn ist von Geburt an erstaunlich differenziert: Schon Neugeborene können viele Geschmacksrichtungen unterscheiden, bevorzugen aber den süßen Geschmack. Das Verständnis dafür, was wirklich essbar ist, entwickelt sich allerdings erst später. Zunächst ist es Spiel und Lernen zugleich, wenn dein Kind Dinge zum Mund führt.[103]

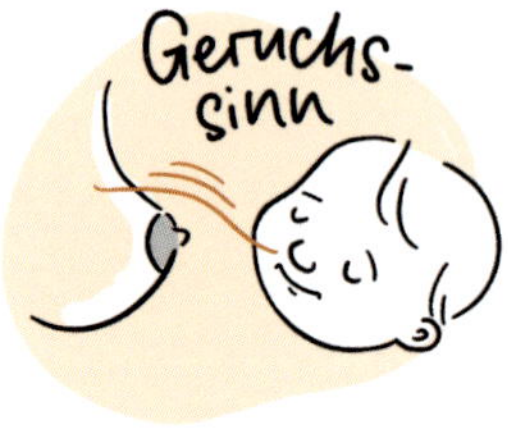

Der Geruchssinn ist ein weiterer Nahsinn, der schon früh eine große Bedeutung hat. Neugeborene können fast so viele Gerüche unterscheiden wie Erwachsene. In Studien zeigte sich, dass sie besonders die Brust der Mutter gut erkennen können und der Geruchssinn von besonderer Bedeutung für den Aufbau der Bindung ist[104] – intensive Parfums oder andere starke Duftstoffe können diesen Prozess stören und sollten in den ersten Wochen möglichst vermieden werden. Gerüche als »gut« oder »schlecht« zu bewerten, lernen Kinder jedoch erst im Laufe der Kindheit.

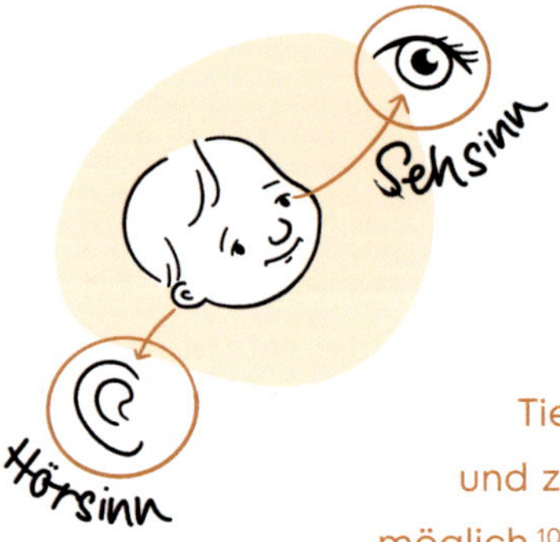

Die Fernsinne Hören und Sehen sind bei der Geburt weniger gut ausgebildet. Dein Baby sieht die Welt zunächst unscharf, Details kann es noch nicht erkennen. Doch das holt es schnell auf: Mit etwa sechs Monaten sind Tiefenwahrnehmung, Farbensehen, Schärfe und zielgerichtete Augenbewegungen bereits möglich.[105] Auch das Hören entwickelt sich rasch. Leise Geräusche nimmt dein Baby anfangs noch kaum wahr, aber bekannte Stimmen kann es schon früh unterscheiden. Und nicht nur das: Es bringt seinen Körper in Einklang mit dem Sprachrhythmus und bewegt sich dazu. Babys schwingen sich darauf ein, angesprochen zu werden, und lernen durch die Ansprache die Sprachmelodie und Intonation ihrer Umgebung.[106]

Die Entwicklung von Wechselseitigkeit

Dein Kind lernt im Spiel der ersten Monate über seine Sinne noch etwas ganz Grundlegendes – und du auch: Wechselseitigkeit. Wir haben bereits im vorangegangenen Kapitel bei der Nutzung von Social Media betrachtet, dass es für junge Kinder irritierend ist, wenn wir keine Reaktion auf ihr Verhalten zeigen, weil wir abgelenkt sind. Vielleicht erinnerst du dich an den Moment, als du dein Baby das erste Mal im Arm gehalten hast. Instinktiv halten wir Babys in einem Abstand von etwa zwanzig bis vierzig Zentimeter von unserem Gesicht entfernt: genau so nah, dass sie uns in ihrer anfangs noch eingeschränkten Sehfähigkeit scharf sehen können. Wahrscheinlich hat dein Baby dich dabei intensiv angesehen und du hast den Blick erwidert. Nach einer Weile mag es den Kopf abgewandt haben. Für ein Neugeborenes ist auch das Ansehen eines Gesichts ein Reiz, denn es ist gerade erst aus dem dunkel-warmen Uterus gekommen. Das Abwenden ist dann ein Regulationsversuch, ein Zeichen, das du wahrnehmen und respektieren kannst, anstatt dein Baby wieder so zu drehen, dass es dich weiter ansehen muss.

Wenn dein Baby wegsieht, bedeutet das nicht, dass es kein Interesse an dir hat. Hier müssen wir als Erwachsene oft umlernen: In unserer Kultur gilt fortgesetzter Blickkontakt als Zeichen von Zuwendung und Interesse. Für dein Baby aber ist der Sehsinn dem Tastsinn zunächst noch nachgeordnet. Bindung und Beziehung entstehen vor allem über Körperkontakt. Vielleicht schläft dein abgewandtes Baby nun ein, vielleicht wendet es sich dir nach einer Pause wieder zu und ihr begegnet euch erneut mit Blicken. Vielleicht begleitest du dieses wechselseitige Spiel auch mit Worten und »begrüßt« dein Baby wieder in deinem Blickfeld.

Dieses und ähnliche Spiele wiederholen sich unzählige Male in den ersten Monaten. Auch wenn du es vielleicht nicht sofort als Spiel wahrnimmst, ist es für dein Kind ein spielerisches Kennenlernen seiner Welt und seiner Bezugsperson. Es wendet sich dir zu, du beachtest es, es nimmt sich eine

Pause, die du auch respektierst, und kommt dann zurück. Wenn du jetzt darüber nachdenkst, erkennst du vielleicht, wie sich dieses frühe Spiel des Anschauens weiterentwickelt: Es verwandelt sich mit der Zeit in das bekannte Kuckuck-Spiel, ein Spiel der Interaktion, das sich intensiviert und die wachsenden Kompetenzen deines Kindes aufgreift. Heute ist es das Hin- und Herblicken, morgen das Verstecken hinter der Hand, später das Verstecken und Gefundenwerden in der Wohnung. Immer geht es dabei um Beziehung, darum, Kontakt kurzzeitig zu lösen und wiederherzustellen. Versuche, dich auf das Spielen einzulassen.

Wenn die Wechselseitigkeit schwerfällt

Manche Eltern haben Schwierigkeiten, mit ihrem Kind in diese Wechselseitigkeit zu kommen. Zu tief sitzt in uns oft die Vorstellung, dass man *an* Babys etwas tut, dass sie umsorgt und behandelt, aber noch nicht als vollständige Menschen gesehen werden. Viele von uns haben diese Erfahrungen selbst als Babys gemacht oder im nahen Umfeld erlebt: Babys wurden versorgt, aber nicht wirklich als Gegenüber wahrgenommen.

Dass Babys von Anfang an als ganze Menschen gelten, ist in unserer Gesellschaft noch gar nicht so lange selbstverständlich: Frühgeborene und Neugeborene wurden bis in die 1980er Jahre bei Operationen lediglich gelähmt, aber nicht richtig narkotisiert oder schmerztherapiert, weil man annahm, ihre Gehirne seien für Schmerzempfindungen noch nicht ausgereift.[107] Noch 2015 schrieb das *Deutsche Ärzteblatt*: »Auch heute halten viele Intensivmediziner bei schmerzhaften Eingriffen eine Analgesie für entbehrlich. Sie betonen, dass für das Wohlbefinden der Säuglinge Kuscheln und Fütterung wichtiger seien als schmerzlindernde Medikamente. Zuckerwasser galt und gilt vielfach als das beste Mittel gegen schreiende Säuglinge oder wenn eine erhöhte Herzfrequenz andeutet, dass ihnen bestimmte Maßnahmen nicht behagen.«[108]

Die Neurowissenschaftlerin Lise Eliot berichtet hingegen: »Zusammen mit anderen Berührungsempfindungen ist der Schmerz eine der ausgereiftesten Sinneswahrnehmungen des Säuglings.«[109] Wir müssen uns also bewusst machen: Das Baby, das dort vor uns liegt, ist von Anfang an ein Mensch. Wir sollten es nicht behandeln, sondern mit ihm interagieren. Diese Interaktion ist in den ersten Lebensmonaten ein Kennenlernen der Welt: spielerisch, lustvoll und voller Neugier auf das Neue.

Wechselseitigkeit bedeutet, dass wir davon ausgehen, dass das Baby eine Reaktion zeigt: **Ich tue etwas, ich warte auf die Antwort meines Kindes und reagiere dann selbst darauf. Mit dieser Haltung zieht automatisch Langsamkeit in unseren Alltag ein – eine große Herausforderung in unserer schnellen Welt.** Je mehr wir unter Zeitdruck stehen, desto eher neigen wir dazu, Babys und Kinder wie ein »Objekt« zu behandeln, das möglichst schnell eingepackt und fertig gemacht werden soll. Natürlich ist es nicht immer möglich, in Ruhe und Achtsamkeit zu handeln. Doch oft können wir uns kleine Inseln der Zeit schaffen, um dieses wechselseitige Miteinander zu üben. Probier es aus und kündige eine Situation sprachlich an: »Ich nehme dich gleich hoch« und warte einen Moment. Wahrscheinlich wird sich dein Baby dir zuwenden. Auch wenn es deine Worte noch nicht vollständig verstehen kann, spürt es deine Zuwendung und ahnt, dass etwas passieren wird. Es kann sich darauf einstellen. Je öfter du in ähnlichen Situationen gleich sprichst und handelst, desto vertrauter wird dein Baby damit. Vielleicht winkelt es die Beine an, wenn es merkt, dass du es seitlich umfasst: Es macht in dieser Interaktion mit.

Für manche Eltern ist es ungewohnt, so viel mit ihrem Baby zu sprechen. Doch es ist eine hilfreiche Strategie, um Interaktion einzuüben und Sicherheit zu vermitteln. Du erklärst deinem Kind, was als Nächstes geschieht, und gibst ihm Raum zu reagieren. Gerade in Pflegesituationen (siehe Kapitel *Bindungssichere Babypflege*) ist das besonders hilfreich: Erzähle, was du tust, warte, beobachte die Signale deines Babys und sprich wieder. Mit der

Zeit entwickelt sich daraus Kooperation: Dein Baby »spielt mit«, weil es versteht, was gerade geschieht.

Dieses Miteinander ist ein deutlicher Kontrast zu unserer reizintensiven und schnelllebigen Welt. Manchmal fällt es schwer, sich darauf einzulassen. Manche Eltern empfinden es sogar als langweilig, denn intellektuell herausfordernd ist dieses Spiel des Alltags nicht. Umso wichtiger ist es, eine Balance zu finden, die auch deine eigenen Bedürfnisse berücksichtigt. Du brauchst ebenso Raum für dich. Vielleicht, um in Ruhe ein Buch zu lesen oder dich mit anderen auszutauschen. So gewinnst du die Muße, dich auf die Verlangsamung einzulassen und diesen neuen Bestandteil deines Lebens zu genießen. Über den konkreten Umgang mit deinem Baby kannst du lernen, eine Haltung der Wechselseitigkeit auch im Alltag zu entwickeln. Deshalb wollen wir nun einen genaueren Blick auf das Handling werfen.

Handling deines Babys

Da dein Baby noch nicht mobil ist, besteht ein großer Teil eures Miteinanders aus und in Bewegungen: An- und Ausziehen, Hochnehmen, Tragen, Wickeln, Füttern – all das sind Interaktionen mit deinem Kind. Diese Handlungen können »am Baby« stattfinden oder sie können *mit* dem Baby in echter Interaktion geschehen. Auch in diesen Alltagshandlungen lernt dein Kind Wesentliches über seine Sinne – sei es, weil sie angesprochen werden, oder auch dadurch, dass sie nicht angesprochen werden und es in der Situation passiv bleibt.

Gerade die Handgriffe, die wir ausführen, haben Auswirkungen darauf, wie ein Kind seine Bewegungen kennenlernen und entfalten kann. Durch gutes Handling gibst du deinem Baby Bewegungsimpulse, die ihm helfen, ein besseres Bewusstsein für sich selbst und seine Fähigkeiten zu entwickeln.

Diese Handlungen sind tägliche Routinen, die sich über viele Monate wiederholen. Dein Baby sammelt darüber Erfahrungen, die sein Bild von sich selbst prägen. Wenn du es beispielsweise immer von derselben Seite ansprichst oder stets von einer Seite aus dem Bett hebst, kann sich eine Bevorzugung dieser Seite ausbilden. Deine Art der Interaktion wirkt sich also direkt darauf aus, wie sich dein Kind entwickelt und verhält. Die Physiotherapeutinnen Birgit Kienzle-Müller und Gitta Wilke-Kaltenbach betonen, dass gutes Handling besonders für Kinder bedeutsam ist, deren Entwicklung verzögert abläuft oder bei denen eine Behinderung vorliegt oder entstehen könnte. Es kann beispielsweise bei pathologischen Bewegungsmustern wie einer Spastik hemmend wirken: Tragen wir das Baby vor dem Körper, werden seine Beine gespreizt, was der erhöhten Muskelspannung der Beine entgegenwirkt. Bei eher schlaffen Kindern sorgt das richtige Handling für eine bessere Körperspannung.[110]

Kinaesthetic Infant Handling

Vielleicht hast du schon einmal von einem Kurs zum Kinaesthetic Infant Handling gehört. Hier werden Eltern für Wahrnehmung und Bewegung sensibilisiert und lernen, wie sie die Bewegungs- und Beziehungsentwicklung ihres Babys über das Handling unterstützen können. Da die Kräfteverhältnisse zwischen Erwachsenen und Babys sehr unterschiedlich sind, neigen Eltern oft dazu, ihre Kinder eher wie einen Gegenstand zu bewegen – selbst dann, wenn das Baby eigentlich Signale des Widerstands zeigt. In diesen Kursen lernen Eltern, ein Bewusstsein dafür zu entwickeln, wie sie mit ihrem Kind umgehen, und wo sie die Eigenaktivität und Anstrengung des Kindes unterstützen oder unbewusst auch verhindern.

Kinaesthetics geht zurück auf die Forschungen von Lenni Maietta und Frank Hatch aus der Verhaltenskybernetik. Die Grundfragen des Kon-

zepts lauten: »Wie funktioniert der Mensch?«, »Wie steuert er sein Verhalten?« und »Wie kann er seine eigenen Lernprozesse und seine Gesundheitsentwicklung aktiv gestalten und beeinflussen?«. Auf dieser Basis beschäftigt sich das Konzept mit der Bewegung und Bewegungswahrnehmung des Menschen, mit zwischenmenschlichen Interaktionen und mit der Bedeutung von Bewegung für das Leben.[111]
Kinaesthetic Infant Handling richtet sich grundsätzlich an Menschen jeden Alters, doch die Kurse sind speziell auf Babys ausgerichtet. Solltest du einen solchen Kurs besuchen wollen, empfehle ich dir, dies in Präsenz zu tun: Zwar gibt es auch Online-Angebote, doch vor Ort kannst du viel aktiver vom direkten Anleiten eines/einer zertifizierten Kursleiter*in profitieren.

Kann dein Baby an dem, was ihr gerade tut, aktiv teilnehmen, macht es ganz andere Lernerfahrungen, als wenn es passiv bleiben muss. Diese aktive Beteiligung wird im Laufe der Kindheit immer bedeutsamer, denn dein Kind möchte selbstständig werden. Es möchte herausfinden, wie es sich anziehen kann, wie es klettert oder wie es sich insgesamt gut bewegen kann. Ältere Kinder zeigen ihr Unbehagen deutlich, wenn sie »nur« behandelt werden, anstatt selbst tätig sein zu dürfen – besonders in der Autonomiephase. Hier stoßen viele Eltern im Alltag dann auf Schwierigkeiten. **Hilfreich ist, deinem Kind von Anfang an die aktive Interaktion zu ermöglichen und seine Selbstständigkeit ganz selbstverständlich in den Alltag einzubetten.** Das wird spätere Konflikte nicht völlig verhindern, aber es schult deinen Blick für das Bedürfnis deines Kindes nach Selbstwirksamkeit und erleichtert es dir, diesen Bedürfnissen verständnisvoll zu begegnen. So lernst du besser zu erkennen, wann dein Kind selbstständig sein und die Führung übernehmen möchte, und wann es deine Unterstützung braucht (»Kreis der Sicherheit« im Kapitel *Babys Bedürfnisse kennenlernen*). Außerdem kann dein Kind so seine motorischen Fähigkeiten schrittweise erweitern und sich immer aktiver einbringen.

Ein weiterer Aspekt, den wir schon beim Thema Bindung betrachtet haben, spielt beim Handling eine Rolle: Will dein Baby explorieren, also die Welt erkunden, braucht es dafür Sicherheit. Die Wippe zwischen Bindung und Erkundung, die wir beim »Kreis der Sicherheit« beschrieben haben, lässt sich auch auf Bewegung übertragen: Wenn dein Baby dauerhaft damit beschäftigt ist, seine Körperspannung zu regulieren, kann es nicht gleichzeitig entspannt trinken, schlafen oder entdecken. Es sucht einen Weg, um die Körperspannung und Muskelspannung zu regulieren, damit es körperlich zur Ruhe kommen kann.[112] Deshalb ist es so wichtig, dass es dein Baby im Alltag gemütlich hat. Oft hängen beispielsweise Stillprobleme damit zusammen, dass das Baby »nicht richtig angelegt ist«. Wobei das auch schon wieder eine passive Formulierung dafür ist, dass es das Baby bequem haben soll, damit es wirklich gut die Brustwarze erfassen, die Brust mit der Zunge ausstreichen und die Nahrung durch die Speiseröhre transportieren kann.

Probiere einmal selbst aus, wie sich das anfühlt: Wenn du dich als Erwachsene*r flach auf den Rücken legst, kannst du Gewicht über Kopf, Rücken, Becken, Arme und Beine an den Boden abgeben. Wenn du dich jedoch wie ein Baby positionierst – Beine hochgezogen, Arme vor dem Körper, der Kopf im Verhältnis groß und schwer –, dann merkst du, dass deine Körperspannung ohne Unterstützung deutlich zunimmt. In dieser Haltung fällt es schwerer, entspannt aus einer Flasche zu trinken, als wenn dein Körper bequemer abgelegt wäre. Für dein Baby gilt dasselbe: Achte darauf, dass es sein Gewicht gut abgeben kann, etwa indem es in deinen Armen sicher auf deinem Körper ruht oder ein Stillkissen die Beine stützt, wenn es quer auf dir liegt. Liegt dein Baby auf dem Rücken, kannst du ein zerknülltes Mulltuch unter die Beine legen, damit sie bequemer abgelegt sind.[113]

Sind deine Berührungen dabei sicher, großflächig und klar, strahlen sie für dein Baby Sicherheit aus. **Du vermittelst also nicht nur emotionale Si-**

cherheit, sondern auch eine körperlich spürbare Geborgenheit in der Art, wie du mit deinem Baby umgehst. Das mag am Anfang herausfordernd erscheinen, weil dein Baby so klein und zerbrechlich wirkt. Doch vielleicht hilft dir die Vorstellung, dass es sich in deinen Händen umhüllt und getragen fühlt und genau das seine Sicherheit stärkt.

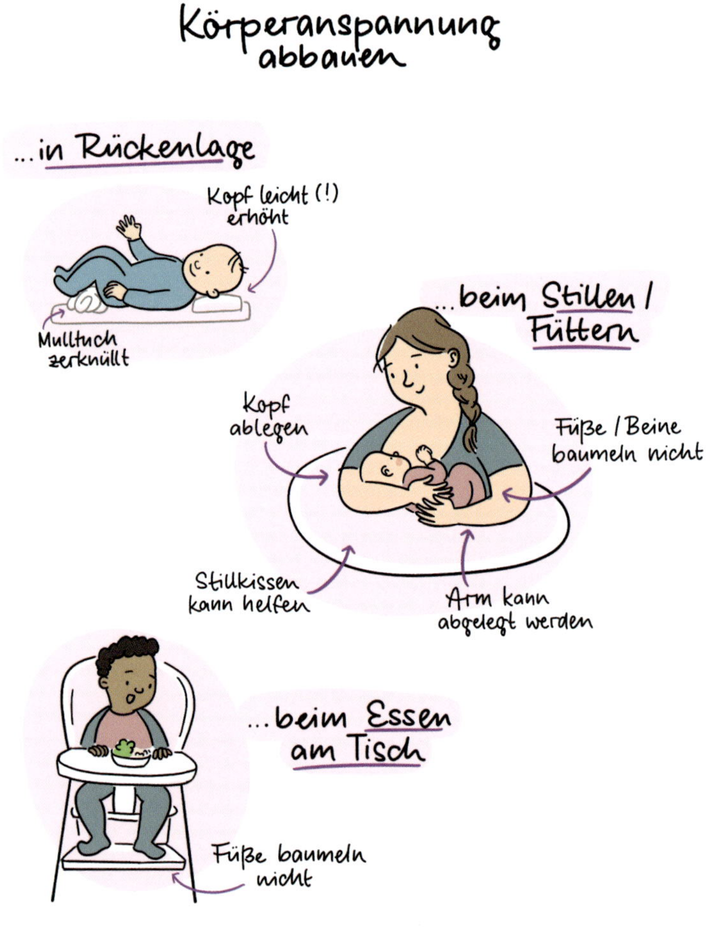

Körperanspannung abgeben – so geht es

Interaktion über das Tragen

Zunächst werdet ihr viel Zeit im Wochenbett verbringen, doch diese Phase geht vorbei, und dein Kind möchte über seine Bezugspersonen mehr von der Welt erfahren. Besonders wertvoll sind Lernerfahrungen dann, wenn dein Baby sich sowohl emotional sicher fühlt (»Kreis der Sicherheit« im Kapitel *Babys Bedürfnisse kennenlernen*) als auch körperlich entspannt und geborgen ist. Für ein junges Baby, das sich noch nicht selbst fortbewegen kann – und auch später noch –, bietet das Tragen am Körper der Bezugsperson daher einen sehr guten Zugang zur Umwelt. Hier ist es in deiner Nähe und kann von diesem sicheren Ort aus die Welt erkunden oder sich bei Bedarf zurückziehen. Es steht in Interaktion und naher Kommunikation mit dir und kann über Körpersprache und Nahsignale mitteilen, wie es ihm geht. Ist es in der Tragehilfe oder im Tuch gut eingebunden, wird es ausreichend gestützt und gehalten. So kann es sein Körpergewicht abgeben und sich körperlich so wohlfühlen, dass es offen für Erfahrungen ist.

Dein Baby ist ein Tragling: Es ist weder ein Nesthocker, der stundenlang allein im Nest verweilen könnte, noch ein Nestflüchter, der sich kurz nach der Geburt selbstständig fortbewegen würde. Der Verhaltensbiologe Bernhard Hassenstein und die Humanethologin Evelin Kirkilionis haben menschliche Babys schon 1992 dem biologischen Typus des Traglings zugeordnet und beschreiben für die Säuglinge dabei eine zusätzliche »Qualifikation«: Sie tragen selbst dazu bei, dass sie auf der Hüfte in einer aufrechten Sitzposition bleiben. Rhythmische Bewegungen in dieser Haltung beruhigen das Baby, denn für dieses ist es die »Normalsituation«, überall hin mitgenommen zu werden. »Die Wahrnehmung, bewegt zu werden, ist daher für den Tragling gleichbedeutend mit der Information, nicht verlassen zu sein; mit anderen Worten: Bewegtwerden ist ein Anwesenheitszeichen seitens des betreuenden Erwachsenen.«[114]

Anhock-Spreiz-Haltung

Auch wenn wir heute überwiegend die Trageweise vor dem Bauch oder auf dem Rücken sehen, ist der menschliche Säugling, wie gezeigt, nach ethnologischer Forschung besonders an den Reitsitz auf der Hüfte angepasst. Erkennbar wird das unter anderem daran, dass dein Baby, wenn du dich über es beugst und es ansprichst, mit hoher Wahrscheinlichkeit die Beine in eine Anhock-Spreiz-Haltung zieht und sich damit darauf vorbereitet, aufgenommen und getragen zu werden.

Der Abspreizwinkel, den das Baby beim Getragenwerden auf der Hüfte mit seinen Beinen einnimmt, entspricht jenem Winkel, der zur Vorbeugung einer sich entwickelnden Hüftdysplasie empfohlen wird. Ist die Beinwinkelstellung beim Baby korrekt, fördern die Bewegungen der tragenden Person die Durchblutung und regen die Entwicklung der knorpeligen Gelenkteile besser an.[115] Der Hüftsitz in Anhock-Spreiz-Haltung ist daher eine sehr gute Transportmöglichkeit.

Mit einem Ringsling kannst du diese Trageweise auch schon früh nutzen, solange auch der Kopf deines Babys gestützt wird – lass dir das am besten von einer ausgebildeten Trageberaterin zeigen. Möchtest du dein Baby vor dem Bauch oder auf dem Rücken tragen, sollte es auch dort die Anhock-Spreiz-Haltung einnehmen. Leider sind weiterhin Tragehilfen auf dem Markt, in denen die Beine des Babys einfach nach unten hängen oder in denen sogar empfohlen wird, das Baby mit dem Rücken an deinem Bauch (Gesicht nach vorn) zu tragen. Diese Modelle und Trageweise solltest du auf keinen Fall nutzen. Es geht nicht um »Hauptsache tragen«, sondern um: **»Wenn tragen, dann richtig.«**

Wahrscheinlich wirst du dein Baby für kurze Strecken nicht immer in ein Tuch binden, auch wenn ein Ringsling für die Hüfttrageweise gerade zu Hause eine große Erleichterung und Hilfe sein kann, um dein Kind sicher und – mit etwas Übung – schnell einzubinden. Auch wenn du dein Baby ohne Tuch trägst, solltest du darauf achten, dass es für euch beide gemütlich ist, damit dein Baby sich sicher fühlt und aus dieser Position heraus Erfahrungen machen und mit dir interagieren kann.

Das Tragen in Interaktion beginnt bereits, wenn du dein Baby hochnimmst. Oft werden Babys einfach aus der Rückenlage hochgehoben, indem der Brustkorb seitlich umfasst wird. Dabei ist dein Baby unvorbereitet und passiv und kann für seine eigene Bewegungsentwicklung nichts lernen, denn so wird es später nicht vom Liegen ins Sitzen kommen. Stattdessen kannst du es zunächst ansprechen und ihm sagen, dass du es jetzt aufnehmen wirst. Dann kannst du es seitlich umfassen, sanft zur Seite drehen, sodass es den Kopf selbst in eine stabile seitliche Position bringt. Über die Hüfte führst du es weiter in eine Sitzposition, stützt den Brustkorb auf deinem Unterarm ab, legst die andere Hand am Becken an und nimmst so das Gewicht auf, bevor du zuletzt die Füße abheben lässt. Dein Baby durchläuft dabei eine seitliche Aufrichtung, die dem späteren Bewegungsablauf ähnelt, und wird gleichzeitig ausreichend gestützt. Es lernt ein Bewegungsmuster kennen, das es auch später nutzen wird.

Am Körper kannst du dein Baby dann – je nach Alter – unterschiedlich tragen: mit dem Kopf an deiner Schulter oder etwas darüber, in der Wiegeposition mit dem Kopf in deiner Armbeuge und der anderen Hand unter dem Becken, etwas aufrechter in einer Sitzposition oder auch in der Bauchlage im Fliegergriff. Kann dein Baby mit etwa drei Monaten den Kopf schon recht selbstständig halten, sind auch Tragehaltungen möglich, in denen ihr beide in eine Richtung blickt, etwa beim einarmigen Tragen, bei dem sich der Oberkörper deines Babys an deine Armbeuge anlehnt, während du mit der Hand sicher ein Bein umschließt.

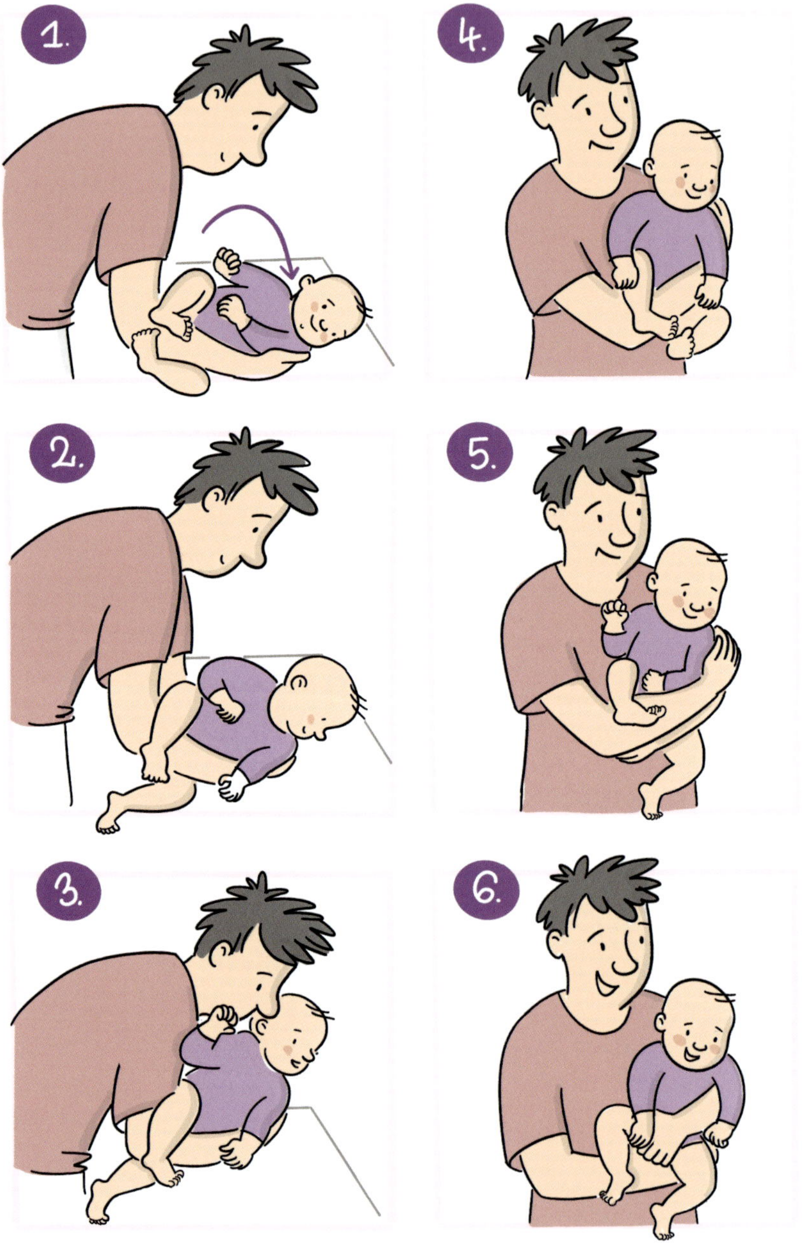
1.
2.
3.
4.
5.
6.

Gefühlsinteraktion

Dein Baby lernt gerade nicht nur, seinen Körper zu entdecken und die Welt um sich herum zu verstehen, sondern auch, die eigene innere Welt kennenzulernen. Dieses »Fühlen lernen« geschieht nicht im Alleingang, sondern ganz wesentlich durch den Kontakt und die Interaktion mit dir und anderen nahen Bezugspersonen. Schon von Geburt an spürt dein Baby, ob es sich gerade wohlfühlt oder nicht, ob etwas angenehm oder unangenehm ist. Fachleute nennen diese Grundstimmung »Affekt«. Affekte sind keine einzelnen Gefühle wie Freude oder Wut, sondern eher ein Grundton, der den Tag begleitet und sich immer wieder verändern kann. Dieser Grundton hat zwei Dimensionen: Valenz (angenehm oder unangenehm) und Arousal (ruhig oder aufgeregt). Hat dein Baby beispielsweise Hunger, weiß es das ja noch nicht. Es spürt nur ein unangenehmes Gefühl, Unruhe, Unzufriedenheit, und wird das durch Signale anzeigen. Jetzt ist es nicht für Spiel oder anderes zugänglich, sondern muss von seiner nahen Bezugsperson erst wieder in einen positiven oder neutralen Bereich gebracht werden, indem sein Bedürfnis reguliert wird. Wenn du jetzt feinfühlig reagierst, dein Baby nährst und begleitest, lernt es: Dieses unangenehme Gefühl kann sich verändern. Ich werde verstanden und bin sicher. – Das haben wir bereits unter Feinfühligkeit betrachtet. Deinem Baby ein Gefühl, eine Absicht, ein Motiv zuzuschreiben, unterstützt wiederum dich darin, Regelmäßigkeiten und Vorhersagbarkeiten bei deinem Baby zu finden und dich kompetenter zu fühlen. Ihr schwingt euch aufeinander ein.

Die Frage, wie wir das Fühlen lernen, ist noch nicht vollständig geklärt. Hier ist die Forschung in reger Aktion. Lange Zeit ging man vom Konzept der Basisemotionen aus. Es besagt, dass es bei allen Menschen feste Emotionskategorien gibt, die in immer gleicher Art und Weise gestisch und mimisch ausgedrückt werden. Diese sollten vererbt werden.[116] Eine plausiblere These über den Lernprozess liefert heute das Konzept der »konstruierten Emotionen« in Kombination mit anderen Erkenntnissen der Entwicklungspsychologie: Zunächst erlebt das Baby ein Durcheinander an Wahrnehmungen, in dem sich aber relativ zeitnah Regelmäßigkeiten herausbilden, um all die vielen neuen Informationen zu strukturieren – es entstehen nach und nach Formen und Gesetzmäßigkeiten. Das Baby »berechnet« Wahrscheinlichkeiten darüber, welche inneren Empfindungen mit welchen äußeren Informationen zusammenpassen: Immer wenn ich dieses spüre, passiert auch das – und meine Bezugspersonen sagen dann »Du bist wütend/glücklich/aufgeregt/verärgert/ …«. Dein Baby lernt die Regelmäßigkeiten der eigenen inneren Wahrnehmung in Kombination mit dem emotionalen Ausdruck anderer und den zugehörigen Worten.[117]

Im obigen Beispiel spürt es also die ganzen Gefühle des Hungers und lernt, dass es sie über dich befriedigen kann, da du Nahrung aus der Brust, der Flasche oder dem Becher anbietest. Vorher hast du gesagt, dass es wohl Hunger sein muss, und später das andere Gefühl mit »satt« bezeichnet. Ein paar Monate später wird das Baby nach und nach lernen, dass das auch passiert, wenn man andere Nahrungsmittel zu sich nimmt, wobei es dann noch lernt, was alles Nahrungsmittel sind. Laut der Neurowissenschaftlerin Lisa Feldman Barrett ist das Benennen, also die Emotionsbezeichnung, besonders bedeutsam: »Diese Worte regen Kinder an, zielorientiert Konzepte für ›Glück‹, ›Trauer‹, ›Angst‹ und andere Emotionen im Rahmen der Kultur, in der das Kind aufwächst, zu bilden.«[118]

Dein Baby lernt also mit und durch dich, die eigenen Emotionen zu verstehen, und bildet so etwas wie ein ganz persönliches inneres Gefühlslexikon aus. Hat es ein grundlegendes Verständnis für ein Empfinden gewonnen, wird es verfeinert – und auch hier spielen wieder Worte eine wichtige Rolle: Das Kind lernt, ob es eifersüchtig ist oder frustriert oder nur gereizt etc. Es lernt die Feinheiten dieser Gefühle kennen, die mit ganz bestimmten inneren Empfindungen und Verhaltensweisen in Zusammenhang stehen. Es lernt, bei sich selbst die Gefühle und Emotionen wahrzunehmen und bei anderen zu interpretieren. Das tut es auf Basis der verinnerlichten Muster, die es selbst gelernt hat. Deswegen ist es so wichtig, dass du mit deinem Baby über all das, was es erlebt, auch sprichst.

Wenn wir bestimmte Worte nicht lernen oder nicht lernen, dass eine Empfindung ein Wort hat, fällt es uns schwer, sie auch anderen gegenüber auszudrücken – und es fällt schwer, die Emotion beim Gegenüber wahrzunehmen und richtig zu interpretieren. Es hilft deinem Baby also in Zukunft für sich selbst, aber auch im Miteinander, wenn du mit ihm über all die vielen Empfindungen bei ihm selbst, aber auch bei anderen sprichst. Du kannst auch deine eigenen Empfindungen benennen und die anderer Menschen, um die Konzepte deines Kindes auszubauen: So sieht jemand aus, der erschöpft oder müde ist, so sieht ein anderer Mensch aus, der sich freut oder glücklich ist. Dabei sind all diese Lernerfahrungen auch in kulturelle Unterschiede eingebettet, weil es in verschiedenen Sprachen und Kulturen unterschiedliche Worte und auch Mengen an Worten für Empfindungen gibt.

Ab wann Babys Spielzeuge brauchen

Du siehst: Dein Baby lernt durch Interaktionen unglaublich viel über sich selbst und den eigenen Körper, über die Menschen, die es umgeben und über das eigene emotionale Innere. All diese Erfahrungen sind wichtig und bilden die Grundlage für weitere Entwicklung. Erst einmal hat dein Baby sehr viel damit zu tun, in dieser Welt anzukommen, sich neu in dieser unbekannten Umgebung wahrzunehmen und erst einmal grundlegende Interaktionen mit den nahen Bezugspersonen auszubilden. Beobachten, Körperkontakt, Nahrung, Körperpflege ist in den ersten Monaten Anregung genug – dein Baby braucht wirklich kein gekauftes Spielzeug. Spiel bedeutet, zuzuschauen, die Schatten wahrzunehmen, den Stimmen zuzuhören, reagieren zu lernen.

Unmittelbar nach der Geburt sind die Hände deines Babys meistens noch geschlossen und gehen im Bewegungssturm seines Körpers mit. Dabei sieht dein Baby vielleicht gelegentlich die eigene Hand, kann sie aber noch nicht gezielt bewegen. Ist die Hand offen, kannst du deinen Finger als kleines Spiel hineinlegen. Der Greifreflex sorgt dafür, dass sich Babys Finger um deinen Finger schließen werden. Auch das reicht als Spiel aus: In der kinderärztlichen Praxis sehen wir, wie die Ärztin das Baby so in den Sitz zieht – das solltest du zu Hause aber nicht als Spiel anbieten, weil das wieder ein Bewegungsmuster ist, welches das Kind nicht von sich aus machen wird. Auch wenn Mobiles und Trapeze vielfach als Babyspielzeug angepriesen werden, brauchen Babys auch dieses Angebot nicht. Im Gegenteil: Das Baby ist dann die ganze Zeit einem Spielding ausgeliefert, das sich nah über dem Gesichtsfeld befindet, und kann diesem Reiz kaum entkommen. Das kann auch zur Überreizung führen, die sich vielleicht auch erst abends zeigt.

Wenn dein Kind langsam die Hände zusammenbringen kann, wird es diese Berührungen erforschen: Hände wandern langsam am Körper entlang zu den Oberschenkeln und Füßen. Dein Baby darf seinen ganzen Körper und dessen Grenzen kennenlernen. Es lernt so, sich selbst zu verstehen. Streichelspiele und Massagen können eine wunderbare Ergänzung zu dieser Selbsterkundung sein und ermöglichen ihm ebenfalls, sich im Miteinander spielerisch kennenzulernen.

Um den dritten/vierten Monat beginnt dein Baby nach Gegenständen zu greifen, um auch die umgebende Umwelt näher kennenzulernen. Hier kannst du ebenfalls ganz einfach und sanft vorgehen: nicht mit blinkenden, geräuschvollen Spielsachen, sondern anfangs mit einfachen, leichten Dingen, mit denen sich dein Baby gut bewegen kann. Zu schwere Rasseln und Spieldinge aktivieren den Greifreflex stark und es kann schwer sein, das Spielzeug wieder loszulassen. Das Baby wird sich wegen der manchmal noch ungeschickten Bewegungen auch Gegenstände gegen den Kopf schlagen. Klingende, blinkende Spieldinge können überfordern und das Baby daran hindern, sich rechtzeitig selbst zu regulieren, weil es von der Anregung so gebannt ist.

Suche daher einfache und weiche Dinge für den Anfang aus, mit denen dein Baby seine Fähigkeiten ausbauen kann: Das kann ein einfaches, leichtes Stoffpüppchen oder -tier sein oder auch ein Baumwolltuch mit einem Knoten (Achtung: auch wenn Seide sehr beliebt für Babys ist, können feuchte Seidentücher die Atmung behindern). Es müssen nicht viele verschiedene Puppen, Tiere oder Tücher sein. Gib deinem Baby die Zeit, um in Ruhe mit dem einen Ding zu spielen, es zu befühlen, dabei auch immer wieder die eigenen Hände zu berühren und die eigene Koordination auszubauen. Dein Baby lernt, wie es das Spielding von einer Hand in die andere geben kann, indem es zugreift und loslässt – auch das muss es über das Ausprobieren lernen, und auch das ist Spiel.

Führe neue Spieldinge dann nach und nach ein – aber wenige. All das wird dein Baby befühlen, ansehen, zum Mund führen. Zahlreiche Spielsituationen finden damit statt. Je gezielter dein Baby handelt, desto vielfältiger können auch die Spielmaterialien werden: vom Tuch und kleinen, leichten Püppchen/Tier über einen Greifling, Greifball zum Rasselspielzeug oder Knistertuch bis zum Beißring.

Die fortschreitende Bewegung ist ebenfalls Spiel und sollte Raum haben: Trapeze können nicht nur überreizen, sondern auch seitlich die Bewegungsfreiheit einschränken. Beginnt dein Baby damit, sich seitlich fortzubewegen, braucht es auch dafür Raum und sichere Möglichkeiten. Weiche Bälle, denen das Baby sich hinterherbewegen kann, eignen sich, um die Fortbewegung zu begleiten. Wenn es sich dann im zweiten Halbjahr aufsetzt, bringt es Spieldinge im Sitzen zusammen und haut sie gegeneinander.

Fortbewegung ist eine enorm spannende und herausfordernde Tätigkeit und es ist ein schönes Spiel für dein Kind, sich daran auszuprobieren, beispielsweise einen kleinen Krabbelparcours aus Polstern oder auch einer umgedrehten stabilen Holzschublade zu überwinden. Überhaupt sind Alltagsgegenstände jetzt und auch für lange Zeit ganz wunderbare Spielmaterialien. Schließlich beobachtet dein Kind, wie die anderen Menschen damit umgehen, und lernt spielerisch diese Dinge kennen. Wichtig ist bei der Auswahl nur, dass du darauf achtest, dass Kleinteile nicht verschluckt werden können oder die Atemwege blockieren. Untere Schubladen in der Küche oder im Bad können zu Ausräumschubladen werden. Zum Ende des ersten Lebensjahres werden dann auch stabile Bilderbücher, Musikinstrumente, Stapelkisten, Nachziehtiere und Puppenwagen interessant. Vor allem aber aus eurer Sicherheit und mit eurer Unterstützung lernt dein Baby seine Welt spielerisch kennen.

0–3 Monate	Dein Baby entdeckt sich und die umgebende Welt. Gib ihm die Möglichkeit zur Interaktion mit dir und anderen nahen Menschen und lass es die eigenen Hände und das Greifen erkunden: Es darf sich selbst berühren, dein Gesicht und anderes.
3–6 Monate	Noch immer ist das Spiel besonders das Erkunden des Selbst und das Miteinander mit einer Bezugsperson. Das Greifen wird nun zielgerichteter. Gib deinem Baby die Möglichkeit, verschiedene Dinge ergreifen zu können. Achte darauf, dass sie nicht zu schwer sind und auch nicht zu laut, wenn das Baby sie ans Gesicht bringt. Einfache Spieldinge: ein weiches Spieltuch mit Knoten, kleine und leichte Holzgreiflinge, Gardinenringe aus unbehandeltem Holz, Pikler-Ball, Beißring aus Naturkautschuk
6–9 Monate	Das Baby beginnt langsam mit der Fortbewegung und Spieldinge dürfen dazu einladen, beispielsweise Bälle, die wegrollen. Auch experimentiert es zunehmend mit Gegenständen, die gegeneinandergeschlagen oder fallen gelassen werden. Alltagsgegenstände wie Kochlöffel, Sieb, Schüsseln sind tolle Spielmaterialien. Auch Flaschen, die mit Reis oder anderen Dingen gefüllt und dann sicher verschlossen werden, laden zum Erkunden ein. Im Miteinander sind erste Lieder und Fingerspiele eine schöne Erweiterung.

9–12 Monate	Die Fertigkeiten des Babys bauen sich aus und es beginnt zu stapeln und zu stecken: Stapelkisten und Steckspiele fangen an Spaß zu machen, ebenso Bausteine und erste Tierfiguren und Kuscheltiere oder Puppen zum Ende des ersten Jahres. Die fortschreitende Fortbewegung ist ein Spiel: Am Pikler-Dreieck kann die Aufrichtung erprobt werden und später kann das Kind darüber klettern. Auch ein Nachziehtier bereitet einigen Kindern Freude. Fingerspiele, Lieder und kleine Musikinstrumente wie Rasseln können Freude bereiten.

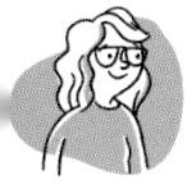

Bindungssicher im Miteinander

1. Welche Situationen im Alltag fordern dich besonders dabei heraus, die notwendige Langsamkeit und Wechselseitigkeit einzuhalten? Was könnte dir dabei helfen, mehr Ruhe hineinzubringen?
2. Welche kleinen Rituale (wie Ankündigungen, Berührungen, Blickkontakt) kannst du dir angewöhnen, um dein Baby stärker in Handlungen einzubeziehen?
3. Wie erlebst du selbst das Spiel mit deinem Baby? Empfindest du Freude, Geduld, vielleicht auch Langeweile oder Frust? Und wie gehst du mit diesen Gefühlen um, damit euer Miteinander bindungsstärkend bleibt?

In das Miteinander gehen

Setze dich mit deinem Baby in einer ruhigen Minute hin. Vielleicht liegt es auf einer Decke vor dir oder sitzt in deinen Armen. Schließe für einen Moment die Augen und atme bewusst tief ein und aus. Nimm dir vor, dein Kind jetzt nicht als »zu versorgendes Wesen« zu betrachten, sondern als ganzen Menschen, der dir gerade gegenüber ist. Öffne dann langsam die Augen und richte den Blick auf dein Baby. Beobachte, was es gerade tut: Wie bewegen sich seine Hände? Welche Regungen zeigen sich im Gesicht? Welche kleinen Signale gibt es dir in diesem Augenblick?

Lege nun sanft deine Hand in seine Nähe, so, dass dein Baby entscheiden kann, ob es die Nähe annimmt. Warte ab: Wendet es sich deiner Hand zu? Reagiert es mit Blick oder Bewegung? Erlaube deinem Kind, den ersten Impuls zu setzen. Vielleicht wendet es sich zu oder greift sogar danach, vielleicht wendet es sich ab oder bleibt still. Nimm wahr, dass all dies Ausdruck von Selbstsein ist.

Wenn du eine Handlung mit deinem Baby beginnst – es hochheben, wickeln oder in die Trage nehmen möchtest –, halte für einen kurzen Moment inne. Sag dir innerlich: »Ich handle nicht an meinem Kind, ich handle mit ihm.« Achte darauf, wie dein Baby reagiert, bevor du weitergehst. So übst du, den kleinen Menschen vor dir als aktiven Teil des Geschehens zu sehen und nicht als Gegenstand deiner Fürsorge, sondern als Persönlichkeit mit eigenen Impulsen.

Bindungssicher in Bewegung

»Dein Baby hat sein Tempo. Du musst nichts beschleunigen.«

Vielleicht hast du im vergangenen Kapitel bereits bemerkt: Alle Entwicklungsbereiche hängen irgendwie miteinander zusammen. Spiel und Interaktion haben natürlich viele Verbindungspunkte zur motorischen Entwicklung, aber auch zur Sprache. Wenn wir uns nun mit der motorischen Entwicklung deines Babys beschäftigen, werden wir daher wieder auf Interaktionen und Spiel blicken, aber auch auf Sprache und sogar auf Pflegesituationen.

Die motorische Entwicklung von Kindern wird oft aus dem Kontext gelöst betrachtet: Kann das Baby schon robben/krabbeln/laufen? Oder in späteren Jahren: Kinder bewegen sich heutzutage zu wenig! Doch Bewegung ist immer eingebettet in die Möglichkeiten vor Ort und auch in soziale Beziehungen und Motivation. Der innere Entwicklungsplan deines Kindes braucht gute Rahmenbedingungen, um umgesetzt werden zu können. Wir können uns fragen: Hat das Baby oder Kind eine ansprechende Umgebung, in der es lustvoll Bewegungserfahrungen machen kann und möchte, sowie Bezugspersonen, die das ermöglichen und unterstützen? Wir haben bereits beim »Kreis der Sicherheit« (im Kapitel *Babys Bedürfnisse kennenlernen*) betrachtet, dass ein Kind aus der Sicherheit heraus zu neuen Erfahrungen aufbricht. Dies bedeutet einerseits, dass wir ihm räumliche Sicherheit für eine Vielfalt an Bewegungsmöglichkeiten geben, die seinem Entwicklungsstand und seinen Möglichkeiten entsprechen. Es bedeutet aber auch, dass wir ihm emotionale Sicherheit vermitteln, um selbstständig zu werden: **Babys und Kinder**

werden sowohl in einem gefährlichen Umfeld, in dem sie vielleicht Verletzungserfahrungen machen, in ihrer Bewegung eingeschränkt, als auch von Bezugspersonen, die große Ängste um das körperliche Wohlergehen haben. Bevor wir uns daher den groben Ablauf der motorischen Entwicklung ansehen, blicken wir auf die inneren und äußeren Rahmenbedingungen.

Die innere und äußere Ja-Umgebung

Vielleicht hast auch du schon einmal das Wort »Ja-Umgebung« gehört. Damit ist nicht gemeint, dass du deinem Kind alles ermöglichen musst. Es geht vielmehr darum, eine Umgebung zu schaffen, in der sich dein Kind möglichst frei bewegen und verhalten kann, ohne dass du beständig wachsam sein oder »Nein« sagen musst. Das »Nein« ist genauso wie »Stopp« ein wichtiges Wort (dazu später mehr im Abschnitt »Autonomiebedürfnissen sprachlich begegnen« im Kapitel *Bindungssichere Sprachentwicklung*), nutzt sich aber in der Wahrnehmung deines Kindes ab, wenn auf einmal die ganze Welt nur noch aus einer Aneinanderreihung von »Neins!« zu bestehen scheint. Zudem wirkt das Nein auch unterschiedlich, je nach Temperament deines Kindes: Manche Kinder gehen auch weiterhin noch ausgiebig auf Entdeckungstour, wenn sie viele Neins hören, andere Kinder stellen ihre Versuche schneller ein. Sie verinnerlichen, dass ihre Bezugspersonen das nicht wünschen, oder erfahren von ihnen, dass die Welt scheinbar ein gefährlicher Ort ist, in dem man möglichst wenig interagieren sollte. Ob nun widerständig gegenüber Neins oder nicht – in keiner der beiden Versionen ist es angenehm, dauerhaft Nein sagen zu müssen oder es zu hören. Auch auf dich wirkt dein eigener Sprachgebrauch schließlich zurück, denn du merkst, dass du kaum noch etwas anderes sagst, und bist irgendwann selbst genervt davon und vielleicht auch ein wenig von deinem Kind. Daher: **Eine Ja-Umgebung hilft deinem Kind und dir, nicht in negative Interaktionskreisläufe zu gelangen.**

Eine Ja-Umgebung in der Babyzeit bedeutet, dass dein Kind nach seinen Bedürfnissen sicher mit dieser Umgebung interagieren kann: Es kann sich frei nach seinen aktuellen Möglichkeiten bewegen, hat aber auch die Option, seine Fertigkeiten auszubauen. Beginnt dein Baby mit der Seitwärtsbewegung, können Begrenzungen und Nestchen, die vorher Umhüllung angeboten haben, beispielsweise den Bewegungsraum einschränken. Auch Spieltrapeze beengen die Seitwärtsbewegung. Später wird dein Baby in die Vorwärtsbewegung kommen und sollte auch hierfür ausreichend sicheren Platz haben, um sich auszuprobieren und irgendwann in den Sitz kommen zu können.

Manchmal schieben sich Babys zunächst rückwärts und stecken dann irgendwann unter einem niedrigen Sofa mit Beinen und Po fest. Wenn das Kind sich aufrichtet, ist es hilfreich, dass es Dinge gibt, an denen es sich hochziehen kann – viele Babys tun das am Sofa oder Bettrand. Beginnt dein Baby, mit Dingen zu spielen, die es greifen kann, sollten sich ungefährliche Gegenstände in der Umgebung befinden, die es in Ruhe untersuchen kann, die aber nicht die Luftwege versperren können. Dein Baby wird nicht darauf achten, womit es spielen kann, sondern einfach aus Neugierde handeln. Daher ist es wichtig, dass du die Umgebung untersuchst. Als grobe Richtlinie gilt, dass alle Dinge, die durch eine Klopapierrolle passen, im Babyjahr nicht zum Spielen dienen sollten.

Eine Ja-Umgebung schaffen

Überprüfe gelegentlich, wie die Umgebung deines Babys auf dein Kind wirken kann. In jeder Altersgruppe kannst du hierzu einmal auf Augenhöhe deines Kindes gehen und überlegen, was es jetzt gerade wahrnimmt. Leg dich einmal auf den Rücken und betrachte, wie die Welt bei euch zu Hause dort aussieht, wo dein Kind liegt. Was wird es (noch unscharf) sehen, wenn es nach oben oder zur Seite blickt? Welche Reize nimmt es vielleicht wahr, die du nicht bemerkst? Betrachte den Raum aus Perspektive eines robbenden oder krabbelnden Babys: Was sieht es? Gerade Steckdosen haben mit ihren Gesichtern und »schwarzen Augen« einen hohen Aufforderungscharakter für Kinder. Überprüfe, welche Regale ausgeräumt werden könnten, ob das in Ordnung ist oder eine Neusortierung notwendig macht, um den Umgang miteinander zu entspannen. Krabbeldecken sind hübsch, aber kein Kind hält sich an die imaginäre Grenze einer Matte oder Decke.

Tatsächlich können ein Laufstall, ein Raumteiler nach Art von Emmi Pikler und ein Türgitter eine Hilfe sein, wenn ihr eine Wohnung habt, in der ihr keine wirklich sicheren Räume für Krabbelkinder ermöglichen könnt. Aber achte hierbei auch darauf, welches Vorbild du deinem Kind bietest: Zeigst du deinem Krabbel- oder Laufkind, dass du selbst immer über das Gitter steigst, wird es selbst auch diesen Weg irgendwann ausprobieren, weil er natürlich erscheint.

Woran wird sich das Baby hochziehen, wenn es so weit ist? Tischdecken sind eine oft unterschätzte Gefahrenquelle: Das Baby weiß nicht, dass es beim Festhalten an der Decke die Dinge, die vielleicht darauf stehen, in Bewegung bringen wird. Gerade schwere und heiße Dinge auf Tischdecken sind dann eine Gefahr.

Nicht minder wichtig als die tatsächliche räumliche Umgebung und die Spielmaterialien ist deine innere Ja-Umgebung für dein Kind. Sehr genau spürt dein Baby, wie du körperlich auf sein Verhalten reagierst. Wirst du angespannter, rückst du näher, wird dein Blick kritischer? Wir drücken Unbehagen oder Unwillen nicht nur mit unseren Worten aus, sondern auch mit unserer Gestik und Mimik und gesamten Körpersprache. Dies passiert oft auch unbewusst. Gerade wenn Eltern eine etwas größere Angst um das kindliche Wohlbefinden haben, ist ihnen das nicht als Problem bewusst.

Überlege daher an dieser Stelle einmal, wie es dir selbst damit geht, wenn dein Baby sich fortbewegt: Hast du Sorgen, dass es sich verletzen könnte? Vielleicht ist dein Baby gerade in der Entwicklungsphase, in der es sich hochzieht, und dabei fällt es gelegentlich auch rückwärts. Manchmal wird es weinen, manchmal wird es einfach weitermachen. Unbemerkt lernt es dabei aber auch etwas: wie es sich gut beim Fallen abfangen kann, eine Fähigkeit, die enorm wichtig ist. Sind Eltern dazu verleitet, immer dazwischenzuspringen und das Baby aufzufangen, kann es wichtige Lernerfahrungen nicht machen – auch nicht, wenn es ein Polster um den Hinterkopf geschnallt bekommt, das es vor Verletzungen schützen soll.

So schwer es also manchmal ist: Dein Baby wird auch unangenehme Erfahrungen machen. Und es ist wichtig, sie – solange sie nicht wirklich gefährlich sind – zuzulassen und dein Kind dann bei Bedarf zu trösten. Auch hier sind wir wieder bei einem bedeutsamen Aspekt, den wir schon angesprochen haben: **Manchmal ist die Angst vor der Verletzung auch deswegen so groß, weil wir eigentlich innere Angst vor dem Trösten haben.** Überlege daher genau, was dich in den Erkundungssituationen deines Babys leitet, wenn du innere Unruhe spürst.

Kinder sind auch hier höchst verschieden

Dein Kind meistert im ersten Lebensjahr in so vielen Bereichen enorme Entwicklungen. Gerade die motorischen Fortschritte springen uns oft besonders ins Auge – und damit sind auch die Sorgen oft groß, wenn Entwicklungen scheinbar übersprungen werden oder dein Baby in seinem Alter ein anderes Bewegungsverhalten zeigt als Gleichaltrige. Daher das Wichtigste vorab zur Bewegungsentwicklung: Jedes Kind hat ein eigenes Entwicklungstempo, auch in der Motorik. Manche Kinder beginnen früher mit einzelnen Bewegungen, andere später. Manche Kinder verbleiben länger in einigen

Fortbewegungsmöglichkeiten, andere durchlaufen sie nur kurz. Gerade in diesem Entwicklungsbereich gilt das Sprichwort: »Das Gras wächst nicht schneller, wenn man daran zieht.« Dein Kind wird sich vielleicht irgendwann aufrecht halten können, wenn du es oft hingesetzt hast, oder stehen können, wenn du es auf den Füßen gehalten hast, aber es wird dadurch nicht die feinen Bewegungsabläufe lernen, die es eigentlich für seine Gesamtentwicklung braucht, und vielleicht auch nicht die gesunden Muskelstrukturen ausbauen, die es eigentlich benötigt. Die motorische Entwicklung ist ein fein aufeinander abgestimmtes System von Schritten, die ineinandergreifen und aufeinander aufbauen. Wie dieses System ausreift, ist eng mit den Lernerfahrungen verzahnt, die das Kind machen kann. Wenn dein Kind langsamer oder schneller ist als ein vergleichbares Kind, ist das meistens absolut kein Grund zur Sorge. Kläre deine Sorgen am besten mit einer Fachkraft in der kinderärztlichen Praxis, nicht mit ChatGPT oder per Onlinesuche.

Wann zur Kinderärztin?

Die Physiotherapeuten Birgit Kienzle-Müller und Gitta Wilke-Kaltenbach empfehlen, motorische Auffälligkeiten dann abzuklären, wenn ein Kind übermäßige Körperspannung zeigt. Dann erscheint es besonders steif und überstreckt sich stark, die Bewegungen sind unharmonisch. Das Gleiche gilt, wenn das Kind zu wenig Spannung hat, sich wenig bewegt und beispielsweise Mühe hat, den Kopf zu halten, bei asymmetrischer Haltung in jedem Alter, bei unterschiedlicher Entwicklung der Körperseiten, Krampfanfällen, Unruhe und Übererregbarkeit, sowie wenn das Kind ständig und übermäßig die Zunge im Mund verdreht. Auch bei möglichen Akutkrankheiten und einer deutlich verzögerten Entwicklung sollte eine medizinische Abklärung erfolgen.[119]

Meilensteine des Bewegungsablaufs

Wir wollen die Bewegungsentwicklung deines Kindes hier einmal ohne Altersangaben nachzeichnen, und zwar aus der Sicht des Bewegungsablaufs. Das mag dir zunächst ungewöhnlich erscheinen, schließlich bist du Altersangaben gewohnt, und auch bei den U-Untersuchungen wird die Entwicklung altersorientiert betrachtet (obwohl Kinderärzt*innen hier oft einen differenzierten Blick haben und sowohl die Individualität des Kindes als auch eine mögliche Frühgeburtlichkeit berücksichtigen). In diesem Buch liegt der Schwerpunkt jedoch darauf, kindliche Entwicklung aus Bindungs- und Interaktionssicht zu betrachten. Dafür sind Altersangaben nebensächlich und können sogar eher ablenken: Sie verleiten uns dazu, nicht unser Kind zu sehen, sondern »das« Kind.

Der Ablauf der Bewegungsentwicklung ist eigentlich noch weitaus komplexer, als es hier dargestellt werden kann. Unzählige kleine Impulse greifen ineinander und führen schließlich dazu, dass dein Baby sich drehen, robben, krabbeln und laufen kann. Die motorische Entwicklung ist ein kleines Wunderwerk aus fein verzahnten Schritten, die aufeinander aufbauen wie Zahnräder in einem Uhrwerk.[120]

Schauen wir uns nun einmal grob, aber aus Bindungssicht, diese Entwicklung an: Dein Kind kommt zunächst noch ganz angepasst an den Raum im Uterus zu dir. Es liegt nicht ausgestreckt auf dem Rücken wie wir Erwachsenen (siehe Abbildung im Kapitel *Bindungssicher im Miteinander und Spiel*). Die Rückenlage ist für dein Baby zunächst herausfordernd, weshalb es gemütlicher ist, es in einem Nestchen zu betten, bei dem Kopf und Beine etwas angehoben sind und es rundum gehalten wird. Dazu kannst du ein Handtuch zu einer Rolle formen und zu einem Kreis legen, über den ein weiteres Tuch gebreitet wird, auf das dein Baby gelegt wird. So kann es die Spannung gut an die Unterlage abgeben. Die Wirbelsäule entfaltet und streckt sich nach und nach, und die Kopfkontrolle entwickelt sich über die ersten Monate.

Zunächst bewegt sich dein Baby in Rückenlage noch eher ungezielt. Es kann seine Lage nicht selbst verändern und ist auf seine Bezugspersonen angewiesen. Das erklärt auch, warum manche Babys in Rückenlage unruhig werden: Stell dir vor, du legst dich ins Bett, um dich auszuruhen. Wahrscheinlich wirst du dich so lange von einer Seite auf die andere drehen oder ein wenig rutschen, bis du eine gemütliche Position gefunden hast. Dein Baby kann das noch nicht. Es liegt, wie es hingelegt wurde, kann es sich nicht selbst »gemütlich machen« und weiß auch nicht, dass dieses Empfinden Unbehagen ist – es spürt nur, dass etwas nicht stimmt, und zeigt dir das durch seine Signale.

Im Spiel beugst du dich zu deinem Kind, vielleicht führst du deine Finger oder Hände vor sein Gesicht, damit es sie befühlen kann, denn die eigenen Bewegungen sind noch ungezielt. Vielleicht ist dein Baby, das noch nicht gezielt zugreifen kann, aber so erfreut, dass der ganze kleine Körper »mitgreifen« möchte und voller Freude zappelt. Du erzählst etwas, lächelst dein Kind an. Das erste Lächeln deines Babys ist dann ein besonderer Moment des Miteinanders.

Zunächst sind Babys Hände noch geschlossen. Nach und nach öffnen sie sich, wenn sich die Wirbelsäule mehr und mehr entfaltet. Vielleicht wirst du dein Baby auch ab und zu auf den Bauch legen und ausprobieren, ob es das mag. Manche Babys finden die Bauchlage angenehm, andere weniger. Für einige Babys ist sie nur dann wohltuend, wenn sie bäuchlings auf der Brust einer Bezugsperson liegen, über der Kniebeuge eines angewinkelten Beins oder wenn sie eine kleine Unterstützung wie eine Handtuchrolle oder ein Stillkissen unter den Armen haben. Auch das ist vollkommen in Ordnung.

In Bauchlage wird der Kopf zunächst seitlich abgelegt, weil er noch nicht gehalten werden kann. Doch durch Neugier hebt dein Baby irgendwann den Kopf, um etwas zu entdecken. Anfangs gelingt das nur kurz und wackelig. Achte genau auf dein Kind: Ob es Freude daran hat oder ob es sich nicht wohlfühlt, zeigt es dir deutlich. Du musst dein Baby nicht künstlich auf den Bauch legen, damit es sich gesund entwickelt.

Tummy Time

Früher wurde dringend dazu geraten, das Baby regelmäßig auf den Bauch zu legen, und diese Position wurde auch zum Schlafen empfohlen. Später kehrten sich diese Empfehlungen ins genaue Gegenteil um, um den Plötzlichen Kindstod zu vermeiden: Auf keinen Fall sollen Babys in Bauchlage schlafen. Das gilt auch weiterhin, solange Babys sich noch nicht selbstständig im Schlaf dorthin drehen. Babys wurden dann aber oft gar nicht erst in diese Lage gebracht, zu groß war die Sorge um ihr Wohlergehen. Hierdurch entstand wiederum die Befürchtung, den Babys könnten wichtige Entwicklungsimpulse fehlen, wenn sie nicht mehr in Bauchlage liegen würden, weshalb die Tummy Time als eine Art Sporteinheit empfohlen wurde. Tatsächlich ist sie aber eine unnötige Herausforderung für Babys. Die Bauchlage sollte keine Trainingseinheit sein, sondern ein spielerisches Angebot im Miteinander. Babys lernen in der Regel über die natürliche Bewegungsentwicklung, von der Seite auf den Bauch zu kommen.

Da die Schädelknochen des Babys bei der Geburt noch weich und nicht fest miteinander verwachsen sind, damit der Kopf gut den Geburtskanal passieren und das Gehirn wachsen kann, ist der Kopf anfällig für Asymmetrien. Sie können schon durch die Zeit im Uterus entstehen. In den ersten Wochen mildern sie sich dann ab. Sie können sich jedoch auch verstärken oder sich überhaupt erst ausbilden, unter anderem dann, wenn das Baby ungünstig gelagert ist. Die Asymmetrie kann dann auch zu weiteren Asymmetrien im Körper führen, die langfristig Probleme bereiten können. Deshalb ist es hilfreich, das Baby richtig zu lagern, aber auch, es zu tragen.

Wenn dir eine Asymmetrie auffallen sollte, solltest du das abklären lassen. Sollte das Baby generell Auffälligkeiten in seiner Bewegungsentwicklung aufweisen oder aufgrund von Asymmetrien des Kopfes aus medizinischen Gründen in die Bauchlage gebracht werden müssen, kann eine Fachkraft euch dann darin unterstützen, passende Angebote zu finden, die dein Baby nicht überfordern, oder sie kann euch andere Maßnahmen zeigen.

Irgendwann beginnt dein Baby, mit den Händen vor dem Gesicht zu spielen. Es zieht die Beine an, die Fußsohlen berühren sich und es entdeckt nach und nach seine Beine und schließlich die Füße, die es ertastet und bespielt. In diesem Spiel entsteht eine kleine Instabilität, durch die es sich auf die Seite dreht, manchmal sogar überraschend für dein Baby selbst. Vielleicht landet es dann zufällig auf dem Bauch. Noch ist das keine gezielte Drehbewegung, aber aus diesem Spiel mit dem eigenen Körper und mit Spieldingen in der Nähe entwickelt sie sich. Ein Arm bewegt sich schräg nach vorn, die Beine sind angewinkelt, der Rumpf beugt sich und dein Baby gelangt von der Rücken- in die Seitenlage. Hier zeigt sich wieder ein bedeutsamer Moment im Sinne von »Wurzeln und Flügel«: Fällt deinem Baby ein Spielzeug aus der Hand, musst du es nicht sofort wieder aufheben. **Warte einen Augenblick, schenke ihm Freiheit, um den Entwicklungsimpuls zu nutzen, und beobachte.** Wird es unruhig und kann sich nicht regulieren, weil es unbedingt weiterspielen möchte, kannst du helfen. Vielleicht aber bewegt es sich selbst zum Spielzeug oder es wendet sich einem anderen Spiel zu, etwa dem mit den eigenen Händen, und ist damit völlig zufrieden.

In der Bauchlage nimmt dein Baby die Welt aus einer neuen Perspektive wahr. Es kommt zunächst in den symmetrischen Ellenbogenstütz, dann in den asymmetrischen Ellenbogenstütz und nach dem Abschwächen des Greifreflexes kann es die Hand bewusst öffnen und die Welt aktiv be-*greifen*. Sieht es etwas Spannendes, richtet es sich mehr auf und stützt sich auf den Handwurzeln ab. Manchmal ist es so erfreut und aufgeregt, dass seine Bewegungen beinahe wie Schwimmbewegungen aussehen.

Im symmetrischen Handstütz erweitert sich der Überblick noch einmal und vielleicht beginnt das Baby, sich um die eigene Achse zu drehen oder sich rückwärts zu schieben, bevor schließlich die Vorwärtsbewegung gelingt: das Robben. Für diese Bewegungen braucht es Raum, aber auch eine passende Begleitung: **einen Menschen, auf den es sich zubewegen kann, der wahrnimmt, begleitet und gleichzeitig Raum zum Ausprobieren lässt.** Und auch Trost spendet, wenn die Frustration des Babys zu groß wird, etwa weil es sich versehentlich vom Spielzeug weg- statt darauf zugeschoben hat. Manche Babys nutzen für diese neue Fortbewegung beide Arme abwechselnd, andere bevorzugen eine Seite.

Wenn dein Baby sich nun ausgiebig dreht, wendet und fortbewegt, kommt es irgendwann aus dem freien Spiel heraus in den schrägen Sitz: Es bringt sich aus dem seitlichen Zwergensitz oder aus dem Vierfüßlerstand in diese Position, zunächst noch mit einer Hand zur Unterstützung. Wieder eröffnet sich eine neue Perspektive: eine Etage höher sozusagen. Von hier aus kommen viele Babys ins Krabbeln, ein wichtiger Meilenstein für Koordination und Muskulatur. Oft geht eine längere Phase des Wippens voraus, bis das Baby die komplexen Bewegungsabläufe koordinieren kann. Es verlässt nun die bekannte Auflagefläche und trägt sein Gewicht auf Händen, Knien, Unterschenkeln und Füßen. Auch die Umgebung spielt hier eine Rolle: Auf manchen Untergründen gelingt das Krabbeln leichter als auf anderen. Nach und nach entwickelt sich ein sicherer Sitz, mal mit leicht nach vorn gebeugten Beinen, mal auf den Fersen, mal seitlich abgestützt. Von hier aus kann dein Baby im Sitzen spielen. Manche Kinder rutschen zudem eine Weile auf dem Po vorwärts.

Es kann für Eltern verlockend sein, ein Baby früher hinzusetzen, besonders wenn Signale fehlinterpretiert werden. Zeigt ein Baby in Rückenlage Unruhe, wird manchmal vermutet, es wolle »endlich richtig« sitzen, um besser sehen oder mit beiden Händen spielen zu können. Doch so denkt ein Baby nicht. Es weiß nicht, dass Sitzen eine andere Spielmöglichkeit eröffnet. Es ist einfach unruhig, vielleicht, weil es die Lage ändern möchte, vielleicht aus einem ganz anderen Grund. Selbst wenn Babys eigenständig sitzen können, spielen sie in dieser Position meist nicht lange, sondern wechseln noch häufig ihre Haltung (etwas, das wir Erwachsenen, denen beigebracht wurde, stillsitzen zu müssen und dass Unruhe unhöflich wäre, uns mühsam wieder antrainieren müssen). Wird das Signal des Babys falsch gedeutet, entstehen manchmal ungünstige Muster: Das Kind wird abhängig davon, dass Erwachsene es hinsetzen und wieder befreien, es erfährt sich nicht als selbstwirksam. Langfristig können so belastende Interaktionskreisläufe entstehen, die über die motorische Entwicklung hinauswirken.

Ähnlich verhält es sich dann mit dem Stehen und Gehen, das nun bevorsteht: Aus dem Sitzen und Krabbeln streckt das Baby die Arme hoch, zieht sich hoch, kniet, steht, bewegt sich seitwärts und macht schließlich die ersten freien Schritte. Eltern sind hier schnell verleitet, aus Begeisterung oder Stolz die Hände zu ergreifen und das Kind durch die Gegend zu führen. Doch auch hier gilt: Bitte nicht. Mach selbst einmal den Versuch: Strecke die Arme in die Luft, verlagere dein Gewicht auf die Zehen und versuche so zu laufen. Fühlst du dich dabei sicher in deinem Körper? Vielleicht erinnerst du dich auch daran, zum ersten Mal auf Absatzschuhen gelaufen zu sein – eine Wackelpartie. Dein Kind soll aber ein Gefühl von Sicherheit entwickeln können. Am besten barfuß, damit es den Boden spürt und die Fußmuskulatur gestärkt wird. Manche Kinder nehmen bei den ersten freien Schritten gerne etwas in die Hand, etwa einen Holzlöffel. Andere schieben einen kleinen Hocker vor sich her, der sich ihrem Tempo anpasst und ihnen Sicherheit gibt. Das ist in Ordnung und manchmal besser als ein Lauflern- oder Puppenwagen, die oft zu schnell rollen.

Beherrscht dein Baby den freien Stand, wird manchmal auch das Wickeln zur Herausforderung. Im nächsten Kapitel schauen wir uns genauer an, wie du beim Wickeln im Stehen das Bedürfnis des Kindes nach Bewegung mit der elterlichen Fürsorge verbinden kannst.

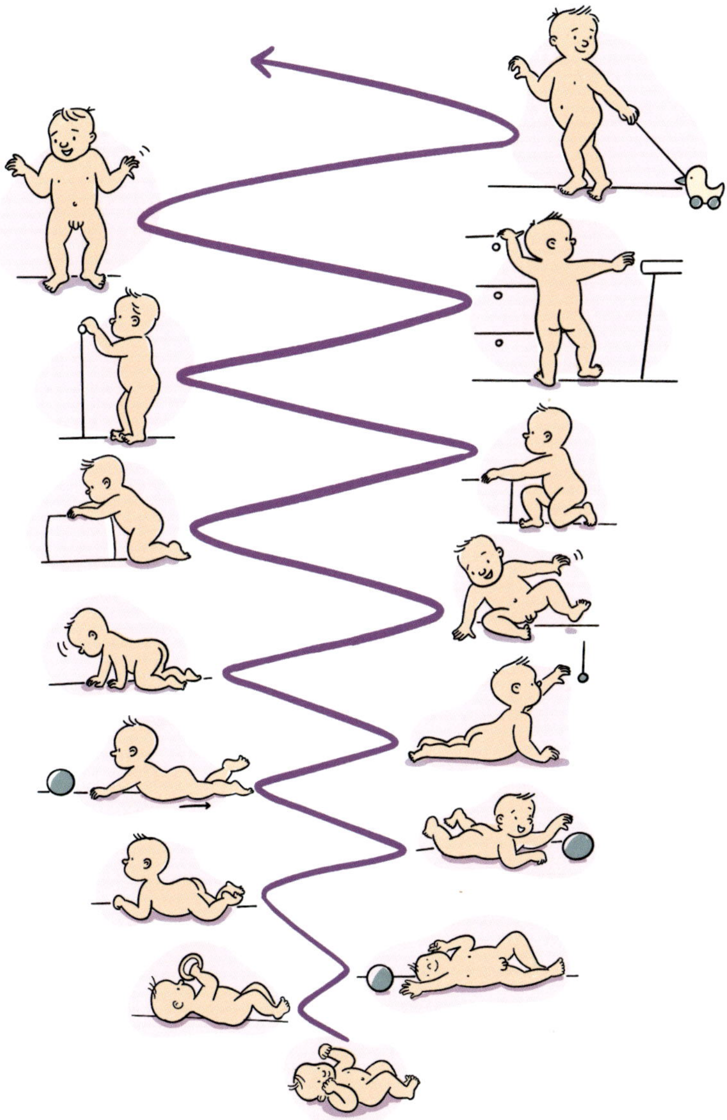

Bewegungsentwicklung des Babys von der Rückenlage zum freien Gang nach Kienzle-Müller/Wilke-Kaltenbach[178]

Dein Kind wird stürzen: heute, morgen und viele Male auf dem Weg ins Erwachsenenleben. Wahrscheinlich wird es oft auf den Po fallen und wieder aufstehen, bevor es sicher läuft. Es lernt die neue Bewegung und die Grenzen seiner aktuellen Möglichkeiten. Beobachte genau, was dein Kind in diesen Momenten braucht: Reicht es, wenn es dich sieht, um sich wieder sicher zu fühlen, oder braucht es Trost in deinen Armen? Manche Kinder brauchen mehr Nähe, andere weniger. **Deine Aufgabe ist es, beides zu halten: die Sicherheit durch Trost und die Ermutigung, wieder in die Erkundung zu gehen.**

Feinmotorik ausbilden

Zur motorischen Entwicklung gehört nicht nur die Grobmotorik, auch wenn uns diese oft besonders ins Auge fällt, sondern ebenso die Feinmotorik. Auch hier greifen viele Entwicklungen ineinander, bauen aufeinander auf und sind mit anderen Entwicklungsbereichen eng verknüpft.

Nach der Geburt ist wohl am auffälligsten der Greifreflex der Hände: Legt man dem Neugeborenen einen Finger oder Gegenstand in die Hand, schließt es die kleine Faust darum. Damit später gezieltes Greifen möglich wird, muss dieser Reflex nach und nach abgebaut werden. Dasselbe gilt für den Greifreflex der Füße, der für das Stehen- und Gehenlernen weichen muss. Lässt der Reflex langsam nach, bringt dein Baby die Hände vor der Brust zusammen und beginnt, mit den eigenen Fingern zu spielen. Auch das ist Spiel: Es lernt seinen Körper kennen, spürt Grenzen, ertastet sich selbst. Es beobachtet die eigenen Hände, verfolgt ihre Bewegungen mit den Augen. Auch das ist Lernen: nämlich die Koordination von Auge und Hand. Du musst deinem Baby in dieser Phase nichts »Spannenderes« geben: Für dein Kind sind die eigenen Hände gerade das Spannendste überhaupt. Unsere erwachsene Perspektive überlagert schnell diesen Blick, dabei kannst du das Spiel sogar unterstützen, indem du mitspielst, die Finger sanft berührst, massierst, benennst oder das Gesicht deines Babys damit berührst. Vielleicht möchte es auch an den Händen saugen, denn die Mundregion ist in dieser frühen Zeit besonders empfindsam und wichtig für die Erkundung der Welt.

All das ist für dein Kind nicht nur aufregend, sondern auch anstrengend. Es wird Pausen brauchen: Vielleicht wendet es sich ab, dreht den Kopf oder schließt kurz die Augen. Mit der Zeit wirst du die Signale deines Babys immer besser verstehen: ob es spielen, ruhen oder einfach etwas anderes tun möchte.

Nach und nach öffnen sich die Hände. Anfangs gelingt noch kein gezieltes Greifen, doch das Spiel mit den Händen baut die Auge-Hand-Koordination auf. Du kannst deinem Baby ein einfaches, leichtes Spielzeug von der Seite reichen. Wenn es noch nicht danach greifen kann, wird es das Spielzeug betrachten. Später wird es die Hand ausstrecken, zugreifen und irgendwann sogar über die Körpermitte hinweg greifen.

Auch die Füße kommen mit ins Spiel: Dein Baby berührt sie gegenseitig, ertastet Beine und Zehen. Dadurch wird die Bauchmuskulatur gestärkt – eine wichtige Grundlage für die spätere grobmotorische Entwicklung. Ermögliche deinem Kind, auch barfuß zu spielen, damit es mit den Füßen greifen und weitere Erfahrungen sammeln kann. Diese Entwicklungen sind weit mehr als »nur« neue Bewegungen: Sie stehen im engen Zusammenhang mit der Gehirnentwicklung. Jeder Eindruck wird verarbeitet, neue neuronale Verbindungen entstehen. Dein Kind nimmt ein Spielzeug wahr: seine Oberfläche, sein Gewicht, seinen Geruch, seine Form. Es erfährt, wie sich etwas in der Hand oder im Mund anfühlt und wie stark es zugreifen muss, um es zu halten.

Lass dein Kind erkunden. Du musst ihm nicht vormachen, wie ein Spielzeug »richtig« benutzt wird. Nach und nach wird es die Welt immer differenzierter be-*greifen*: Aus dem Greifen mit der ganzen Hand entwickelt sich der Pinzettengriff. Zunächst bringt dein Baby noch grob Daumen, Zeige- und Mittelfinger zusammen, später berühren sich die Fingerspitzen, sodass es auch winzige Dinge aufheben kann. Nun wächst das Interesse an Kleinteilen, eine wichtige Entwicklungsstufe, die zugleich Vorsicht erfordert: Dein Baby darf vieles in den Mund nehmen, aber nicht alles. Achte darauf, dass keine verschluckbaren oder gefährlichen Gegenstände erreichbar sind. Gleichzeitig braucht das Baby Raum, um seine Fähigkeiten auszubauen – das ist einer der vielen Balanceakte der Elternschaft. Mit der Beikost hat es die Möglichkeit, zerdrückte Blaubeeren und geviertelte Weintrauben oder Cocktailtomaten aufzugreifen.

Dein Kind wird Dinge bald nicht nur mit einer Hand, sondern mit beiden Händen greifen. Bietest du ihm beispielsweise ein Plastiksieb oder einen kleinen Korb an, kann es diese Dinge mit Händen und Füßen bespielen und sich in Bauchlage damit bewegen. Eine neue Herausforderung ist das gezielte Loslassen. Anfangs fällt es noch schwer und dein Baby wird Dinge unkontrolliert fallen oder werfen lassen. Wir Erwachsenen sind schnell versucht, dieses Verhalten zu verbieten. Doch aus Babysicht ist es wichtig und richtig. Du kannst allerdings beeinflussen, mit welchen Dingen geworfen werden darf. Ein Ball rollt anders als ein Baustein. Das erfährt dein Kind durch sein Handeln. So sammelt es Wissen über Entfernungen, Materialien und Zusammenhänge. Auch Gegenstände aneinanderschlagen oder mit den Händen zu klatschen, sind wichtige Koordinationsleistungen.

In den kommenden Jahren wird dein Kind seine feinmotorischen Fähigkeiten immer weiter ausbauen. Dafür braucht es Raum, Gelegenheit und Begleitung. Aus diesen feinen Stufen der Entwicklung wachsen irgendwann die Fähigkeiten, einen Füllfederhalter zu halten, Schriftzeichen auf Papier zu bringen oder bunte Kunstwerke zu gestalten. All das entsteht aus dem Zusammenspiel von Reifung, Lernumfeld, eigener Motivation und der Beziehung zu euch, seinen nahen Bezugspersonen.

Bindungssicher in Bewegung

1. Welche Gefühle spüre ich, wenn ich mein Baby mit anderen gleichaltrigen Kindern in Hinblick auf die motorische Entwicklung vergleiche?
2. Welchen Moment gab es heute, in dem mein Kind sich selbstständig bewegen konnte und sich in dieser Welt erkundet hat?
3. Wie reagiere ich innerlich und äußerlich, wenn mein Baby unzufrieden ist – und wie möchte ich in solchen Momenten reagieren?

Geduld mit deinem Baby

Setze oder lege dich in die Nähe deines Babys und nimm dir einige Atemzüge Zeit, ganz bei dir anzukommen. Spüre, wie der Atem in deinen Körper hinein- und wieder hinausfließt. Lass deine Schultern weich werden. Nun richte deinen Blick auf dein Baby. Versuche, dein Kind nur zu beobachten, ohne sofort innerlich zu bewerten oder schon einen nächsten Schritt im Kopf zu haben.

Mit jedem Einatmen schaffst du Platz für die Entwicklungsschritte deines Babys in seinem ganz eigenen Tempo. Mit jedem Ausatmen gibst du deine Eile, deine Vergleiche oder Sorgen einen Moment lang ab. Atme so mehrfach ein und aus und nimm diesen Gedanken mit in den Alltag: Wenn du merkst, dass Ungeduld oder der Impuls zum Eingreifen entsteht, lege eine Hand sanft auf dein Herz. Spüre die Wärme deiner eigenen Hand und erinnere dich: Dein Baby hat sein Tempo. Du musst nichts beschleunigen. Lass das Vertrauen wachsen, dass dein Kind genau jetzt an der Stelle ist, an der es sein soll, und dass deine Aufgabe darin liegt, es zu begleiten und ihm den Raum zu geben für seine Entwicklung.

Bindungssichere Babypflege

»Pflegemomente sind Beziehungsmomente, in denen dein Baby in eurem Miteinander Vertrauen ausbildet.«

Wenn wir an die Pflege des Babys denken, fallen uns wahrscheinlich zuerst die vielen Handgriffe ein, die wir mal mehr, mal weniger gern erledigen: das Windelwechseln, das Baden und Waschen, das Eincremen oder Massieren. Oft sehen wir dabei vor allem die Tätigkeiten und verrichten sie vielleicht auch aus dem Blickwinkel, dass wir etwas am Baby tun, anstatt etwas mit ihm gemeinsam zu tun. **Gerade die Babypflege ist jedoch eine Beziehungsaufgabe, eine Interaktion, in der wir wunderbar in Kontakt kommen können.** Gleichzeitig unterstützen wir unser Baby von Anfang an in seiner motorischen Entwicklung und der Entwicklung seiner Selbstständigkeit. Der Weg zur eigenen Körperpflege beginnt also schon jetzt: indem du dein Kind einbeziehst, ihm kleine Mitwirkungsmöglichkeiten gibst und so zeigst, dass sein Körper ihm gehört. So lernt dein Baby, dass es sich einbringen darf. Und du lernst, Vertrauen in die Fähigkeiten deines Kindes zu haben. Besonders im Hinblick darauf, dass dein Kind später seinen Körper selbstständig pflegen und alleine auf die Toilette gehen wird, ist es wichtig, dass Kinder von Anfang an erleben: Dieser Körper wird nicht nur von anderen versorgt, sondern darf auch von ihnen selbst gepflegt und beachtet werden.

Die Babypflege legt damit den Grundstein für ein gutes Körperempfinden und einen gesunden Umgang mit sich selbst. Im Gegensatz zu vielen anderen Alltagssituationen eröffnet sie die Möglichkeit, sich ganz aufeinander einzulassen: In diesen Momenten bist du mit deinem Kind herausgelöst aus dem Trubel an einem ruhigen Ort im Bad oder am Wickelplatz. Hier seid ihr nicht abgelenkt, sondern miteinander in direktem, ungeteiltem Kontakt.

Langsamkeit statt »Augen zu und durch«

Vielleicht ist das Wickeln nicht die Aufgabe, auf die du dich am meisten gefreut hast, als du Elternteil wurdest. Gerade am Anfang kann es sich herausfordernd anfühlen: Dein Baby wirkt so zerbrechlich, du bist noch unsicher im Umgang, deutest die Signale nicht immer richtig und sorgst dich, etwas falsch zu machen oder das Kind zu verletzen. Fragen wie »Was muss ich bei der Vorhaut oder den Vulvalippen beachten?« oder »Wie reinige ich die Intimregion richtig?« beschäftigen viele Eltern. Und vielleicht spürst du auch den Impuls: Lieber schnell alles erledigen, damit man sich auch schnell wieder etwas Schönem zuwenden kann.

Wenn wir uns aber noch einmal in die Erfahrungswelt deines Babys hineinversetzen, wird rasch deutlich, warum Langsamkeit wichtig ist. Für dein Kind ist gerade alles neu: Die vertraute Geborgenheit im Uterus war eine völlig andere Welt. Jetzt spürt dein Baby plötzlich Luft auf der Haut, den Stoff von Kleidung, die Schwerkraft, deine Hände, die es halten und bewegen. Gerade die Momente, in denen du dein Baby pflegst, sind voller Sinneseindrücke: ein nasser Lappen, der über die Haut streicht, danach das Abtrocknen, Gerüche selbst von unparfümierten Pflegeprodukten, Wärme oder vielleicht Hitze von der Wärmelampe über dem Wickeltisch. All diese Reize nimmt dein Baby wahr und verarbeitet sie noch ganz anders, als wir Erwachsenen ähnliche Erfahrungen verarbeiten. Die Nervenfasern deines Babys sind bei der Geburt noch nicht vollständig mit Myelin, einer Art »Isolierschicht«, ummantelt. Dadurch dauert die Informationsweiterleitung länger. Zum ersten Geburtstag verarbeitet dein Kind Berührungsreize schon viermal so schnell wie bei der Geburt, mit sechs Jahren doppelt so schnell und damit fast wie ein Erwachsener.[121] Das bedeutet für uns Eltern: **Babys und kleine Kinder sind auf Langsamkeit angewiesen. Sie brauchen mehr Zeit, um Reize wahrzunehmen, zu verarbeiten und darauf zu reagieren.** Gerade in der Babypflege lohnt es sich, unsere Handlungen auf dieses Tempo einzustellen.

Wenn wir unser Baby langsam ausziehen, seine Reaktionen beobachten und darauf eingehen, merken wir, welche Berührungen angenehm sind und welche vielleicht weniger. Streichelst, cremst oder wischst du behutsam, kann dein Baby vermitteln, was es mag und wo es empfindlicher reagiert. So lernt ihr euch immer besser kennen und dein Baby lernt gleichzeitig, dass seine Signale verstanden werden. Das stärkt nicht nur das Körpergefühl, sondern auch eure Beziehung. Außerdem erkennen wir leichter, wann die Reize zu viel werden, und können Pausen einbauen. Besonders im Wochenbett und in den ersten Monaten ist es wichtig, dir und deinem Baby genügend Zeit für die Pflege zu geben. Wenn du merkst, dass dein Kind Zeichen der Überlastung zeigt, halte inne: Lege sanft deine Hand auf seinen Rumpf, sprich beruhigend, dass du bemerkt hast, wie anstrengend es gerade ist, und dass ihr eine Pause macht. Oder führe die Beine deines Babys mit den Füßen sanft zueinander, um ihm Halt zu geben.

Schon junge Babys kooperieren nach ihren Möglichkeiten in vielen Situationen mit uns, wenn wir ihnen dafür die Zeit geben. Je größer die Kinder werden, desto aktiver können – und sollten – sie in die Pflegesituationen eingebunden werden: Sie können sich die Socken von den Füßen ziehen, die Windel öffnen, einen eigenen kleinen Lappen bekommen, mit dem sie sich auch säubern können. Dieses Einbeziehen macht die Pflege auch zu einem Spiel für dein Baby: Es hat Spaß und wird nicht nur behandelt. Je älter dein Baby wird, desto bedeutsamer wird die Selbstständigkeit, die es auch immer stärker einfordern wird. Krabbelkinder wollen beim Windelwechseln nur selten still auf dem Rücken liegen bleiben. Ihnen eine herausfordernde Tätigkeit zu geben, kann die Situation entspannen.

So wird Babypflege zu einem gemeinsamen, achtsamen Miteinander und nicht nur zu einer zu erledigenden Aufgabe.

Das lernt dein Baby bei der Körperpflege

Pflegemomente sind Beziehungsmomente, in denen dein Baby durch gelingende Interaktion Vertrauen ausbildet. Gleichzeitig sind sie körperliche Erfahrungen, in denen dein Kind seinen Körper und seine Grenzen kennenlernt. Jede Berührung trägt dazu bei, dass dein Baby spürt: »So fühlt sich mein Körper an. Hier bin ich gemeint.« Schon im Uterus beginnt das Baby, eine Art innere »Körperlandkarte« im Gehirn auszubilden. Die sanften Berührungen, die es dort erfährt, prägen diese ersten Strukturen. Nach der Geburt wird diese Landkarte durch jede neue Erfahrung weiter ausgestaltet: durch Wickeln, Waschen, Streicheln, Massieren. Respektvolle Berührungen helfen deinem Baby nicht nur, den eigenen Körper zu entdecken und besser zu verstehen, sondern regen auch die gesamte Gehirnentwicklung an und fördern kognitive Fähigkeiten. Mit zunehmendem Alter wird diese Körperlandkarte immer feiner.

Dein Kind lernt außerdem durch Sprache, wie die einzelnen Körperstellen heißen. Der aktive Wortschatz deines Babys wird ausgebaut, indem du im Alltag mit ihm sprichst und Dinge benennst. Dabei geht es nicht darum, die ganze Zeit zu reden, sondern Handlungen begleitend zu benennen: »Jetzt gehen wir zum Wickeln und da werden wir gleich deine Windel wechseln.« – »So, jetzt müssen wir erst einmal den Body ausziehen. Ich mach jetzt erst einmal die Knöpfe auf und dann drehe ich dich auf die Seite.«

Solche Ansprachen helfen deinem Baby, sich auf die Situation einzustellen und Schritt für Schritt mitzuwirken. Wichtig ist dabei, alle Körperteile selbstverständlich zu benennen, nicht nur Arme und Beine, sondern auch die Intimorgane: Penis, Hoden, Vorhaut, Vulva, Vulvalippen. So lernt dein Kind von Anfang an, dass auch diese Körperstellen ganz selbstverständlich dazugehören. Eine klare, respektvolle Sprache stärkt nicht nur das Körperbewusstsein, sondern vermittelt deinem Kind auch: **Mein Körper ist richtig so, wie er ist, und er verdient Achtung in allen seinen Teilen.**

Der richtige Ort für das pflegende Miteinander

Wenn du dein Baby gerade pflegst, ist nicht nur das richtige Tempo wichtig, sondern auch der passende Ort, gerade bei noch sehr jungen Babys. Der Platz für die Körperpflege sollte für euch beide angenehm sein. Dein Wohlbefinden wirkt sich unmittelbar auf dein Baby aus: Wenn du Schmerzen hast oder unbequem stehst, fällt es dir schwer, mit Ruhe und Gelassenheit zu wickeln. Besonders in der ersten Zeit nach der Geburt, wenn dein Beckenboden noch geschwächt ist, kann langes Stehen in einer ungünstigen Position zusätzlich belasten. Achte daher darauf, dass die Höhe der Unterlage für dich passt und dein Körper möglichst entspannt bleiben kann. Eine klassische Wickelkommode ist dafür keine gute Voraussetzung. Du kannst dein Baby genauso gut auf dem Bett wickeln, einen Tisch entsprechend herrichten oder dich auf den Boden setzen. Wichtig ist, dass du dich sicher fühlst und alles griffbereit ist: Windeln, Waschlappen, warmes Wasser (mittels Wasserhahn, in einer Schale oder Thermoskanne), Pflegeprodukte. So vermeidest du, in Versuchung zu geraten, dein Baby auch nur kurz allein auf einer erhöhten Fläche liegen zu lassen. Selbst Neugeborene können sich mit kräftigen Zappelbewegungen überraschend bewegen. Eine Hand am Baby sorgt deshalb immer für Sicherheit und schenkt zusätzlich Nähe und Geborgenheit.

Auch wenn wir Pflegesituationen bewusst langsam gestalten, sind sie für

Babys sehr reizintensiv. Sie nehmen jede Berührung, jeden Temperaturwechsel, jeden Geruch intensiv wahr und müssen das alles verarbeiten. Auch positive Eindrücke sind eben Eindrücke. Ein gut vorbereiteter Ort kann deinem Baby helfen, sich zwischen diesen Reizen geborgen und beruhigt zu fühlen. Besonders in den ersten Wochen ist Kälte ein starker Reiz. Eine Wärmelampe kann hier wohltuend sein. Auch kleine Gesten machen einen Unterschied: Wärme deine Hände durch Reiben, bevor du dein Baby berührst, und bringe Pflegeprodukte auf Körpertemperatur, bevor du sie aufträgst. Auch hier kannst du selbst einmal kurz reflektieren, wie es sich anfühlt, wenn du selbst vielleicht massiert wirst und jemand dich mit kalten Händen berührt oder ein kühles Öl auf dich schüttet, statt es in der Hand zu erwärmen: Du wirst kurz zusammenzucken und dich anspannen, statt entspannen.

Für Neugeborene und junge Babys ist außerdem das Gefühl von Umhüllung wichtig. Im Bauch waren sie eng begrenzt, in angehockter Haltung gehalten. Auf einer glatten Wickelunterlage fehlt dieses Gefühl. Rolle daher ein Handtuch zu einem umgedrehten »U« und lege es so um dein Baby, dass es an den Seiten Begrenzung spürt und mit den Füßen sanft an deinem Körper Halt findet. Auch ein weiteres gefaltetes Handtuch unter Kopf und Füßen kann helfen. So entsteht eine leichte Rundung, die an die vertraute Haltung aus dem Mutterleib erinnert und es deinem Baby erleichtert, auf dem Rücken zu liegen. Das kann dazu beitragen, dass es ruhiger bleibt und sich wohler fühlt.

Wickeln ist keine Frage des Geschlechts

Wir haben schon gesehen, dass das Umsorgen eines Babys keine Frage des Geschlechts ist. Trotzdem erleben wir in vielen Familien noch, dass konkrete Pflegetätigkeiten wie Wickeln, Waschen, Baden ungleich verteilt sind. Oft übernimmt ein Elternteil mehr, während der andere weniger eingebunden ist. Gerade aber weil die Babypflege so besondere Momente des Miteinanders sind, sollten alle Elternteile diese Möglichkeiten des Kennenlernens nutzen. Besonders dann, wenn ein Elternteil früher wieder in den Beruf einsteigt, können Pflegerituale eine wertvolle Brücke sein. Hier kann Beziehung wachsen durch Nähe, durch Berührung, durch geteilte Aufmerksamkeit, wenn sie auch sonst zeitlich begrenzter ist.

Für dein Baby ist es eine Bereicherung, wenn es Erfahrungen mit beiden Eltern machen darf. Vielleicht ist ein Elternteil von euch besonders ruhig und sanft, das andere eher verspielt und bringt Freude und Humor in die Pflegesituation. Vielleicht wird gesungen oder eine kleine Geschichte erzählt. Jede*r bringt die eigene Persönlichkeit ein und dein Baby darf erleben: So unterschiedlich können Zuwendung und Liebe aussehen. Und beides ist gut. Indem ihr diese Vielfalt ermöglicht, schenkt ihr eurem Kind nicht nur Nähe und Geborgenheit, sondern auch das Vertrauen, dass es von beiden Eltern getragen und umsorgt wird.

Kooperation beim Wickeln

Wenn du dein Baby beim Wickeln an- und ausziehst, sind drei Aspekte besonders wichtig: Zeit, Aufmerksamkeit und Kooperation. Natürlich gibt es Momente, in denen wir unser Kind auch einmal schnell versorgen müssen, unterwegs die Windel wechseln oder in einer öffentlichen Toilette fix einen Body austauschen. Doch neben diesen Ausnahmesituationen lohnt es sich, Kooperation ganz bewusst in den Blick zu nehmen.

Die Idee der achtsamen Babypflege geht hierzulande auf die ungarische Ärztin Emmi Pikler zurück, die von 1946 bis 1979 das Säuglingsheim Lóczy in Budapest leitete. Dort entwickelte und verfeinerte sie einen Umgang mit Babys, der geprägt war von Respekt, Achtsamkeit und Kooperation. Weltweit wurde bekannt, dass Kinder trotz der Heimunterbringung seelisch gesund aufwuchsen – etwas, das in der damaligen Zeit keineswegs selbstverständlich war. Die Grundlage dafür war das besondere Miteinander, beispielsweise in den Pflegesituationen.

Kooperation bedeutet, dass wir die körperlichen Möglichkeiten und Bedürfnisse unseres Babys ernst nehmen und in unser Handeln einbinden. Leider ist auch heute noch zu sehen, dass Babys zum Windelwechsel an den Füßen hochgezogen werden. Doch wir wissen inzwischen: Es gibt Alternativen, die respektvoller und gesünder sind. Wickeln wir das Baby auf der Seite, kann es seine natürlichen Bewegungsimpulse nutzen, die es ohnehin bald weiterentwickeln wird. So wird die Pflege nicht nur an ihm, sondern mit ihm gestaltet.

Auch Sprache spielt beim Pflegen eine wichtige Rolle. Wenn wir unsere Handlungen in Worte fassen, helfen wir dem Baby, sich auf den nächsten Schritt einzustellen. Auch wir selbst nehmen dann bewusster wahr, was gerade geschieht: »Ich nehm jetzt deine Hand und ziehe dir den Ärmel über den Arm« oder »Ich weiß, du magst das nicht, wenn ich dir das Hemd über den Kopf ziehe. Hier kommt es schon und du kannst kurz nichts sehen, aber gleich siehst du mich wieder!«. Oberteile über den Kopf anzuziehen, empfinden viele Babys als unangenehm. Mit einfühlsamer Sprache und als kleines »Guck-guck«-Spiel können wir diesen Moment abmildern und sogar zu einem kleinen Ritual machen.

Mit zunehmendem Alter wird dein Kind selbstständiger und möchte immer mehr mitgestalten. Vielleicht hat es gerade einen anderen Plan, als sich wickeln zu lassen. Achte deshalb auf günstige Zeitpunkte und lade dein Kind zur Kooperation ein. Sag zum Beispiel: »Ich rieche, dass deine Windel gewechselt werden muss. Komm, wir gehen jetzt gemeinsam wickeln.«

Wenn dein Baby schon stehen kann, bietet es sich auch an, es in dieser Haltung zu wickeln. Es kann dann mehr mitwirken. Das fühlt sich für viele Kinder angenehmer an und passt sich ihrer wachsenden Bewegungsfreude an.

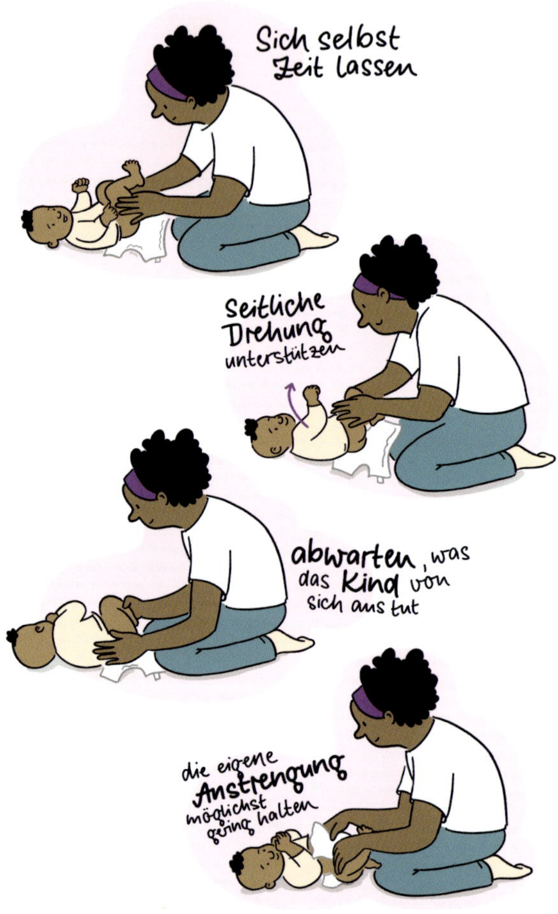
Sich selbst Zeit lassen
Seitliche Drehung unterstützen
abwarten, was das Kind von sich aus tut
die eigene Anstrengung möglichst gering halten

Babys beim Wickeln aktiv einzubinden und ihre Bewegungen nicht nur zu ermöglichen, sondern auch zu unterstützen, macht das Wickeln meist wesentlich angenehmer – für alle Beteiligten. Anstatt die Beine des Babys nach oben zu ziehen, kannst du es in der Seitwärtsbewegung unterstützen, indem du es sanft drehst oder ihm den Finger reichst, an dem es sich festhalten und selbst mitbewegen kann. In der Seitlage wird dann die Windel nach dem Reinigen ausgewechselt. Eine Drehung zur anderen Seite gibt einen weiteren Impuls und sorgt dafür, dass die Windel gut sitzt.

Ausscheidungen

Für manche Eltern ist es eine kleine Herausforderung, mit den Ausscheidungen ihres Babys umzugehen. Vielleicht hast du eine empfindliche Nase, ein stärkeres Ekelempfinden oder negative Kindheitserfahrungen, die hier bewusst oder unbewusst nachwirken. Wichtig ist: Dein Kind sollte nicht für seine Ausscheidungen beschämt werden. Sie sind vollkommen normal und solange du Windeln nutzt, gibt es für dein Baby keine andere Möglichkeit, den Körper von Abfallprodukten zu befreien. Verzichte daher auf abwertende Kommentare oder darauf, die Verantwortung für eine volle Windel mit einem anderen Elternteil hin- und herzuschieben.
Im Laufe der Zeit verändern sich Urin und Stuhl deines Babys in Menge, Farbe, Konsistenz und Geruch. Das ist alles ganz normal und Ausdruck seiner Entwicklung. Innerhalb der ersten 24 Stunden nach der Geburt uriniert dein Baby meist zum ersten Mal, zunächst in so geringen Mengen, dass sie kaum auffallen. Ab dem dritten Tag nimmt die Menge zu (rund 100 bis 300 ml pro Tag) und die Hebamme achtet bei den Wochenbettbesuchen darauf, ob ausreichend »nasse Windeln« vorhanden sind – ein wichtiger Hinweis darauf, dass dein Baby genug trinkt.
Die erste Stuhlausscheidung nach der Geburt nennt man Mekonium oder »Kindspech«. Sie ist dunkel, klebrig und besteht noch aus Abbauprodukten, die im Mutterleib gesammelt wurden. Mekonium lässt sich nur schwer entfernen: Am besten wischst du es sanft mit etwas Öl und einem Tuch ab. Mit den ersten Milchmahlzeiten verändert sich der Stuhl. Er wird heller, breiiger und riecht bei gestillten Kindern leicht süßlich. Kinder, die Flaschennahrung bekommen, haben meist etwas festeren, hellbraunen Stuhl, der auch etwas anders riecht. Gestillte Babys haben in den ersten Wochen oft mehrmals täglich Stuhlgang, später kann es vorkommen, dass sie mehrere Tage lang keinen Stuhl absetzen. Solange dein Baby munter ist, trinkt, regelmäßig Urin ausscheidet und sich gut

entwickelt, ist das kein Grund zur Sorge. Babys mit Flaschennahrung sollten in der Regel einmal am Tag Stuhlgang haben.
Bekommt dein Kind Beikost, verändert sich die Konsistenz erneut und auch Rückstände von noch nicht vollständig verdauter Nahrung können dann sichtbar sein. Das ist normal. Natürlich können sich Farbe, Geruch und Konsistenz des Stuhls immer wieder verändern, zum Beispiel beim Zahnen. Durchfall erkennst du daran, dass der Stuhl nicht nur dünnflüssig ist, sondern auch grünlich und unangenehm riecht. Manchmal kann auch Blut im Stuhl sichtbar sein, oft mit harmlosen Ursachen. Trotzdem solltest du in diesem Fall und bei anderen Auffälligkeiten Rücksprache mit Hebamme oder Kinderärzt*in halten, um auf der sicheren Seite zu sein.

Es geht auch (fast) ohne Windeln

Zur Geburt werden oft Windeltorten verschenkt, wir sehen regelmäßig Windelwerbung im Fernsehen, und in der Drogerie füllen sie ganze Regalwände mit unterschiedlichsten Produkten für jedes Alter. Wir sind es gewohnt: Babys tragen Windeln. Aber tatsächlich muss das nicht so sein. Noch heute wachsen etwa 80 Prozent der Kinder weltweit ohne Windeln auf, auch wenn Windeln zunehmend selbst in nicht industrialisierten Ländern genutzt werden. In einigen Kulturen leben Babys vollständig ohne Windeln, und auch hier könntest du dein Kind grundsätzlich windelfrei begleiten. Windeln sind für unseren westlichen Alltag hilfreich und praktisch, aber sie sind nicht zwingend notwendig.

Das, was bei uns heute unter »Windelfrei« bekannt ist, wird auch als Elimination Communication bezeichnet, also Ausscheidungskommunikation. Diese Bezeichnung macht deutlich: Auch hier geht es wieder um Interaktion mit deinem Baby. Dein Kind zeigt dir einerseits durch Signale, dass es ausscheiden muss, und du kannst andererseits Strukturen schaffen, die deinem Baby deutlich machen: Jetzt ist ein guter Moment dafür. Es geht also darum, Babys Bedürfnisse wahrzunehmen, sie richtig zu interpretieren und angemessen und feinfühlig zu reagieren.

Wenn du davon bisher noch nie gehört hast, fragst du dich vielleicht, ob das im Alltag nicht viel komplizierter oder unpraktischer wäre. Die Antwort ist: Ja und nein. Natürlich bedeutet es zunächst, dass du dich neu einfühlen und hineinfinden musst. Es braucht Aufmerksamkeit, Beobachtung und Ausprobieren – und auch ein gewisses Maß an Frustrationstoleranz. Denn am Anfang klappt es nicht immer zuverlässig, und auch zwischendurch gibt es Phasen, in denen es weniger gut funktioniert. In der Regel wird deshalb eine Windel als »Backup« genutzt (dazu im Abschnitt »Stoffwindeln und Körperwahrnehmung« mehr).

Wenn du dich aber auf diese Art der Pflege einlässt, verändert sich zwar der Ablauf insgesamt, aber wesentliche Punkte bleiben gleich und werden bei windelfrei sogar noch etwas unaufwändiger. Während du bei der klassischen Variante auf die volle Windel reagierst, also dein Baby ausziehst, säuberst, die Windel entsorgst, eine neue anziehst und dein Kind wieder bekleidest, ist es bei der windelfreien Variante anders: Du nimmst das Signal deines Babys wahr, ziehst es aus, hältst es über die Toilette oder ein Töpfchen, machst es sauber (was meist deutlich schneller geht, da Stuhl nicht über Po und Rücken verschmiert und dadurch auch die Kleidung sauber bleibt), und ziehst es wieder an.[122] Der Vorteil dieser Methode liegt auf der Hand: Die Bedürfnisse deines Babys werden ernst genommen, es fühlt sich verstanden und wird nicht von Anfang an daran gewöhnt, Ausscheidungen in eine Windel abzugeben, die später wieder »abtrainiert« werden muss. Die Haut wird geschont, weil dein Kind nicht in Urin oder Stuhl liegt. Moderne Windeln nehmen zwar eine große Menge an Feuchtigkeit auf, aber das feuchtwarme Klima begünstigt auch Pilzinfektionen. Auch duftende Lotionen, die teilweise auch an den Windeln selbst zu finden sind, können die Hautfunktion beeinträchtigen. Wenn du Wegwerfwindeln nutzt, informiere dich über die Inhaltsstoffe der Windeln, achte auf Anzeichen von Pilzinfektionen und wechsle nicht nur regelmäßig nach den Ausscheidungen die Windel, sondern ermögliche auch windelfreie Zeiten.

Mit der Zeit entwickelst du selbst ein Gespür dafür, wann dein Baby ausscheiden muss, aber am Anfang ist es erst einmal recht viel Aufwand. Insbesondere nächtliches Abhalten kann den Schlaf der abhaltenden Bezugspersonen zusätzlich stören (dazu mehr im Kapitel *Bindungssicher schlafen*). Dieser ist aber in den frühen Morgenstunden, wenn die Ausscheidung hormonell wieder angekurbelt wird, ohnehin unruhiger. Manche Familien halten auch nur tagsüber ab und nutzen nachts Einwegwindeln.

Natürlich gibt es auf dem Weg zur Windelfreiheit auch Phasen, in denen die eingespielte Kommunikation weniger zuverlässig funktioniert, etwa wenn dein Baby in seiner Entwicklung gerade mit anderen Themen beschäftigt ist, etwa motorischen Fortschritten. Das ist ganz normal. In solchen Phasen kannst du dich an die festen Zeiten halten, die fast immer Ausscheidungszeiten sind: nach dem Schlafen, nach dem Stillen oder Füttern und vor dem Einschlafen.

Viele Babys, die mit Ausscheidungskommunikation aufwachsen, entwickeln ein frühzeitiges Bewusstsein für ihre Ausscheidungen und ihren Körper. Oft werden sie früher »sauber«, weil sie von Beginn an erleben: Mein Körper sendet Signale, auf die in einer bestimmten Weise reagiert werden kann. Natürlich ist windelfrei jedoch keine zwingende Bedingung, um eine sichere Bindungsbeziehung aufzubauen. Babys werden auch mit Wegwerfwindeln oder Stoffwindeln glücklich und geborgen groß. Windelfrei kann eine Unterstützung für euch im Miteinander sein, ein Weg, in die Kommunikation zu kommen, muss es aber nicht. Vor allem solltest du dich nicht selbst unter Druck setzen, dass du nur dann ein guter Elternteil bist, wenn du auch diese Signale deines Babys sicher verstehst. Es ist lediglich eine Option, den Alltag zu gestalten.

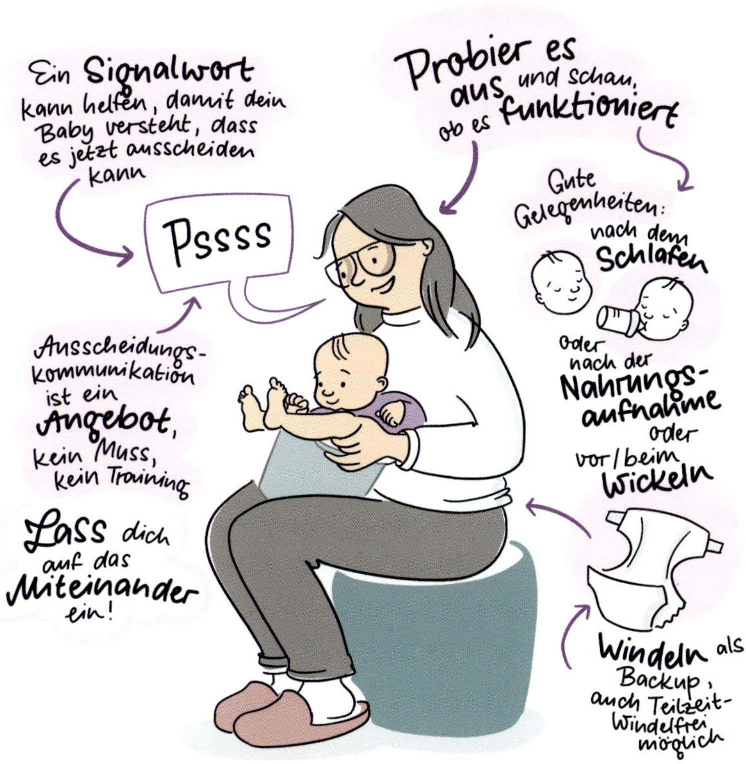

Ein Signalwort kann helfen, damit dein Baby versteht, dass es jetzt ausscheiden kann
Pssss
Ausscheidungs-kommunikation ist ein Angebot, kein Muss, kein Training
Lass dich auf das Miteinander ein!
Probier es aus und schau, ob es funktioniert
Gute Gelegenheiten: nach dem Schlafen oder nach der Nahrungs-aufnahme oder vor/beim Wickeln
Windeln als Backup, auch Teilzeit-Windelfrei möglich

Stoffwindeln und Körperwahrnehmung

Eltern, die sich für einen windelfreien Babyalltag entscheiden, nutzen als Backup oft Stoffwindeln. Aber auch unabhängig von der Ausscheidungskommunikation sind sie mittlerweile eine beliebte Alternative zur Einwegwindel. Über die ökologischen Vorteile wird viel diskutiert, und es gibt verschiedene Berechnungen dazu, welche Art Stoffwindel sich je nach Wasch- und Trocknungsweise tatsächlich lohnt. Auch die Inhaltsstoffe von Wegwerfwindeln stehen immer wieder in der Kritik.

Hier möchte ich aber vor allem den Blick noch einmal auf den Aspekt der Körperwahrnehmung und Entwicklung richten: Moderne Wegwerfwindeln sind so konzipiert, dass sie ein Gefühl von Trockenheit vermitteln. Sie enthalten Superabsorber, die große Mengen Flüssigkeit aufnehmen können. Selbst nach einer Ausscheidung fühlt sich die Windel oft noch trocken an. Stoffwindeln haben diesen Effekt nicht. Sie nehmen Feuchtigkeit zwar auf, aber das Baby spürt die Nässe schneller und deutlicher. Deshalb müssen Stoffwindeln häufiger gewechselt werden. Gleichzeitig erhält dein Baby durch diese Nässe ein direktes Feedback über seine Ausscheidung: Es spürt Unbehagen, zeigt Signale und du reagierst. Auf diese Weise erlebt es den Zusammenhang zwischen Ausscheidungsdruck, Entleerung, Nässe und anschließender Reinigung viel klarer. Dadurch kann sich früher ein Bewusstsein für den eigenen Körper und die Ausscheidungen entwickeln und viele Kinder werden dadurch auch früher trocken.

Wenn dein Kind älter wird und in der Kleinkindzeit der innere oder äußere Druck wächst, dass »die Windelzeit vorbei sein sollte«, gerät dieser Zusammenhang oft in den Hintergrund. Eltern erwarten dann von ihrem Kind, dass es etwas »verlernt«, das sie ihm zuvor selbst angewöhnt haben: nämlich Ausscheidungen in Windeln abzugeben und dies als normal zu empfinden. Häufig entsteht dadurch emotionaler Druck, manchmal verbunden mit Belohnungs- oder Bestrafungssystemen. Dabei liegt die Ursache weniger beim Kind, sondern vielmehr darin, dass es Zeit braucht, ein Körper- und Ausscheidungsbewusstsein zu entwickeln, das es bislang nicht entwickeln konnte.

Es ist völlig in Ordnung, Wegwerfwindeln oder generell Windeln zu nutzen. Wichtig ist, das Verständnis für dein Kind zu behalten: Es braucht Zeit und Erfahrung, um wieder wahrzunehmen, was im Körper geschieht, und herauszufinden, wie es die eigenen Bedürfnisse selbst regulieren kann. Hilfreich ist es, sich nicht ausschließlich auf die Superabsorber moderner Windeln zu verlassen, sondern die Windel trotzdem zeitnah nach einer Ausscheidung zu wechseln. So vermittelst du deinem Kind von Anfang an: Ausscheidungen sollten nicht am Körper verbleiben, sondern dürfen wahrgenommen und anschließend wieder entfernt werden. Unabhängig davon, ob du dich nun für Ausscheidungskommunikation, Stoffwindeln, Einwegwindeln oder eine Mischung entscheidest: Der Weg von der Windel weg ist kein Wettrennen. Es geht nicht darum, dass Eltern es vermeintlich besonders gut gemacht haben, wenn das Baby möglichst schnell »sauber« ist. Es geht darum, dass ihr einen Weg findet, der zu eurer Familie passt und deinem Kind ermöglicht, ein gutes Körpergefühl zu entwickeln und sich nicht für seine Ausscheidungen zu schämen.

Stoffwindelsysteme

- **Mullwindeln**
  Mullwindeln sind der Klassiker unter den Stoffwindeln. Heute werden sie allerdings selten genutzt, da es praktischere Systeme gibt. Bei der klassischen Variante wird die Mullwindel gefaltet, mit einem Windelvlies versehen und dem Baby angelegt. Darüber kommt eine Überhose, die das System nach außen hin wasserfest macht. Das große Windelpaket kann dein Baby aber auch daran hindern, sich frei zu bewegen.
- **Strickbindewindeln**
  Auch Strickbindewindeln gehören zu den älteren Systemen. Sie können sich durch das Binden individuell an die Körpergröße anpassen und so von der Geburt bis zum Ende der Wickelzeit genutzt werden, brauchen aber auch einen zusätzlichen Saugkern, ein Windelvlies und Überhose. So wird das Windelpaket wie bei den Mullwindeln recht groß und kann sich gegebenenfalls ebenso negativ auf den Bewegungsspielraum deines Babys auswirken.

- **All-in-one-Windel**
  Eine moderne Windelvariante, die der Einwegwindel in Design und Handhabung sehr ähnelt. Sie besteht aus einem wasserfesten Außenmaterial und einem fest vernähten Saugkern im Inneren. Sie wird wie eine Einwegwindel komplett angelegt, aber anschließend gewaschen und nicht weggeworfen.
- **All-in-two-Windeln (AI2)**
  Snap-in-one-Windeln sind ähnlich aufgebaut wie All-in-one-Windeln, haben aber einen abnehmbaren Saugkern. Bei Nässe oder Verschmutzung wird nur die Einlage gewechselt, während die restliche Windel oft weiterverwendet werden kann.
- **All-in-two: Pocketwindeln (AI2)**
  Pocketwindeln bestehen aus einer wasserfesten Außenhülle und einer Tasche im Inneren, in die der Saugkern geschoben wird, der bei Bedarf gewechselt werden kann. Je nach Situation lassen sich verschiedene Einlagen nutzen, sodass die Saugkraft flexibel anpassbar ist.
- **All-in-three-Windel (AI3)**
  All-in-three-Systeme bestehen aus drei Teilen: einer Außenwindel, einer Innenwindel, die darin befestigt wird, und einem Saugkern. Wird der Saugkern nass oder schmutzig, wird nur dieser gewechselt.
- **Saugkern**
  Der Saugkern, auch Saugeinlage genannt, ist das Herzstück jeder Stoffwindel. Er nimmt die Flüssigkeit auf. Für die Nacht können mehrere Einlagen kombiniert werden, um die Saugkraft zu erhöhen. Bei jedem Windelwechsel wird die Einlage ausgetauscht und gewaschen.
- **Windelvlies**
  Das Windelvlies ist eine dünne Lage Vlies, die in die Windel eingelegt wird. Es erleichtert die Entsorgung des Stuhls. So bleibt die Reinigung des Saugkerns hygienischer und einfacher.

Baden, Waschen, Cremen

Pflege ist notwendig, weil dein Baby sich noch nicht selbst versorgen kann. Sie gibt ihm Sicherheit und Geborgenheit. Die Haut spielt dabei eine besondere Rolle: Sie ist die Grenze zur Außenwelt, reguliert Wärme, speichert Fett und Wasser und dient als Schutzbarriere. Doch Babyhaut ist drei- bis fünfmal dünner als die von Erwachsenen. Talg- und Schweißdrüsen sind noch nicht voll entwickelt, die Hautbarriere ist schwächer. Die Haut deines Babys trocknet schneller aus und ist anfälliger für Keime. Daher hast du als Bezugsperson auch hier wieder eine Schutzfunktion: Dein Baby ist darauf angewiesen, dass du es umsorgst, um sich gut entwickeln zu können.

Welche Pflege dein Baby braucht, kann sich von Kind zu Kind unterscheiden, und auch die Reinigungsgewohnheiten in deiner Familie spielen eine Rolle. Wichtig ist, ein gesundes Mittelmaß zu finden: Sowohl zu viel als auch zu wenig Pflege kann ungünstig sein.

Besonders wichtig ist, den Windelbereich zu reinigen. Befreie die Haut deines Babys zuverlässig von Ausscheidungen und pflege sie sanft. Meist reicht dafür beim Wickeln ein feuchter Waschlappen mit klarem Wasser. Die Vorhaut des Penis kann nicht zurückgezogen werden, und du solltest es auch nicht tun. Auch die Vulvalippen brauchen keine besondere Pflege; du kannst sie ebenso einfach mit Wasser und einem Lappen reinigen. Käseschmiere, die nach der Geburt noch im Intimbereich oder in Hautfalten vorhanden ist, kannst du mit etwas Öl verteilen. In den ersten Tagen schützt sie die Haut und unterstützt ihre Entwicklung, danach kannst du sie, wieder mit Öl, ganz entfernen. Hautfalten verdienen generell besondere Aufmerksamkeit, da sich hier oft kleine Reste sammeln, wie etwa Fussel, Milch, abgeschuppte Hautzellen oder eben Käseschmiere. Ein Waschlappen, Wasser und bei Bedarf ein Tropfen Öl genügen völlig, um diese Bereiche sauber zu halten.

Auf dem Kopf vieler Babys bildet sich nach einigen Wochen der Kopfgneis. Er zeigt sich als gelblich-weiße Schüppchen. Kopfgneis ist harmlos, verschwindet in der Regel von selbst und braucht keine Behandlung. Wenn du die Schüppchen dennoch entfernen möchtest, kannst du vor dem Baden etwas Öl auf die betroffenen Stellen träufeln und einwirken lassen. Nach dem Baden und vorsichtigen »Haarewaschen« lassen sich die Schuppen leichter abrubbeln. Davon zu unterscheiden ist der Milchschorf: Er zeigt sich meist etwas später als krustige Stellen auf dem Kopf, im Gesicht oder an den Ohren. Milchschorf kann ein frühes Anzeichen einer Neurodermitis sein. In diesem Fall solltest du deine Hebamme oder deine*n Kinderärzt*in um Rat fragen. Auch die Jahreszeit hat Einfluss auf die Pflegebedürfnisse deines Babys. Im Winter benötigt die Haut zusätzlichen Schutz vor Kälte und trockener Luft. Eine fetthaltige Creme kann hier helfen, Austrocknung zu verhindern. Im Sommer hingegen solltest du dein Baby unbedingt vor direkter Sonneneinstrahlung schützen, da seine Haut besonders empfindlich ist.

Körperpflege ist also nicht nur Hygiene, sondern auch Schutz im Sinne des Bindungssystems. Sie vermittelt Sicherheit, Nähe und Fürsorge. Gleichzeitig sollte sie minimalistisch bleiben: Der Fokus liegt weniger auf den Pflegeprodukten, sondern auf der Interaktion zwischen dir und deinem Kind. Macht es euch schön! Und zwar nicht nur deinem Baby, sondern auch dir. Genießt die Pflegezeiten und versuche, dein Kind sprachlich und in dem, was du tust, so viel wie möglich einzubinden. Sprich aus, ob es etwas mag oder nicht, und erzähle, was du als Nächstes tun wirst. Bewege es so, dass es mitmachen kann, und gib deinem älter werdenden Baby die Möglichkeit, dir den Waschlappen zu reichen, sich selbst abzuwischen oder einzucremen. Denk daran: Dein Kind darf lernen, den eigenen Körper wahrzunehmen, zu respektieren und als pflegens- und schützenswert zu betrachten. Es darf erleben, dass Selbstfürsorge Zeit braucht und etwas Wertvolles ist. Pflege darf ein Ritual sein, eine wiederkehrende Gelegenheit, sich mit sich selbst liebevoll zu beschäftigen. Und vielleicht kannst du dir von dieser Haltung auch selbst etwas zurückholen: den eigenen Körper wieder als wertvoll zu sehen, ihn gut zu umsorgen und dir dafür Zeit zu nehmen, ist nicht nur für dein Baby wichtig, sondern auch für dich.

Babymassage als besonderes Ritual des Miteinanders

Babymassage ist ein wunderbares Ritual, um miteinander in intensiven Kontakt zu kommen, Nähe zu genießen und feinfühlig zu erspüren, was deinem Baby guttut. Anders als du jetzt vielleicht denkst, brauchst du dafür nicht zwangsweise einen Kurs oder eine ganz konkrete Anleitung, was du wann wie oft in welcher Reihenfolge massieren musst. Im Gegenteil: Strenge Abläufe können dich sogar davon abhalten, wirklich wahrzunehmen, was dein Kind gerade genießt. Probier es einfach aus: Sorge für eine warme, angenehme Umgebung und entkleide dein Baby. Halte es, wenn du magst, vorher kurz ab (siehe Abschnitt »Es geht auch (fast) ohne Windeln«), denn viele Babys entleeren sich gern, wenn sie nackt sind. Bettest du dein Kind anschließend gemütlich (siehe Abbildung im Kapitel *Bindungssicher im Miteinander und Spiel*) und setzt oder stellst dich selbst so hin, dass es auch für dich bequem ist, könnt ihr beide entspannt in die Massage gehen.

Wenn du möchtest, kannst du die Massage mit der Reinigung verbinden: Bereite dazu einen Waschlappen und eine Schale mit warmem Wasser vor. Reinige immer eine Körperregion mit dem Lappen und streiche anschließend mit eingeölten Händen sanft darüber. Wichtig zu wissen: Babymassage ist keine medizinische Massage. Sie besteht aus sanften, liebevollen Streichbewegungen. Beobachte, welchen Druck dein Baby angenehm findet und an welchen Körperstellen es die Berührung besonders genießt. Streichbewegungen von der Körpermitte nach außen wirken eher entspannend, Bewegungen zur Körpermitte hin hingegen eher anregend. Du kannst mit einer Hand streichen, mit beiden gleichzeitig oder abwechselnd. Begleite die Massage mit deiner Stimme, indem du in Worte fasst, welche Signale dein Baby dir gerade zeigt. So wird die Babymassage zu einer schönen Zeit voller Wohlgefühl, Nähe und Miteinander.

Zahnpflege und Karies

Die Zahnpflege ist für viele Eltern ein heikles Thema. Wieder handelt es sich um einen Bereich, der mit Sorgen und Ängsten besetzt ist: der Angst vor Karies und den Folgen für das Kind, aber auch der Angst, von anderen verurteilt zu werden. Sieht man nicht sofort am Lächeln des Kindes, ob es »gute« oder »schlechte« Eltern hat, wenn es verfärbte oder gar kariöse Zähne zeigt? Angst ist jedoch kein guter Ratgeber für Erziehungsverhalten, denn sie übernimmt die Kontrolle und führt uns weg vom Miteinander.

Oft wird die Zahnpflege erst im Kleinkindalter zu einem größeren Thema, wenn die Autonomie des Kindes auf die elterliche Aufgabe der Zahnpflege trifft. Doch die Haltung, die du deinem Kind hier zeigst, und das Zähneputzen selbst haben Vorläufer, beides beginnt bereits in der Babyzeit, wenn der erste Zahn durchbricht, oder sogar noch früher: Du kannst dir angewöhnen, den Kiefer deines Babys mit dem Finger oder einem Mundpflege-Fingerling schon vor dem ersten Zahndurchbruch sanft zu massieren. Wähle dafür einen Zeitpunkt, an dem dein Baby nicht übermüdet oder hungrig ist, sondern sich auf dieses kleine Ritual einlassen kann. Wichtig ist dabei auch: kein Stress und Druck: Dein Kind soll dies nicht als unangenehm abspeichern. Auch wenn es gerade zahnt, sind viele Eltern dazu verleitet, immer wieder im Mund nachzuspüren. Das kann für das Baby aber auch unangenehm sein. Achte auf seine Signale, damit diese Munderfahrung nicht belastet wird. Sind die ersten Zähne da, kannst du zu einer Fingerzahnbürste übergehen und mit einer kleinen Menge Kinderzahnpasta die Zähne reinigen. Ab dem sechsten Monat kannst du auch zahnärztliche Vorsorgeuntersuchungen für Kinder wahrnehmen und dort weitere Informationen über die Pflege und das Zahnen erhalten.

Wegen des nächtlichen Stillens und Flaschegebens machen sich viele Eltern Sorgen um die Zahngesundheit ihrer Kinder. Besonders der in der Muttermilch enthaltene Milchzucker ist dabei immer wieder Anlass zur Verunsicherung, ebenso die Frage, ob die Flüssigkeit den schützenden Zahnschmelz angreifen könnte, wenn sie die Zähne umspült. Stillt dein Baby, ist der vordere Bereich seines Mundraums allerdings mit der Brust ausgefüllt, die Milch wird erst weiter hinten abgegeben und dann geschluckt – ein Vorteil gegenüber der Flaschenfütterung, da die Milch nicht dauerhaft die Zähne umspült.[123] Natürlich können dennoch Reste nach vorn laufen. Studien konnten bisher keine eindeutigen Antworten auf die Frage geben, inwieweit Stillen tatsächlich Karies begünstigt. Es zeigt sich jedoch, dass es zum Zeitpunkt des Schuleintritts zwischen (lang) gestillten und nicht oder nur kurz gestillten Kindern keine signifikanten Unterschiede gibt, was Karieserkrankungen angeht. Einige Studien sehen allerdings das nächtliche Stillen nach dem ersten Geburtstag als Risikofaktor.[124]

Letztendlich spielt die Genetik eine wichtige Rolle, weshalb wir nicht alles in der Hand haben. Der Zahnstatus eines Kindes sagt nicht zwangsweise etwas über das Erziehungsverhalten der Eltern aus – in keine Richtung. Worauf du wirklich achten kannst zur Kariesprophylaxe: eine gute Mundhygiene, die Vermeidung der Übertragung von Speichel von Erwachsenen oder anderen Kindern auf das Baby (zum Beispiel keine selbst abgeleckten Löffel oder Schnuller in Babys Mund stecken), regelmäßige Zahnarztkontrollen, eine gesunde Ernährung sowie der Verzicht auf gesüßte Getränke und Süßigkeiten.

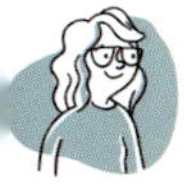

Bindungssichere Babypflege

1. Überlege einmal, was genau dein Baby in den Pflegeroutinen alles spürt: Wie ist die Lufttemperatur, welche Materialien fühlt es, wenn du es wäschst und anziehst?
2. Welche kleinen Mitwirkungsmöglichkeiten habe ich meinem Baby schon gegeben und wie hat es darauf reagiert?
3. Wie gehe ich mit den Körperausscheidungen meines Babys um und welche Haltung vermittle ich ihm dadurch über seinen eigenen Körper?

Hautwahrnehmung

Setze dich an einen ruhigen Ort und nimm dir ein paar Minuten Zeit. Schließe deine Augen und atme ein paar Mal tief ein und aus. Richte dann deine Aufmerksamkeit ganz bewusst auf deine Haut. Sie ist dein größtes Sinnesorgan und verbindet dich ständig mit der Welt. Lege nun eine Hand sanft auf deinen Unterarm. Spüre zuerst einfach nur die Wärme deiner Hand. Dann streiche mit den Fingern langsam über deine Haut. Nimm wahr, wie sich diese Berührung anfühlt: weich, rau, kühl oder warm. Vielleicht entdeckst du, dass die Empfindungen je nach Geschwindigkeit oder Druck ganz unterschiedlich sind. Wechsle nun die Hand und spüre, wie es sich anfühlt, die Haut des anderen Arms zu berühren. Achte bewusst darauf: Ist es ein Unterschied, ob du berührst oder ob du berührt wirst?
Auch dein Baby erlebt jede Berührung über die Haut: intensiv, neu und prägend. Wenn du dich einfühlst, wie fein deine eigene Haut wahrnimmt, wird dir bewusst, wie achtsam und langsam du mit der empfindsamen Haut deines Babys umgehen kannst.
Öffne dann wieder die Augen und nimm dir einen Moment, um nachzuspüren: Welche Berührungen tun dir selbst gut? Welche Berührungsqualität möchtest du deinem Baby schenken?

Bindungssichere Sprachentwicklung

»Sprache hat viel mit unseren Erfahrungswelten zu tun. Jetzt am Anfang haben wir noch den Raum, viel davon mitzubestimmen.«

Auch der Spracherwerb und die Sprachentwicklung hängen eng mit anderen Entwicklungsbereichen zusammen: Wir begleiten die Babypflege sprachlich, wir ermutigen das Baby mit Worten, auf Entdeckungsreise zu gehen, wir beschreiben die Gefühle, die Nahrungsmittel – eben die ganze umgebende Welt. Unser Alltag ist durchzogen von Kommunikation durch Sprache, Mimik, Gestik und Berührung.

Für Kinder ist es besonders wichtig, dass wir ihnen diese neue Welt nicht nur eröffnen und sie sich alles selbst aneignen lassen, sondern dass wir sie aktiv begleiten, erklären und einladen. **Der Spracherwerb ist ein Tor zur Welt und entscheidend für die Entwicklung deines Kindes, sowohl im sozialen Miteinander als auch mit Blick auf die spätere Bildungsbiografie:** Untersuchungen zeigen, dass die Unterschiede darin, wie viele Wörter Kinder in den ersten Lebensjahren hören, bis zu dreißig Millionen betragen können. Bis zu einem Alter von drei Jahren werden mittels Sprache bedeutende Weichen für den Bildungserfolg gestellt, die kaum oder nur mit großem Aufwand später ausgeglichen werden können.[125] Wichtig ist dabei natürlich nicht allein die Menge an Wörtern, sondern auch deren Qualität und dass wir unser Kind ermutigen zu sprechen.

Entscheidend ist also, wie wir Sprache mit dem Kind nutzen: wie viel wir sprechen, was wir sagen, wofür wir Sprache einsetzen und ob dein Baby selbst zu Wort kommen darf. Denn es probiert das Sprechen in vielen kleinen Äußerungen aus, vom Brabbeln über Kreischen bis hin zum Lallen und den ersten Wortversuchen. Auch Sprache braucht letztlich eine Ja-Umgebung: Eine Umgebung, die deinem Kind vermittelt, dass die Welt der Worte entdeckt werden darf, und die es ermutigt, sich frei und neugierig darauf zuzubewegen und zu entdecken, welche Möglichkeiten der sprachliche Ausdruck bietet.

Wie dein Baby Sprache entwickelt

Lange Zeit wurde angenommen, dass die Sprachentwicklung mit der Produktion der ersten Worte beginnt. Heute wissen wir, dass der Spracherwerb wesentlich früher beginnt, sogar schon im Uterus, wenn der Hörsinn des Babys reif genug ist, den Rhythmus und die Sprachmelodie der Schwangeren wahrzunehmen.[126] Schon im Uterus wird zugehört, aber es beginnt oft auch schon eine erste Art der Kommunikation miteinander: Das Baby bewegt sich, die Schwangere fasst Bewegungen und Wahrnehmungen an das Baby gerichtet in Worte: »Oh, jetzt drehst du dich wieder« oder »Heute bist du aber unruhig«. Schon hier beginnen wir, in sprachliche Kommunikation zu treten, oft in Verbindung mit Berührungen. Zur Geburt können Babys, deren Hörsinn nicht beeinträchtigt ist, die Stimme ihrer Mutter, die sie im Uterus wahrgenommen haben, von anderen Stimmen unterscheiden und bevorzugen sie sogar. Sie unterscheiden die Muttersprache von anderen Sprachen, wenn diese sich stark unterscheiden, und können Geschichten wiedererkennen, die ihnen schon im Bauch vorgelesen wurden. Obwohl der Schall im Uterus gedämpft ist, nehmen Babys also bereits erstaunlich viel wahr und können es einordnen.[127]

Nach der Geburt ist es für das Baby nicht möglich, selbst Sprache zu produzieren. Der Kehlkopf sitzt bei Neugeborenen noch hoch im Rachen, sodass beim Trinken die Nahrung seitlich an ihm vorbei in die Speiseröhre gelangt und Atmen und Schlucken gleichzeitig möglich sind. Erst gegen Ende des ersten Lebensjahres wandert der Kehlkopf tiefer. Auch andere anatomische Strukturen verändern sich, die Zunge wird beweglicher und ermöglicht so, zu sprechen und insbesondere Vokale zu bilden.[128] Wir sehen also auch hier, dass die Entwicklung des Kindes eng mit seiner körperlichen Reifung verbunden ist – immer in Wechselwirkung mit den Lernerfahrungen, die es machen darf.

Erinnere dich einen Moment an die Zeit nach der Geburt. Vielleicht hat dein Baby direkt danach geschrien. Das machen viele Babys, aber nicht alle. Damals war seine Lautproduktion noch sehr eingeschränkt. Neben dem Schreien zeigen Neugeborene laut Sprachwissenschaftler Jürgen Dittmann noch den sogenannten Kontaktlaut: Das ist ein einzelner Laut, den Babys häufig nach dem Aufwachen äußern, um in Verbindung zu treten und sicherzugehen, dass eine sorgende Person da ist – das Bedürfnis nach Bindung kommt hier zum Ausdruck. Dazu kommt auch der Unmutslaut, der eine rhythmische Abfolge einzelner Laute darstellt, um auf Unwohlsein hinzuweisen.

Wenn dein Baby körperlich reift, kann es immer mehr Laute von sich geben: Nach etwa sechs bis acht Wochen treten die ersten Gurrlaute hinzu, dann auch Laute, die bereits den späteren Konsonanten ähneln. Es spielt mit seiner Stimme, hat Freude daran, Töne hervorzubringen und mindestens genauso viel Freude, wenn Bezugspersonen darauf reagieren und »mitspielen«. Denn ja: Auch dieses körperliche Ausprobieren und Erkunden ist wieder Spiel deines Babys. Besonders vor dem Einschlafen und nach dem Aufwachen experimentiert es gerne mit seiner Stimme. Es entstehen Mischungen aus Vorformen von Konsonanten und Vokalen. Wir nennen diese Phase Babbeln oder Lallen. Bald probiert dein Baby auch Silbenketten aus, bei denen es mehrere Silben aneinanderreiht.

Dein Baby experimentiert nicht nur mit unterschiedlichen Lautkombinationen, sondern auch verschiedenen Tonhöhen, Lautstärken und Klangfarben. All dieses Ausprobieren ist ein wichtiger Grundstein für die spätere Sprachproduktion.[129] Schritt für Schritt ähneln die Äußerungen deines Kindes immer mehr der Muttersprache, und es begibt sich auf den Weg, mit dir in einen sprachlichen Austausch zu kommen – in der Art, die du gewohnt bist. Wann genau das eintritt, ist wieder unterschiedlich: Einige Kinder sagen früher eindeutige Worte, andere später. In der Regel kann dein Kind zunächst mehr verstehen als sagen. Im letzten Viertel des ersten Lebensjahres entwickeln die meisten Kinder ein erstes Verständnis einzelner Worte.[130] Der Weg zum ersten Wort ist wieder ein Weg der Interaktionen: Dein Kind sagt etwas, das einem der Worte ähnelt, die du nutzt, und du reagierst darauf, bestärkst, lächelst, wendest dich zu. So lernt dein Baby durch Vorbild, Ausprobieren und dein positives Feedback zunehmend den sprachlichen Ausdruck seiner Umgebung. Das ist eine unglaublich große Leistung – anatomisch, aber auch kognitiv.

Dein sprachlicher Input ist, wie wir eingangs schon betrachtet haben, sehr wichtig. Auch er verändert sich im Laufe der Zeit und passt sich an den Entwicklungsstand und das Entwicklungsbedürfnis deines Kindes an. Dein Baby erweitert seinen sprachlichen Erfahrungsraum, weil sich durch die fortschreitende Entwicklung auch der Erfahrungsraum weitet. Je älter und mobiler dein Kind wird, desto mehr gibt es nicht nur dinglich zu be-*greifen*, sondern auch sprachlich. Einerseits sprechen wir ohnehin viel mit verschiedenen Menschen, zusätzlich zeigen wir hierzulande aber auch eine speziell an das Kind gerichtete Sprache,[131] die seinen Entwicklungsbedürfnissen entspricht: die Ammensprache, die besonders im ersten Lebensjahr wichtig ist, die stützende Sprache und schließlich die lehrende Sprache.

Die Ammensprache zeichnet sich in einigen Kulturen durch eine etwas höhere Tonlage aus, deutliche Aussprache, erkennbare Pausen zwischen einzelnen Aussagen, etwas übertriebene Satzmelodie, Betonung der wichtigen Worte einer Aussage und nicht allzu komplizierte Sätze. Die Ammensprache ist keine notwendige Voraussetzung für den Spracherwerb, kann ihn aber unterstützen. Wenn dein Kind damit beginnt, in eurer Sprache Worte zu sprechen, verändert sich auch eure Sprache, die ihr an das Kind richtet. Es nutzt Zeigegesten oder andere Interaktionen, um auf bestimmte Dinge aufmerksam machen zu können. Ihr als Bezugspersonen benennt diese oder hebt selbst bestimmte Worte hervor für Dinge, die gesehen werden, während das Kind auch aus der weiteren Sprache in seiner Umgebung Informationen herausfiltert und so seinen Wortschatz immer weiter ausbaut.

Schnuller, Regulation und Sprache

Du siehst: Der Spracherwerb ist komplex und hat wieder viel mit Interaktion, Spiel und einer (sprachlichen) Ja-Umgebung zu tun. Dein Baby braucht die Möglichkeit, sich auszuprobieren und Erfahrungen zu sammeln. Hier sind wir bei einem wichtigen Aspekt, wenn euer Baby einen Schnuller benutzt: Schnuller haben ihre Berechtigung, sollten ein Baby aber nicht von der Sprachentwicklung abhalten oder »generell leise halten«.

Saugen ist für Babys ein grundlegendes Bedürfnis, das weit über die Nahrungsaufnahme hinausgeht: Es lindert Schmerzen, unterstützt die Verdauung und hilft, Stress oder Müdigkeit zu regulieren. Saugen ist ein Sicherungsmechanismus, der das Baby gegen Überaktivierung absichert: Saugbewegungen, die ohne Nahrungsmittelaufnahme stattfinden, entspannen große Muskelgruppen, beruhigen die Bewegung der Eingeweide, vermindern die Anzahl der Augenbewegungen angesichts allzu komplexer Wahrnehmungsmuster und halten ganz allgemein in anspruchsvollen Situationen die innere Erregung auf einem mittleren Niveau.[132] Das Baby saugt an der Brust, an Fingern, Stoff oder Haut. Ein Schnuller kann hier – besonders für nicht gestillte Kinder – eine hilfreiche Ergänzung sein und wird gerade auch bei frühgeborenen Babys eingesetzt, um ihnen zu helfen, das Saugen schneller zu lernen, damit sie nicht mehr mit einer Sonde ernährt werden müssen. Auch unterstützt es bei ihnen die Verdauung der Milch, sodass sie sie besser verwerten können. Auch bei Babys von Müttern mit sehr starker Milchbildung kann er manchmal eine Hilfe sein, wie auch bei Kindern, die Schwierigkeiten mit der Regulation haben.

Diese Funktionen können manchmal dazu verleiten, das Baby eher »abzustöpseln«, den Nuckel als Dauerberuhigung einzuführen und als einzige Regulationsstrategie zu etablieren. Manche Eltern verhindern damit auch, dass ihr Baby weiter Laute macht, wenn sie diese vielleicht unbewusst als störend empfinden. Es kann auch passieren, dass sie das Lautieren falsch interpretieren. Sie erkennen darin dann kein Spiel, sondern Aufregung, und wollen das Kind mit dem Nuckel beruhigen. Daher ist es sinnvoll, den Schnuller bewusst einzusetzen: Wenn er ständig im Mund steckt, hat dein Baby weniger Gelegenheit, mit Lauten zu experimentieren, zu brabbeln oder seine Stimme auszuprobieren. Für die Sprachentwicklung ist es aber wichtig, dass der Mund frei bleibt, um Laute, Silbenketten oder auch die ersten Worte zu erproben. Nutze den Schnuller, wenn überhaupt, gezielt, beispielsweise zum Einschlafen oder auch als eine von mehreren Strategien, um die Regulation zu unterstützen. Wichtig ist auch, dass ein Schnuller möglichst klein, weich, symmetrisch geformt und mit schmalem Ansatz ausgestattet ist. Für gestillte Babys wird empfohlen, den Schnuller erst nach vier bis sechs Wochen einzuführen, damit es nicht zu Irritationen durch die unterschiedlichen Saugtechniken kommt.

Früher oder später wird es Zeit, sich vom Schnuller zu verabschieden, auch um Zahnfehlstellungen vorzubeugen. Manche Kinder hören von selbst auf, andere brauchen die Begleitung ihrer Eltern, zum Beispiel durch klare Absprachen oder liebevolle Alternativen. Wichtig ist: Der Schnuller war für dein Kind ein wichtiger Begleiter, also braucht es auch

Zeit, neue Strategien zu entwickeln, um sich zu beruhigen. Es verhält sich ein wenig wie mit der Windel: Wir haben die Windel oder den Schnuller eingeführt mit einem Zweck und sollten nicht erwarten, dass ein Baby oder Kleinkind das sofort aufgeben kann, bloß weil die Erwachsenen das jetzt auf einmal wünschen und anders sehen.

Eine besondere Form, eure Kommunikation zu unterstützen, ist in den vergangenen Jahren immer beliebter geworden: Babygebärden. Babys können sie schon vor der mündlichen Sprachproduktion nutzen. Wir haben bereits gesehen, dass ihr Sprachverständnis schon gut ausgebaut sein kann, die Sprachproduktion aber noch nicht so möglich ist, weil die anatomische Reifung noch nicht ausreicht. Gemeinsam mit dem gesprochenen Wort wird eine dazu passende Gebärde eingeführt – also als Begleitung des mündlichen Sprechens. Dies kann dem Kind helfen, Situationen besser zu verstehen. Gleichzeitig kann es lernen, eigene Bedürfnisse durch die Gebärden auszudrücken, sich damit verständlich zu machen und die Interaktion zu erleichtern. Viele Eltern berichten, dass Babygebärden gerade beim Essen oder Wickeln eine große Hilfe sein können. Gleichzeitig ist es aber kein Muss, um gute Interaktionen aufzubauen – eure Kommunikation kann auch ohne Gebärden sicher und feinfühlig verlaufen.

Familiensprache und Familienstreit um Babys herum

Wenn du nun also auf die Sprachentwicklung deines Babys aus Sicht von Interaktionen blickst, nimmst du vielleicht auch die Sprachumgebung zu Hause noch einmal in den Blick und fragst dich: Was hört mein Baby da eigentlich alles? Wie reden wir eigentlich miteinander? Welche Worte nutze ich, wenn ich über mein Kind spreche, aber auch über mich? Dein Kind wird über die vielen Jahre der Kindheit und Jugend nicht nur diejenigen Informationen herausfiltern aus der Sprache, die direkt an dein Kind gerichtet wird, sondern auch aus all den vielen anderen sprachlichen Informationen aus seiner Umgebung: Es wird anderen Menschen zuhören, wie sie miteinander und übereinander sprechen, wie sie sich selbst sehen und beschreiben. Es wird Informationen gewinnen aus Liedern, Spielen und Bilder- und Kinderbüchern. Es wird hören, welche Worte draußen auf der Straße gesprochen werden und diese aufgreifen und auch zunehmend die Worte der Gruppe aufnehmen, in die es immer mehr hineinwächst: die Gruppe der Gleichaltrigen. **Sprache hat viel mit unseren Erfahrungswelten zu tun. Jetzt am Anfang haben wir noch den Raum, viel davon mitzubestimmen.**

Schon dein Baby hat die Fähigkeit, deine Stimme zu fokussieren und aus anderen Geräuschen herauszufiltern. Dennoch ist es hilfreich, wenn es dich klar hören kann und nicht die ganze Zeit allzu laute Störgeräusche von Fernseher, Computer oder Musikboxen dagegenwirken. Wenn ihr miteinander sprecht, bist du anfangs noch nah an deinem Baby und das ist auch sinnvoll, weil ihr so eng miteinander interagiert und dein Baby genau dein Gesicht beobachten kann. Es sieht aus nächster Nähe, wie du deinen Mund bewegst, um zu sprechen, und ahmt deine Mimik nach. Auch wenn es älter wird und mit der Fortbewegung beginnt, gehe so oft wie möglich in nahe Interaktion mit deinem Baby. Natürlich ruft man vielleicht auch mal von einem Zimmer in das andere – das ist ganz normal. Aber probiere, so viel wie möglich in nahe Kommunikation zu gehen, sodass dein Kind dich nicht nur hören, sondern auch sehen kann – und du auf der anderen Seite siehst, dass deine Informationen auch wirklich bei deinem Kind ankommen.

Ein häufiges Thema, das bei der Sprachumgebung in den Blick genommen wird, ist der Elternstreit. Wir Menschen haben Unstimmigkeiten, wir diskutieren, wir streiten. Das gehört zu unserem Miteinander dazu, es ist Teil davon, wie wir unser Leben miteinander organisieren. Die Paartherapeutin Marga Bielesch schreibt in ihrem Buch *Bindungsorientierte Erziehung als Team* so wunderbar wertschätzend zum Partnerschaftsstreit: »Ihr beide streitet nicht, weil ihr euch egal seid, sondern weil euch beiden etwas wichtig ist. Findet gemeinsam heraus, was genau das ist und lasst dann all eure Energie hineinfließen. Es lohnt sich.«[133]

Es ist wichtig, dass wir nicht nur bei unseren Kindern hinter das Verhalten und ihre Gefühle schauen, sondern auch bei uns ergründen, welche Bedürfnisse uns leiten und welche vielleicht gerade übergangen werden und im Miteinander dann zu Konflikten führen. Vielleicht merken wir auch, dass wir als Eltern auf einmal mehr streiten als früher. Dabei geht es oft um Mental und Emotional Load (siehe Abschnitt »Feinfühligkeitsfresserchen« im Kapitel *Babys Bedürfnisse richtig beantworten können*): um all die vielen neuen Aufgaben, den Haushalt, um Windeln und Wäsche, um die Frage nach der richtigen Erziehung des Kindes, Verantwortungsübernahme, um die Einmischung von Schwiegereltern oder die fehlende Unterstützung von selbigen.

Wie wir unseren Streit ausleben, berührt wiederum verinnerlichte Lernerfahrungen. Manche Menschen haben in der Kindheit verinnerlicht, dass Streit gefährlich und zu vermeiden ist und ziehen sich bei Unstimmigkeiten zurück. Dann schwelt der Konflikt weiter, wird aber nicht bearbeitet oder an einer anderen Stelle ausgedrückt. Andere Menschen haben gelernt, dass sie ihre Bedürfnisse sofort und stark ausdrücken müssen, weil sie sonst überhört werden. Und wieder andere haben gelernt, Probleme anzusprechen und auszudiskutieren. Wie wir mit Streit umgehen, kann also höchst unterschiedlich sein. In einer Familie kommen dann manchmal verschiedene Streitkulturen zusammen, die nicht immer gut zusammenpassen. Unterschiede darin, wie wir streiten, machen es uns schwer. Und mittendrin im Streit ist nun auf einmal ein junges Kind. Wir machen uns Sorgen darum, wie es Streitigkeiten interpretiert, wie und ob es Schaden davon nehmen könnte. Deswegen ist es wichtig, die Streitkultur in den Blick zu nehmen. Streit ist normal und per se nicht schädigend für Babys und Kinder – solange dieser Streit nicht destruktiv und verängstigend wird. Destruktive Konflikte zeichnen sich durch verbale oder physische Aggressivität aus, Blockadeverhalten, Rückzug, Meidung oder Feinseligkeit der Eltern und auch das oben angesprochene Thema der ungelösten Konflikte. Diese Art des Streitens oder Vermeidens kann das Gefühl der emotionalen Sicherheit schwächen, es können langfristig Anpassungsprobleme und psychische Schwierigkeiten auftreten, bei Schulkindern schulische Probleme und Schwierigkeiten im Umgang mit Gleichaltrigen.[134] Es ist also wichtig, euer Konfliktmanagement als Familie in den Blick zu nehmen. Und wie gesagt: Es geht absolut nicht darum, Konflikte und Streitigkeiten zu verbannen, sondern darum, sie gut auszutragen.

Grundlegend hilfreich dafür ist laut der Psychotherapeutin Philippa Perry das Wissen, dass es in jedem Streit einen Kontext gibt, über den man sich streitet, und außerdem noch Gefühle in Bezug auf den Konflikt, die eigene oder andere Person und auch die Art und Weise, wie man das Problem löst. Wir müssen also wissen, was wir mit Blick auf den Kontext fühlen, das Gefühl mitteilen und dann erfahren, wie die andere Person sich fühlt[135]: »In Ich-Aussagen statt Du-Aussagen zu sprechen, eigene Gefühle offen einzugestehen und die Gefühle der anderen Person wahrzunehmen und anzuerkennen – das sind normalerweise die besten Wege, um mit den unvermeidlichen Meinungsverschiedenheiten umzugehen, die in Familien entstehen. Dies alles wird auch Ihrem Kind helfen, sich sicherer zu fühlen, da es Ärger reduziert und Verständnis fördert.«[136] Es geht schließlich nicht darum (und ist wohl auch kaum möglich), immer einer Meinung zu sein, sondern gemeinsam Wege zu finden und sich trotz Unterschiedlichkeit verbunden zu fühlen. **Kinder erleben so an uns, dass Beziehung auch dann bestehen bleibt, wenn es schwierig wird und man auch trotz Differenzen immer wieder zueinander in Kontakt kommen kann.**

Trennungen im ersten Lebensjahr

Manchmal ist es nicht möglich, weiterhin ein Paar zu sein, nachdem man Eltern geworden ist. Dafür kann es viele Gründe geben. Die Aufgabe der Erwachsenen ist es dann, möglichst sicher und verantwortungsvoll mit den eigenen Gefühlen umzugehen. Das ist nach einer Trennung nicht immer leicht, gerade dann, wenn sie nicht im gegenseitigen Einverständnis erfolgt ist und ein freundschaftliches Miteinander nicht möglich scheint. Gleichzeitig sind die Beteiligten nun aber auch Eltern. Sie müssen nicht nur die eigenen Empfindungen regulieren, sondern auch das Baby umsorgen und auf sein emotionales Wohlbefinden achten. Sosehr die eigenen Gefühle und Verletzungen Raum brauchen, sollte die Elternschaft dennoch zum Wohle des Kindes gestaltet werden. Das Nationale Zentrum Frühe Hilfen hat hierzu in einer Arbeitsgruppe eine Empfehlung erarbeitet. Demnach kann es bei Trennungen mit Kindern unter drei Jahren keine einheitlichen Empfehlungen geben, sondern es gilt, verschiedene Aspekte in Hinblick auf die Bindungssicherheit und den Entwicklungsstand des Kindes zu beachten. Die Arbeitsgruppe rät aus bindungstheoretischer Sicht für Kinder unter drei Jahren vom Wechselmodell ab und erklärt:
»Verantwortliche und gemeinsame Elternschaft äußert sich nicht in der gerechten Aufteilung der Zeit mit dem Kind, sondern darin, zusammen als Eltern das Wohlergehen des Kindes im Blick zu haben und dem Kind den Entwicklungsraum zur Verfügung zu stellen, den es benötigt, um sich gesund zu entfalten.«[137] Fachkräfte können dabei unterstützen, Umgangsmöglichkeiten zu erarbeiten, die dem Kindeswohl dienen. Wenn in einer Beziehung Gewalt stattgefunden hat, muss das Kind auf jeden Fall in besonderer Weise geschützt werden, ebenso wie die von der Gewalt betroffene Elternperson.

Autonomiebedürfnissen sprachlich begegnen

Bisher haben wir uns besonders angesehen, wie du dein Baby sprachlich begleiten und es dabei unterstützen kannst, seinen Wortschatz zu vergrößern. Im ersten Jahr entwickelt sich aber auch eine andere Art des sprachlichen Ausdrucks, die zunehmend an Bedeutung gewinnen wird: Grenzen zu benennen und aufzuzeigen. Wir haben im Abschnitt über die Familiensprache und Streit bereits gesehen, dass das Aufzeigen von Grenzen bedeutsam ist. Schließlich ist der Diskurs mit einem anderen Erwachsenen genau das: »Hier habe ich eine andere Meinung und ich zeige dir meine Grenze. Hier kann ich inhaltlich, körperlich, emotional nicht mitgehen.«

In unserem Alltag ziehen wir beständig Grenzen um uns, die wir eingehalten wissen wollen. Eine Grenze dient dir zum Schutz und deinem Gegenüber zur Orientierung. Das gilt auch für dein Kind. Dein Kind darf lernen, dass du dich, andere Menschen und Dinge schützt. Es wird nach und nach die Regeln verinnerlichen und erhält darüber Orientierung: Menschen und Tiere beißt man nicht, man zieht nicht an ihren Haaren, Spielbälle darf ich werfen, die Tasse nicht. Auch das ist wieder eine Lernerfahrung, die Schritt für Schritt verfeinert und immer präziser wird. Hier wirken Reifung – in diesem Fall die Gehirnentwicklung –, Lernerfahrungsmöglichkeiten und Vorbildverhalten zusammen.

Gerade die Gehirnentwicklung ist dabei ein entscheidender Punkt, den viele Eltern übersehen: Dein Baby kann noch nicht verstehen, warum es bestimmte Dinge nicht tun soll. Es wäre zu viel verlangt, zu erwarten, dass es unterscheiden kann, was es werfen darf und was nicht, oder dass es versteht, warum es nicht mit angenuckelten Fingern in die Steckdose greifen soll. Im Laufe des zweiten Lebenshalbjahres entwickelt es zwar ein erstes Verständnis für Zusammenhänge sowie Ursache und Wirkung, aber noch sehr rudimentär: Wenn ich loslasse, fällt etwas. Wenn ich beiße, schreit der andere.

Die Gefühle des Gegenübers versteht dein Baby allerdings noch nicht. Es ist gerade damit beschäftigt, sich die Zusammenhänge der Welt zu erklären. Deswegen gestalten wir eine Ja-Umgebung, die möglichst sicher ist. Gleichzeitig kannst du deinem Baby aktuell Schutz nur geben, indem du nicht an sein Verständnis appellierst, sondern es von Gefahrenquellen wie der Steckdose wegnimmst – unaufgeregt und klar. Dein Baby soll nicht das Gefühl bekommen, dass es ein Spiel ist, das ihr da gerade spielt: »Ich krabbele auf die Steckdose zu, mein Elternteil fängt mich wieder ein und dann krabbele ich wieder los, weil das so lustig ist« (Ursache und Wirkung). Auch bei anderen Gefahren- oder Schmerzsituationen ist die größte Hilfe, wenn du möglichst unaufgeregt und klar bist.

Sinnvoll ist es außerdem, sich der eigenen Grenzen bewusst zu werden und sie auch mit dem anderen Elternteil zu besprechen, um eurem Baby eine möglichst gute Orientierung zu geben. Vielleicht ist es für deine Partnerperson völlig in Ordnung, wenn das Baby die Blumenerde aus der großen Topfpflanze im Wohnzimmer herausholt, während du das gar nicht gut findest. Wenn ihr beide unterschiedlich reagiert, bietet das eurem Kind weniger Orientierung und führt vielleicht zu Partnerschaftskonflikten, weil du dich über den Reinigungsaufwand ärgerst und die andere Person das nicht schlimm findet. Klärt daher gemeinsam, sobald euer Baby mobil wird, welche Regeln in eurer Wohnung gelten, und macht die Wohnung zusammen sicher.

Auch bei deinem Körper darfst du Grenzen setzen und selbst bestimmen: Ist es okay, wenn dein Kind an deinen Haaren zieht? Wenn nicht, dann ist das völlig in Ordnung. Du musst auch nicht »ein bisschen ziehen lassen«, sondern kannst für dich eine Grenze setzen und deinem Kind eine Alternative zum Greifen und Ziehen anbieten, beispielsweise ein Spieltuch. Auch beim Stillen, wenn dein Baby in die Brust beißt, ist es wichtig, dass du eine Grenze setzt. Du musst das nicht ertragen (mehr dazu im nächsten Kapitel). Setze deine Grenzen klar und sicher, ohne lange Erklärungen. Dein Kind wird ein klares Nein eher wahrnehmen, wenn du es in wirklich wichtigen Situationen sagst, als wenn du es ständig oder unsicher verwendest.

Hier bist du Vorbild: Dein Kind lernt die Regeln eures Zusammenlebens durch kommunizierte Grenzen, aber ganz besonders durch euer eigenes Verhalten. Es ahmt nach, was es sieht und erlebt. Wenn du dich damit beschäftigst, was du dir von deinem Kind wünschst und welche Werte und Regeln du ihm mitgeben möchtest, kommen zwangsläufig auch eure Verhaltensweisen als Eltern in den Blick. Wir können von Kindern nicht verlangen, was wir selbst anders vorleben.

Herausfordernde Situationen mit Kindern lassen zudem schnell unsere eigenen verinnerlichten Muster aufkommen: Dein Baby tut etwas, das eine Grenze bei dir überschreitet, und du fühlst dich in Gefahr. Nicht zwangsläufig, weil tatsächlich eine akute Gefahr besteht, sondern weil dein inneres Alarmsystem aktiviert wird – gespeist aus früheren Erfahrungen. Je nachdem, welche Erfahrungen wir selbst mitbringen, kann uns die Autonomie des Kindes mehr oder weniger herausfordern. Dann ist es eine besondere Aufgabe, bei uns selbst zu bleiben und Wege für ein respektvolles, klares Miteinander zu finden.

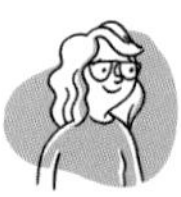

Bindungssichere Sprachentwicklung

1. Wie bewusst nutze ich Sprache im Alltag mit meinem Baby: Beschreibe ich Handlungen, Gefühle und Dinge regelmäßig oder überlasse ich vieles still der Situation?
2. Welche Rolle spielt der Schnuller bei uns? Nutze ich ihn eher gezielt zur Regulation oder auch manchmal, um Ruhe herzustellen, wenn mein Kind eigentlich gerade Sprache oder Spiel erproben möchte?
3. Wie gestalten wir Streitsituationen bei uns? Streiten wir konstruktiv oder haben wir destruktive Elemente? Entspricht unsere Streitkultur dem, was ich meinem Kind als Vorbild mitgeben möchte?

Sanft umhüllt

Mach es dir bequem: Vielleicht sitzt du auf einem Stuhl oder du liegst auf dem Sofa. Wenn du magst, schließe die Augen. Stell dir nun vor, dass sich um dich herum ein sanfter, klarer Kreis bildet. Er ist weder starr noch hart, sondern wie eine weiche, schützende Hülle, die dich vollständig umgibt. Diese Grenze ist dein Raum. Sie schenkt dir Sicherheit und Klarheit. Nimm dir Zeit, dich in diesem Kreis zu fühlen: Hier bist du sicher. Hier darfst du sein. Nähre diese Hülle um dich mit deiner Atmung. Vielleicht spürst du, wie dein Körper leichter wird, wenn du dir erlaubst, diese Grenze bewusst wahrzunehmen. Wie du innere Anspannung abgeben kannst, weil du eine schützende Hülle um dich hast. Vielleicht entsteht Ruhe, vielleicht auch Klarheit. Bleibe noch einen Moment in diesem inneren Bild. Lass die Gewissheit in dir wirken: Deine Grenzen sind wichtig. Sie schützen dich. Es ist okay, dass du diese Grenzen hast. Wenn du so weit bist, atme noch einmal tief ein, öffne langsam deine Augen und nimm das Gefühl dieses schützenden Kreises mit in deinen Alltag. Du darfst spüren, wo deine Schutzhülle verläuft und darfst dafür einstehen, dass andere sie respektieren.

Bindungssichere Mahlzeiten

»Lass die Bilder von früher hinter dir und nimm dir bewusst vor, die Mahlzeiten mit deinem Kind so zu gestalten, dass sie sich für euch beide stimmig, sicher und verbindend anfühlen.«

Im ersten Lebensjahr durchläuft dein Baby eine enorme Entwicklung: vom ersten Schluck, bei dem es in deinen Armen liegt, bis hin zum gemeinsamen Essen im Sitzen am Familientisch, bei dem es mit den Fingern selbst Nahrung zum Mund führen wird. Auch in diesem Bereich sind wir als Eltern mit unseren eigenen Prägungen, Sorgen und Ängsten konfrontiert und zugleich mit der Aufgabe, eine sichere Basis zu schaffen, auf der dein Baby sich selbstständig entwickeln darf. Ernährung ist eines der Kernthemen, das Eltern oft über viele Jahre hinweg beschäftigt: Isst mein Kind ausreichend oder zu wenig, vielleicht sogar zu viel? Bekommt es alle wichtigen Nährstoffe? Wie gehe ich mit Süßigkeiten um? Welche Regeln gelten am Tisch?

Auch wenn manches davon jetzt noch weit entfernt scheint, bleibt Ernährung ein Entwicklungsprozess. Die Haltung, die du jetzt verinnerlichst, kann es dir später leichter machen, mit Herausforderungen umzugehen. Wenn du dir einen beziehungsorientierten Blick aneignest und mitwachsen lässt, wird er dir helfen, auch in späteren Jahren gute Entscheidungen zu treffen. **Essen ist meistens mehr als »nur« Nahrungsaufnahme: Wir kommen dabei zusammen, tauschen uns aus, erleben unser Miteinander und genießen.** Wie wir auf Essen blicken und unsere und Babys Mahlzeiten gestalten, wird auch in der frühen Kindheit mitgeprägt.

Die ewige Frage nach Bindung und Stillen

Einen wichtigen Aspekt möchte ich ganz am Anfang schon aufgreifen, weil er leider oft missverstanden wird und zu Schuldgefühlen führt: Wir werden uns im Folgenden mit Muttermilch und Flaschenmilch beschäftigen. Dein Kind mit Muttermilch zu ernähren, hat viele Vorteile. Aus Bindungssicht können wir allerdings nicht sagen, dass Stillen eine notwendige Voraussetzung ist, um sichere Bindungsmuster aufzubauen.

Menschliche Milch und Pre-Säuglingsnahrung bilden die beiden Extrempole, zwischen denen zahlreiche Varianten existieren: abgepumpte Milch, die mithilfe eines Brusternährungssets, Bechers oder einer Flasche gegeben wird, ebenso wie eine Zweimilchernährung, bei der menschliche Milch mit Flaschennahrung kombiniert wird. Zahlreiche Studien belegen, dass menschliche Milch die optimale Ernährungsform für das Baby ist. Sie liefert nicht nur alle notwendigen Nährstoffe in sich wandelnder Zusammensetzung, sondern enthält auch zahlreiche zelluläre Bestandteile, die eine gesunde Entwicklung unterstützen können und sich positiv auf die Besiedelung des Babydarms mit Bakterien auswirken.[138] Das Stillen zu fördern, ist auch heute – in unserer modernen, industrialisierten Welt – durchaus sinnvoll, weil es viele positive Auswirkungen hat: auf das Kind ebenso wie auf die stillende Person. Anders als häufig angenommen, ist Stillen jedoch keineswegs ein rein »natürlicher« Prozess, der automatisch gelingt. Vielmehr handelt es sich um etwas, das unter achtsamen Rahmenbedingungen rund um die Geburt angestoßen wird und das Baby und die Stillende im Laufe der Zeit miteinander lernen. Dabei kann es immer wieder zu Herausforderungen kommen: Schmerzen, wunde Brustwarzen, beißende Babyzähne, nächtliches Clusterfeeding, das Stillende ganz schön erschöpfen kann. Die meisten Stillenden brauchen für die ein oder andere oder auch viele Fragen gute Unterstützung, idealerweise vom ersten Anlegen an, wenn man bisher gar keinen Bezug zum Stillen hatte. Hierfür gibt es auf das Stillen spezialisierte Hebammen oder gut ausgebildete Stillberaterinnen. Unterstützung und Wissen sind das A und O der Stillförderung.

Mit der Frage nach der Ernährung des Babys werden häufig Mutterideale und Bindungserwartungen verknüpft. Eltern, die sich gegen das Stillen entscheiden oder nicht stillen können, kämpfen nicht selten mit Beschämung oder Schuldgefühlen. Aus bindungstheoretischer Sicht ist jedoch nicht die Art der Nahrung entscheidend, sondern dass das Hungerbedürfnis eines Babys wahrgenommen und einfühlsam beantwortet wird. Auch bei der Ernährung mit der Flasche können entsprechende Hormone ausgeschüttet und auf die Signale des Babys geachtet werden (siehe Abbildung im Abschnitt »Responsive Feeding«). Der verstorbene bekannte Schweizer Kinderarzt Remo H. Largo erklärte dazu bereits: »Es gibt keine Studie, die überzeugend belegen würde, dass Kinder, die mit der Flasche ernährt werden, sich in ihrem Wachstum und in ihrer Beziehungsfähigkeit von gestillten Kindern unterscheiden.«[139] Und auch die Neurobiologin Dr. Nicole Strüber erklärt: »Ob die positiven Effekte des Stillens allerdings allein auf das spezielle Getränk, die Muttermilch, zurückzuführen sind, wurde meines Wissens noch nicht eingehend untersucht. Oxytocin wird nämlich nicht nur beim Stillen, sondern auch infolge eines engen Körperkontakts ausgeschüttet.«[140]

Dein Baby *wird* nicht gestillt, es stillt

Es mag ein wenig nach Haarspalterei klingen, aber unsere Worte formen immer wieder unser Denken und Handeln. Ob wir uns selbst oder einen anderen Menschen als passiv begreifen, beeinflusst auch, wie wir die Beziehung wahrnehmen und auf diesen Menschen zugehen. Wenn du sagst: »Ich stille mein Kind«, dann bist du aktiv und tust etwas an deinem Kind. Wenn du sagst: »Mein Kind stillt«, hebst du die Aktivität deines Kindes hervor. Wenn du erklärst: »Wir stillen«, betonst du, dass ihr beide aktiv an diesem Tun beteiligt seid. Beim Stillen trifft eher Letzteres zu: **Stillen ist eine Interaktion.** So beschreiben die Hebammen Anja Gaca und Kareen Dannhauer dann auch das erste Anlegen des Babys nach der Geburt: »Nachdem die Nabelschnur durchtrennt wurde, geht ihr beiden mit dem Stillen wieder eine körperliche Verbindung ein.«[141] Ihr geht von der Trennung wieder in die Verbindung. Und das Herstellen dieser Verbindung beim Stillen geht immer von beiden aus.

Stillen muss für dich gemütlich sein, aber auch für dein Baby (siehe Abbildung im Kapitel *Bindungssicher im Miteinander und Spiel*). Die Hebamme Regine Gresens spricht von »intuitivem Stillen« und nimmt dabei diese Faktoren des Wohlbefindens in den Blick: Du machst es dir gemütlich, sodass dein Körper bequem ruht und du auch das Gewicht deiner Körperteile abgeben kannst. So bist du nicht angespannt und musst deinen Oberkörper nicht aus starker Muskelkraft halten, sondern wirst durch Kissen gestützt. Die Position sollte »bequem und nicht anstrengend«[142] sein, sodass du während des Stillens entspannen kannst. Auch dein Baby darf bequem bäuchlings auf deinem Bauch liegen, mit dem Kopf auf oder zwischen den Brüsten, die Nase etwas unterhalb oder auf gleicher Höhe wie die Mamillen. Dein Baby liegt also mit der gesamten Körpervorderseite stabil und sicher auf dir, diese Berührung löst die angeborenen Suchreflexe aus und dein Baby wird sich selbst aktiv bewegen und deinen Körper nach der Mamille absuchen. Ist die Brust groß und prall, kannst du dem Baby etwas helfen, damit es die Brust selbst erfassen und mit dem Saugen beginnen kann. Hier kannst du darauf achten, dass es beim Trinken den Kopf gut abstützen kann, beispielsweise auf deinem Arm.[143]

Das erste Anlegen und der Breast Crawl

Schon innerhalb der ersten Lebensstunde zeigen Babys meistens das Bedürfnis nach dem Stillen an. Dein Baby wird unruhig, bewegt sich mehr, macht Suchbewegungen mit dem Kopf, manche Babys machen auch schmatzende Geräusche oder saugen an der nächstgelegenen Haut. Wenn du diese Hungerzeichen wahrnimmst, wird es Zeit für die erste gemeinsame Mahlzeit. In der Bauchlage findet dein Baby dank Ruhe, dem Duft der Mamillen und angeborener Reflexe selbstständig zur Brust. Es kann in gewisser Weise ein ganzes Stück hochrobben, das ist der sogenannte Breast Crawl. Du kannst deinem Kind die Zeit geben, diesen Weg selbst zu gehen, oder es sanft darin unterstützen, an deiner Brust so anzukommen, dass es die Brustwarze gut mit seinem kleinen Mund erfassen kann. Dein Kind zeigt, wie es in diesem ersten Moment eines neuen Miteinanders selbst aktiv und beteiligt ist.
Jetzt wird dein Baby die gelbliche Vormilch, das Kolostrum, aufnehmen, das es besonders in der Immunabwehr unterstützt, sich über die inneren Schleimhäute ausbreitet und vor dem Eindringen von Bakterien und Viren schützt. Es hilft auch dabei, dass der erste Stuhl ausgeschieden wird, das sogenannte Kindspech, und stabilisiert den Blutzuckerspiegel. Auch wenn du früh abstillen möchtest oder musst, ist es für dein Baby ein gesundheitlicher Vorteil, diese Vormilch zu erhalten.

Stillen ist Interaktion: Nicht nur in Hinblick auf das Anlegen des Babys, sondern auch auf das Erkennen und Beantworten von Hungerzeichen. Im Laufe der Zeit wirst du immer besser die frühen Hungerzeichen wie Unruhe, Suchbewegungen, Schmatzen, Saugen an den Händen von anderen Signalen unterscheiden. Ihr spielt euch aufeinander ein. Du nimmst beim Stillen wahr, dass dein Baby schluckt und pausbäckig die Brust entleert, siehst nach dem Stillen die Milchreste am Mund, nimmst seine Zufriedenheit wahr, siehst und wechselst die nassen Windeln, spürst die Gewichtszunahme – du bekommst ein Gefühl dafür, dass die Milchmenge reicht. Auch deine Milchmenge ist Teil der Interaktion und passt sich an den Bedarf deines Babys an: Längst sind die Zeiten vorbei, in denen das Stillen bei gesunden und voll ausgetragenen Babys nach Uhrzeit empfohlen wird. Stillt ausgiebig nach Bedarf, mindestens alle zwei bis drei Stunden für mindestens fünfzehn Minuten am Anfang[144] und später weiter nach Bedarf. Es wird immer wieder Zeiten geben, in denen dein Baby mehr stillen möchte, bis hin zum Clusterfeeding. Auch die Zusammensetzung der Milch ist Zeichen eurer Wechselseitigkeit: Sie passt sich den Herausforderungen des Immunsystems deines Babys an.

In diesem Kreislauf kann es zu Störungen kommen, ganz ähnlich, wie wir es anfangs allgemein für die Bindung betrachtet haben: Vielleicht gibt es Probleme, die Signale des Babys zu erkennen, vielleicht ist die Beantwortung schwierig, weil deine Milchmenge wirklich zu gering ist oder auch, weil sie besonders hoch ist und damit dein Baby überfordert. Wunde Brustwarzen sind gerade am Anfang häufig, sollten aber kein Dauerzustand sein und das Stillen auf Dauer schmerzhaft machen, wodurch natürlich keine gelassene Stillstimmung aufkommen kann. Vielleicht habt ihr eine stressige Umgebung, in der es schwerfällt, zu entspannen. Es kann aber auch sein, dass verinnerlichte Glaubenssätze oder Bilder es dir schwer machen, Vertrauen zu fassen: Wenn deine eigene Mutter erklärt, sie hätte nicht stillen können, weshalb du sicher auch nicht stillen könntest, kann das vorkommen. Aber auch wenn wir falsche Informationen erhalten und uns eingeredet wird, Babys dürften nicht häufig hintereinander trinken, weil frische Milch auf geronnene Milch im Magen zu Bauchschmerzen führen würde – oder irgendein anderer eigentlich längst überholter Mythos es uns schwer macht, uns einzulassen. Wenn dein Baby besonders unruhig sein sollte und dir daher nicht das Feedback gibt, satt und entspannt zu sein, kann das dein Selbstwirksamkeitsgefühl beeinträchtigen. Welches Problem auch immer hier vorliegen mag: Hol dir Hilfe von einer Fachperson, die sich wirklich mit dem feinen Zusammenwirken aller Faktoren beim Stillen auskennt. Das sind Hebammen, ausgebildete Stillberaterinnen und Stillberaterinnen IBCLC (International Board Certified Lactation Consultant), Letztere haben eine wirklich umfassende Ausbildung rund um das Stillen.

Stillen und Nähren mit der Flasche sind Care-Arbeit

Babyernährung ist eine höchst anspruchsvolle Sorgearbeit und sollte innerhalb der Familie als solche anerkannt und wertgeschätzt werden. Es erfordert Informationsbeschaffung, Lernen, Ruhe, Zeit und verbraucht Energie. Laut Angaben von equaly würden 1800 Stunden Stillzeit im ersten Babyjahr bei einem Brutto-Stundenlohn von 20,50 Euro zu einem monatlichen Bruttoeinkommen von 3075 Euro führen.[145] Wir rechnen Sorgearbeit nicht auf, schon gar nicht für das Kind, aber es kann innerhalb einer Partnerschaft dazu dienen, noch einmal zu verdeutlichen, dass dieses Umsorgen eines Babys wirklich Zeit braucht. Und gerade in Phasen, in denen das Baby unruhiger ist, viel Körperkontakt braucht und vielleicht häufiger Stillen oder die Flasche möchte, schafft die stillende Person kaum etwas nebenher als dieses Umsorgen. Und das ist normal und richtig. Wir müssen deswegen kein schlechtes Gewissen haben, dass wir heute »wieder nichts geschafft« haben. Du hast einen Menschen genährt – vielleicht mit einem Nahrungsmittel, das du selbst in dir hergestellt hast – und mithilfe von Informationen zur Ernährung, die du selbst beschafft hast.

Responsive Feeding – Bindungssicher die Flasche geben

Es gibt viele Gründe, warum nicht oder teilweise gestillt wird. Keiner davon sollte von anderen Menschen bewertet werden. Dennoch ist das Nicht-Stillen oder Teil-Stillen, wie eingangs beschrieben, leider oft ein Thema für Menschen, die mit eurer Ernährungsinteraktion eigentlich gar nichts zu tun haben und deren Einmischungen meist mehr schaden, als dass sie irgendeinen Nutzen hätten. Scham- und Schuldgefühle beeinflussen uns und unser Verhalten, gerade auch im öffentlichen Raum. Sie können zu Unsicherheit führen, zu Anspannung und damit zu Schwierigkeiten im Umgang mit dem Baby, wenn man sich verurteilt fühlt. Leider haben wir keinen Knopf an uns, dieses Empfinden einfach auszustellen. Und auch wenn ich dir hier jetzt schreibe, dass du dir nichts daraus machen sollst, dass andere dich verurteilen und solch ein Verhalten oft mehr über die Person aussagt als über dich, wird dir das vielleicht nicht helfen. Du kannst lediglich versuchen, dich davon immer wieder abzuschirmen und solche Be- und Verurteilungen an dir abprallen zu lassen. Eure Ernährung, eure Entscheidung!

Für das Zufüttern mit Pre-Nahrung stehen verschiedene Hilfsmittel zur Verfügung, etwa ein Brusternährungsset, Becher oder Löffel sowie die Flasche. Wird das Baby ausschließlich mit künstlicher Säuglingsnahrung ernährt, ist die Flasche die Norm. Doch auch mit der Flasche wird das Baby nicht einfach »gefüttert«: Nahrungsaufnahme ist nicht passiv. Genauso wie Stillen ist auch die Flaschenernährung eine Interaktion, bei der die Bedürfnisse des Babys und seine Signale bedeutsam sind. Häufig wird deshalb von Responsive Feeding gesprochen. Das bedeutet: Auch hier achtest du auf Hungerzeichen, auch hier bietest du Nahrung nach Bedarf an und auch hier ist ein achtsames, ruhiges Miteinander wichtig. Eigentlich unterscheiden sich nur Darreichungsform und Inhalt vom Stillen, die Grundprinzipien bleiben dieselben.

Mach es dir also gemütlich, sodass du eine bequeme Position einnehmen kannst und auch dein Baby entspannt liegt. Geht in Körper- und Blickkontakt. Stecke deinem Baby den Sauger nicht einfach in den Mund, sondern lass es selbst aktiv werden: Wenn du den Sauger an seine Lippen führst, öffnet es den Mund und umschließt ihn eigenständig. Auch wenn es unterschiedliche Saugergrößen gibt, ist es im ersten Jahr in der Regel nicht nötig, zu wechseln: Es reicht, beim ersten Sauger mit kleiner Lochgröße zu bleiben. Achte auch darauf, ob dein Baby Pausen braucht, und orientiere dich nicht ausschließlich an Mengenangaben, sondern vor allem an den Signalen deines Kindes. Manche Eltern empfinden es als hilfreich, einen Stoffbezug über die Flasche zu ziehen, um sich nicht vom Füllstand irritieren zu lassen. Studien zeigen, dass undurchsichtige, etwas schwerere Flaschen dabei helfen können, das Baby nicht unnötig zum Leeren der Flasche zu drängen.[146] Das Europäische Institut für Laktation und Stillen empfiehlt zudem einen Schnuller, wenn Babys hauptsächlich oder vollständig die Flasche erhalten, da sie ihr Saugbedürfnis auch unabhängig davon, ob sie gerade Nahrung aufnehmen, befriedigen wollen.[147] Auch hier bei der Ernährung mit künstlicher Säuglingsnahrung, ebenso wie zu allen weiteren Fragen rund um die Ernährung, beraten Hebammen und IBCLCs Eltern fachkundig. Es gibt zudem speziell ausgebildete FeS-berater*innen (Fachkraft für formula-ernährte Säuglinge). Auch wenn es manchmal anders behauptet wird, sind Hebammen und andere Fachpersonen keineswegs ausschließlich Stillbefürworter*innen, sondern sollten immer im Blick haben, ressourcenorientiert die passende Lösung für eine Familie zu finden. Lass dich daher fachkundig beraten, wenn du auf dem Markt an Fläschchen, Saugern und Säuglingsnahrung Hilfe brauchst.

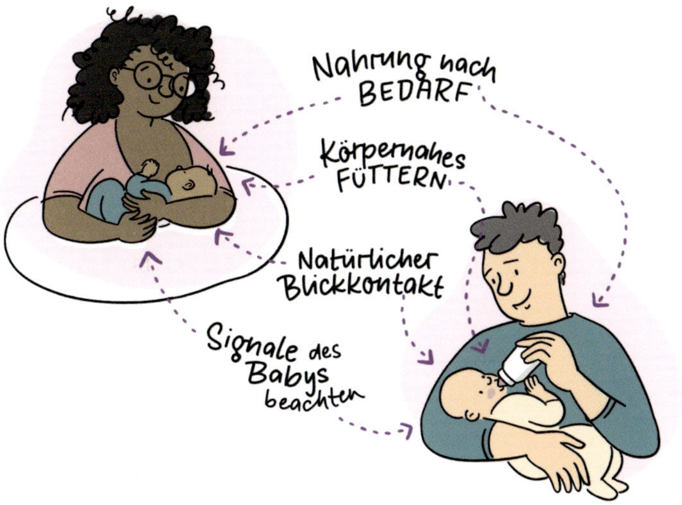
Nahrung nach BEDARF
Körpernahes FÜTTERN
Natürlicher Blickkontakt
Signale des Babys beachten

Beide Ernährungsformen können bindungsorientiert sein

Von der flüssigen Nahrung zur Beikost

Die meisten Babys sind rund um den sechsten Monat bereit für eine neue Nahrungsmittelerfahrung. »Rund um« bedeutet, dass du auch hier wieder auf dein Baby und seine Signale achten solltest. Manche Eltern markieren sich den Tag, an dem ihr Kind sechs Monate alt wird, im Kalender, um dann ganz pünktlich die erste Beikost anzubieten, und sind enttäuscht, wenn das Baby noch kein Interesse zeigt oder alles wieder aus dem Mund schiebt. Andere sorgen sich, weil ihr Baby schon vorher etwas vom Esstisch erlangt und in den Mund gesteckt hat – ob das ungesund ist, weil es vor dem Halbjahresgeburtstag stattfindet? Doch es geht nicht um einen festen Stichtag, sondern wieder darum, wie die Reife deines Babys und sein Interesse zusammenspielen. Beikost ist, daher der Name, zunächst eine Ergänzung zur flüssigen Nahrung: Es dauert noch eine Weile, bis sie wirklich ganze Mahlzeiten ersetzen wird. Jetzt geht es vor allem darum, dass dein Kind seine Fähigkeiten einsetzen kann, um Nahrung aufzunehmen, und dabei spielerisch sein Interesse daran ausbaut. Ja, genau: spielerisch! Die neue Welt der Mahlzeiten ist eine Entdeckungsreise für verschiedene Sinne. Ist dein Baby wirklich hungrig, wird es zunächst auf der alten Ernährungsweise bestehen. Erst mit der Zeit wird es verstehen, dass die Dinge, die es zum Mund führt, auch satt machen können. Jedes Kind hat dabei sein eigenes Tempo – Tabellen oder Beikostpläne bilden die Realität deshalb nur selten ab und sind verwirrender, als dass sie helfen.

Ist mein Baby bereit für Beikost?

Auch hier geht es wieder darum, die Signale deines Babys wahrzunehmen. Dass dein Baby Interesse an Nahrungsmitteln zeigt, ist noch kein ausreichendes Anzeichen. Schließlich weiß es nicht, dass Nahrung Nahrung ist, sondern hat zunächst Interesse am Spiel und Entdecken – umso mehr, wenn es seine nahen Bezugspersonen dabei beobachtet. Auch dass oder ob dein Baby schon einen oder mehrere Zähne hat, ist kein Hinweis auf die Beikostreife. Achte daher neben dem Interesse deines Babys und seiner Koordinationsfähigkeit, Nahrung mit der Hand zum Mund führen zu können, auf folgende Punkte:

- Dein Baby sollte stabil sitzen können. Das bedeutet nicht, dass es sich schon selbstständig hinsetzen kann, sondern dass es längere Zeit abgestützt aufrecht sitzen und dabei den Kopf stabil halten kann. Oft sitzen Babys anfangs auf dem Schoß ihrer Bezugsperson. Mit etwas Unterstützung gelingt es ihnen dann, den Rumpf im unteren Rücken gut aufrecht zu halten. Sackt es noch deutlich zusammen, ist es noch nicht so weit. Sitzt dein Baby auf deinem Schoß, hat das den Vorteil, dass ihr euch in Interaktion immer wieder aneinander anpassen werdet: Wird dein Baby unruhig, wirst auch du dich bewegen und eine andere Haltung einnehmen, bei der dein Baby wieder sein Gewicht gut an dich abgeben kann, um entspannt zu sitzen.

- Wenn deinem Baby Nahrung angeboten wird, schiebt es den Brei oder andere angebotene Lebensmittel nicht mehr sofort mit der Zunge heraus: Der »Zungenstoß-Reflex«, der Babys davor schützt, potenziell Gefährliches in den Mund zu nehmen, ist nicht mehr aktiv.
- Dein Baby macht außerdem Kau- und Mahlbewegungen mit dem Mund, zum Beispiel, indem es auf Spielzeug kaut. Diese Aktivität mit dem Kiefer ist eine wichtige Voraussetzung für Beikost, da sie im Mund bewegt werden muss. Auch die Zunge muss komplexe Bewegungen vollbringen können – das fällt oft zeitlich mit der Entwicklung zusammen, dass dein Baby sich auch vom Rücken auf den Bauch drehen kann.
- Sinnvoll ist außerdem, dass dein Baby in einer entspannten, freudigen und neugierigen Verfassung ist. Kränkelt es gerade und hat wenig Freude am Erkunden, warte mit dem Beikostbeginn, bis es wieder fit ist. Wie schon geschrieben, musst du ja keinen Stichtag einhalten, sondern einen groben Zeitraum, in dem dein Baby bereit sein wird.

Brei oder Stückchen? Hauptsache mit allen Sinnen genießen

Um die Art, wie wir Beikost einführen, tut sich manchmal ein ähnlicher ideologischer Graben auf wie zwischen Stillen und Nicht-Stillen. Doch auch hier gilt: Für die Bindung ist nicht entscheidend, ob du Brei oder Gemüsesticks anbietest, sondern dass du die Signale deines Kindes wahrnimmst und es selbstwirksam sein lässt. Babys können sehr zufrieden den Weg in die feste Nahrung mit Brei beginnen, ebenso wie mit Gemüsesticks oder einer bunten Mischung aus beidem. Überlege, was gut in euren Alltag passt, womit auch du dich wohlfühlst, und probiere dann auch einfach aus, worauf dein Kind gut reagiert: Manche Eltern nehmen sich vor, unbedingt breifrei in die Beikostzeit zu starten, aber das Baby lehnt einfach rigoros alles Stückige ab. Andere Babys mögen breiige Konsistenzen weniger gern.

Manche Eltern haben regelrechte Angst vor Beikost, besonders vor dem Verschlucken. Es ist wichtig, mit dieser Sorge gut umzugehen, damit sie die Entwicklung deines Babys nicht hemmt, denn es spürt deine Anspannung. Wenn du große Unsicherheiten hast, kann ein Erste-Hilfe-Kurs für Babys und Kleinkinder hilfreich sein. Generell ist er allen Eltern zu empfehlen, im Hinblick auf die Beikost kann er dir zusätzlich Sicherheit geben für den Fall, dass ein Nahrungsmittel doch einmal die Atemwege blockiert. Hier lernst du, was du in solchen Fällen sicher tun kannst.

Ansonsten: Probiert euch aus. Seid entspannt und genießt diese neue Erfahrungswelt gemeinsam. Du musst dich weder an starre Pläne noch an Tabellen halten. Du musst auch nicht sofort »eine Mahlzeit ersetzen«. Biete deinem Baby einfach dann etwas an, wenn es so weit ist und Interesse zeigt. Es darf genau so leicht und selbstverständlich sein, wie es sich hier anhört. Nur wenige Dinge solltest du meiden: rohe tierische Produkte, Honig und Ahornsirup, Salz zum Nachwürzen, sehr scharfe Gewürze, Salate, unverarbeitete Nüsse, Körner, harte Beeren oder andere kleine Nahrungsmittel, Zuckerzusätze, Bindemittel, Geschmacksverstärker, Alkohol, Koffein sowie stark verarbeitete oder fettreduzierte Lebensmittel.[148] Ansonsten könnt ihr euch frei durch das große Angebot gesunder Lebensmittel in verschiedenen Konsistenzen und Zubereitungsarten probieren. Ein Blick über den deutschen Tellerrand zeigt übrigens auch, dass es weltweit eine riesige Bandbreite an Nahrungsmitteln gibt, die am Anfang angeboten werden. Von süß bis herzhaft ist alles Mögliche dabei. Mit einem Baby rückt oft auch die eigene Ernährung noch einmal stärker in den Blick: Vielleicht entdeckst du dabei sogar neue Lieblingsspeisen oder Zubereitungsweisen durch dieses neue Themenfeld, das sich jetzt auftut.

Für den Anfang eignen sich milde Gemüsesorten wie Kürbis, Kartoffel, Süßkartoffel oder Pastinake. Auch weiches Obst, Nudeln oder Brot sind möglich. Babys können problemlos auch ohne Fleisch und Fisch aufwachsen. Wenn du hier Unsicherheiten spürst, kannst du dich wieder fachkundig von einer Hebamme, IBCLC oder Ökotrophologin unterstützen lassen. Wenn du mit Stückchen starten möchtest, bieten sich gedünstete, pommesförmige Sticks an, die dein Baby selbst zum Mund führen kann und dann mit Kauleiste, Zunge und Gaumen zerkleinert. Später können solche Gemüsesticks auch wunderbar in Pasten wie Hummus oder Frischkäse gesteckt werden. Anfangs wirst du noch ganze Stückchen in der Windel finden. Das ist okay. Was nicht ausreichend zerkleinert wird, spuckt dein Baby einfach wieder aus. Steck deinem Kind weder Brei auf dem Löffel noch ein Stück Gemüse in den Mund. Warte, bis es selbst den Mund öffnet.

Wenn dein Baby selbst tätig werden darf, wird Essen zur sinnlichen Entdeckungsreise voller Abenteuer: Stell dir vor, vor dir liegt ein völlig unbekanntes Lebensmittel. Selbst wenn dich jemand bittet, es zu probieren, würdest du wahrscheinlich erst einmal zögern. Du würdest genau hinschauen, vielleicht vorsichtig mit den Fingern die Konsistenz prüfen, daran riechen und erst dann entscheiden, ob du es in den Mund nehmen möchtest. Genau diesen Weg gehen Kinder auch. Für sie ist so vieles neu, was für uns längst selbstverständlich geworden ist. Gib deinem Kind den Raum dazu. Wenn dein Baby in deiner Nähe und in der Sicherheit eurer Beziehung Nahrung erkunden darf, kann es Vertrauen aufbauen. Kleckern, riechen, betasten, wieder ausspucken – all das gehört dazu. Es ist kein negatives »Spielen mit dem Essen«, sondern eine wertvolle Erfahrung, in der dein Kind Selbstvertrauen in seine motorischen Fähigkeiten, in seine Wahrnehmung und in eure Beziehung entwickelt. Skepsis gegenüber Neuem ist dabei normal. Indem du deinem Kind immer wieder Lebensmittel anbietest, die es vielleicht zunächst ablehnt, und sie selbst genussvoll isst, machst du ihm Mut: Du zeigst, dass Essen eine Einladung ist, keine Pflicht, und dass es sich aus seiner Sicherheit heraus trauen kann.

Eine gute Atmosphäre

Neben Ängsten und Sorgen kommen bei Eltern beim Thema Essen einige Glaubenssätze hoch: Wird mein Kind denn richtig essen lernen, wenn es einfach mit den Fingern isst? Wann sollte es endlich still am Tisch sitzen? Wie soll es Wertschätzung gegenüber Nahrungsmitteln lernen, wenn ich es sie auf den Boden werfen lasse? All das und mehr sind berechtigte Sorgen und Gedanken, die viel über die eigene Erziehung aussagen und über ein Bild vom Kind, das erzogen werden muss.

Dein Kind jedoch wird immer weiter voranschreiten in seiner Entwicklung: aus seinen eigenen körperlichen Möglichkeiten heraus, seiner Neugierde und seinen Erfahrungsräumen sowie durch dein Vorbild. Es hat gar kein Interesse daran, für immer mit den Fingern zu essen, wenn Besteck eine neue feinmotorische Herausforderung ist, die es bei den nahen Bezugspersonen sinnvoll eingesetzt sieht. Es wird lernen, ruhiger am Tisch zu sitzen, wenn es für es bequem ist, aber auch seinen kognitiven Möglichkeiten entspricht: Solange es die Frustration über Langeweile noch nicht verarbeiten kann, wird es nicht ruhig am Tisch sitzen bleiben. Ebenso wie es schwierig ist, wenn die Haltung nicht seinen anatomischen Bedürfnissen entspricht. Auch die Kommunikation kommt hier wieder in den Blick, wenn wir beim Essen miteinander sprechen, und macht die gemeinsame Mahlzeit zu einem spannenden Lernerlebnis. Das Kind erfährt neue Worte für Nahrungsmittel, und wir benennen, dass der Brei weich ist, die Nudeln heute wohl etwas zu hart geblieben sind oder die Gurke bitter schmeckt und deswegen nicht gegessen werden sollte. Eine riesige neue Erfahrungs- und Erlebniswelt tut sich am Tisch auf – wenn wir es zulassen. Das Kind einzubeziehen, weckt Interesse, mindert Langeweile und ermöglicht, dass es am Tisch bleibt.

Dein Kind wird, während es reift, lernen, mit Nahrung gut umzugehen: Es wird Lebensmittel nicht mehr auf den Boden werfen, wenn es sich sicher ausdrücken kann, dass es satt ist, und wenn es die Phase der Ursache-Wirkungs-Erkundung überwunden hat. Es wird Freude daran haben, mit dem Pinzettengriff klein geschnittene Weintrauben aufzunehmen und zum Mund zu führen. Es wird Nahrungsmittel respektieren, wenn es durch dein Vorbild einen wertschätzenden Umgang damit erlernt. Eure Familie ist das Vorbild für Tischregeln. Auch hier kannst du dir einen Moment Zeit nehmen und überlegen, was dir wichtig ist am Tisch und was ihr aktuell lebt: Bleibt ihr Erwachsenen ruhig am Tisch sitzen oder springt doch immer jemand auf? Schaut jemand während der Mahlzeit auf das Smartphone oder schafft ihr eine anregende Atmosphäre mit Austausch und Interaktion, bei der es Freude macht, gemeinsam am Tisch zu sitzen und aktiv zu sein? Essen ist mehr als Nahrungsaufnahme – jetzt und in Zukunft. In der frühen Kindheit legen wir die Basis für schöne, soziale, gemeinsame Genussmomente am Esstisch. Betrachte eure Mahlzeiten daher immer wieder aus verschiedenen Perspektiven: der Interaktion (welche Signale gibt mein Kind und wie reagiere ich darauf?), des Spiels und Lernens (was entdeckt mein Kind gerade, welche Herausforderungen hat es und was macht ihm Freude dabei?) und des Vorbildverhaltens (was vermittle ich selbst in dieser Situation?).

Langsam ausschleichen

Mit der Beikost verknüpft ist die Frage, wann wir das Baby abstillen und die Flasche nicht mehr geben. Doch dafür habt ihr beide noch Zeit: Es ist Beikost, keine Anstattkost, erklärt die Hebamme Anja Gaca.[149] Im ersten Jahr heißen Babys auch Säuglinge, weil sie ihre Nahrung hauptsächlich saugend aufnehmen. In der Babyzeit wird dein Kind nach und nach die Beikost ausbauen und die Flüssignahrung wird langsam zurückgehen. Wasser kannst du anbieten, doch auch das ist zunächst ein spannendes Spielelement, das im Mund erkundet werden möchte. Und auch das Trinken ohne Saugen will erst einmal gelernt sein: eine weitere kleine Herausforderung für dein Baby.

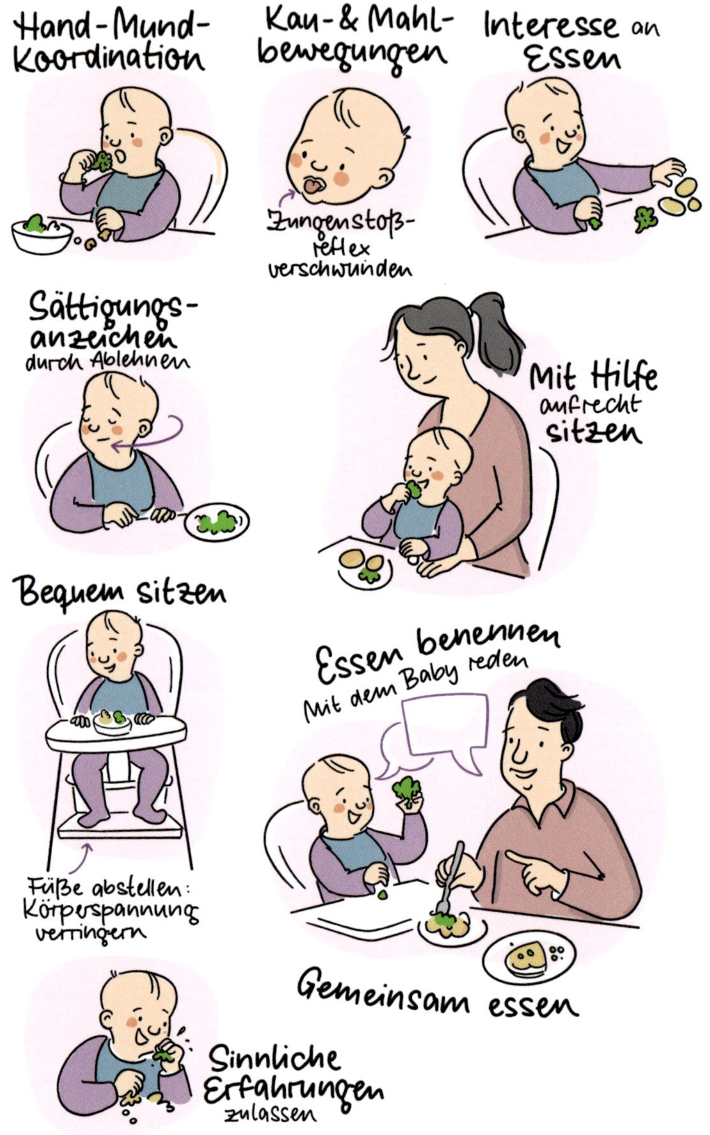
Hand-Mund-Koordination
Kau- & Mahl-bewegungen
Zungenstoß-reflex verschwunden
Interesse an Essen
Sättigungs-anzeichen durch Ablehnen
Mit Hilfe aufrecht sitzen
Bequem sitzen
Füße abstellen: Körperspannung verringern
Essen benennen Mit dem Baby reden
Gemeinsam essen
Sinnliche Erfahrungen zulassen

So gelingt der Beikoststart

Gib deinem Kind auch hier so oft es geht die Möglichkeit, seine motorischen Fähigkeiten zu verfeinern, indem es aus einem kleinen Becher selbst trinken darf.

Gerade im ersten Jahr ist es wichtig, nicht zu schnell anzunehmen, dass die Muttermilch nicht mehr notwendig sei und ersatzlos abgesetzt werden könnte. So könnte es passieren, dass dein Baby nicht genügend Nährstoffe zu sich nimmt. Rund um den sechsten Monat, wenn dein Baby mobiler und agiler wird, steigt eure Stillfrequenz sogar oft noch einmal an, weil das Kind viel Energie benötigt und an der Brust nuckelnd auch häufig eine kleine Beruhigungspause findet. Manchmal wird das häufigere nächtliche Aufwachen des Babys in dieser Zeit falsch interpretiert: Es wacht nicht so oft auf, weil es durch die Milch nicht mehr richtig satt wird und daher noch inhaltsreichere Breiangebote oder eine andere Säuglingsnahrung braucht. Ein Grund liegt in seiner Entwicklung, wie wir im Kapitel zum Schlaf noch sehen werden.

Es ist jederzeit in Ordnung, abzustillen, wenn du spürst, dass es sich für dich nicht mehr richtig anfühlt. Im ersten Lebensjahr braucht dein Baby dann aber noch eine künstliche Säuglingsnahrung, um ausreichend versorgt zu sein. Wenn du stillst, kann eure Stillbeziehung auch über das erste Jahr hinaus bestehen – so lange, wie es für euch beide richtig ist: für dein Baby, aber auch für dich. Ihr beide müsst euch damit wohlfühlen.

Wie lange die »natürliche Stillzeit« beim Menschen ist, benennen verschiedene Quellen unterschiedlich. Doch auch hier gilt: Es geht nicht darum, dir ein künstliches Ziel zu setzen, sondern darum, in dich hineinzuspüren, was für euch passt. Wenn du durch die Kleinkindzeit weiter stillen möchtest, ist das absolut in Ordnung. Führt ihr das Stillen fort, verringert es sich meist über Monate oder Jahre hinweg. Manchmal stillt dein Kleinkind wieder häufiger, dann wieder seltener. Dein Körper passt sich dem an. Irgendwann wird es entweder von allein weniger, oder du entscheidest, das Abstillen aktiver zu begleiten, indem du Stillmahlzeiten weglässt, wie etwa das morgendliche oder abendliche Stillen. Du bietest dann statt der Brust andere Nahrungsmittel und Wasser an, kuschelst mehr und regulierst dein Kind auf andere Weise. So kann das Stillen langsam ausklingen lassen.

Viele Stillende entscheiden sich im Laufe des zweiten Lebensjahres für das nächtliche Abstillen, während sie tagsüber weiter stillen wollen. Auch das ist eine Option. Einen passenden Modus zu finden, ist wirklich nicht immer einfach heutzutage, denn von allen Seiten wird bemängelt: Stillst du nicht oder in den Augen mancher Menschen zu kurz, bist du eine schlechte Mutter. Stillst du lang oder in den Augen mancher Menschen zu lang, ebenso. Egal welche Entscheidung du triffst, wird es vielleicht Menschen geben, die diese Entscheidung abwerten. **Doch aus Bindungssicht geht es darum, dass du durch deine Entscheidung Sicherheit ausstrahlen kannst: Du legst fest, welcher Weg zu euch passt und gibst damit Orientierung für dein Kind.**

Auch die Flasche wird nach dem ersten Geburtstag sanft ausgeschlichen, ersetzt durch Wasser, Kuscheln und den Ausbau der gemeinsamen Mahlzeiten. Und auch hier gilt ebenso, dass es vielleicht Menschen gibt, die das bemängeln. Umso wichtiger, dass wir uns nicht in diese Be- und Verurteilungen hineinziehen lassen und eine neue Generation Eltern bilden, die akzeptieren, dass es viele verschiedene Wege geben kann, glücklich Familie zu leben.

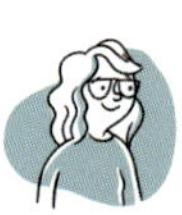

Bindungssichere Mahlzeiten

1. Welche eigenen Prägungen, Sorgen oder Glaubenssätze bringe ich bei der Ernährung mit?
2. Welche Atmosphäre prägt unsere Essenszeiten als Familie: Welche Rolle spielen dabei Sprache, Interaktion, Vorbildverhalten und welche kleinen Veränderungen könnten uns unterstützen?
3. Wie gehe ich mit äußeren Bewertungen oder Kommentaren zur Ernährung meines Babys um, und was brauche ich zur inneren Stärkung, damit wir als Familie unseren eigenen sicheren Weg gehen können?

Tischatmosphäre

Mach es dir für einen Moment bequem. Schließe, wenn es angenehm ist, deine Augen und nimm ein paar tiefe Atemzüge. Spüre, wie du mit jedem Ausatmen etwas mehr in deinem Körper ankommst. Richte deine Aufmerksamkeit nun nach innen und erinnere dich an Essenssituationen aus deiner eigenen Kindheit. Erinnere dich daran, wie es sich angefühlt hat, am Tisch zu sitzen. Erinnere dich an Stimmen, Gerüche, Rituale. Nimm ein wenig Abstand und schau von außen darauf. Was davon möchtest du mitnehmen, was möchtest du hier zurücklassen? Nun lenke deine Aufmerksamkeit sanft in die Gegenwart. Stell dir eine Essenssituation mit deinem Baby vor. Du sitzt mit ihm zusammen, vielleicht zu zweit oder mit der ganzen Familie. Mach dir ein Bild davon, wie diese Situation aussehen soll. Wie sie sich anfühlen soll. Atme noch einmal tief ein und aus. Lass die Bilder von früher hinter dir und nimm dir bewusst vor, die Mahlzeiten mit deinem Kind so zu gestalten, dass sie sich für euch beide stimmig, sicher und verbindend anfühlen.

Bindungssicher schlafen

»Elternschaft bedeutet, dass sich der Schlaf über viele Jahre verändert. Eure Aufgabe ist es, Wege zu finden, damit es euch dabei trotzdem gut geht.«

Wohl kaum eines der Entwicklungsthemen ist mit so vielen Emotionen, aber auch mit Mythen, Regeln und Warnungen belegt wie das Schlafverhalten von Babys und Kindern. Immer wieder werden alte Schlafprogramme mit neuen Namen versehen und den Eltern wird erklärt, ab wann Babys nun wirklich schlafen lernen müssten und wie das vonstatten gehen sollte. Da wird mit Sanduhren gearbeitet, mit Poklopfen, mit »kontrolliertem Schreien« – die Vielfalt ist groß und damit auch die Verunsicherung der Eltern. Und die entsteht ganz logisch, wenn wir einen Blick auf das neugeborene Baby werfen, das ja tatsächlich viel schläft: anders als wir, aber eben schläft. Zu Recht stolpert also unser Gehirn über die Vorstellung, dass Babys schlafen lernen müssten. Müssen sie nicht! **Was wir jedoch brauchen, sind Wege, wie wir als Familie zu ausreichend gutem Schlaf kommen und wie wir unsere Kinder begleiten können, während sich ihr Schlafverhalten verändert.** Schlafverhalten ist ein Reifungsprozess, der auf eine sehr kluge Weise biologisch in uns angelegt ist und in engem Zusammenhang mit dem Schutz des Bindungssystems steht.

Das Schlafverhalten deines Babys im ersten Jahr

Fühlen wir uns zunächst einmal in die Erfahrungswelt und Möglichkeiten deines Babys ein, um sein Schlafverhalten besser zu verstehen: Im Uterus verbringt es die meiste Zeit in einem schlafähnlichen Zustand, eng umhüllt von den Eihäuten, dem Uterus und den übrigen körperlichen Strukturen, die durchgehend Geräusche erzeugen. Es wird sanft gewiegt durch die Bewegungen der Schwangeren und erhält jederzeit Nahrung über die Nabelschnur. Gegen Ende der Schwangerschaft (bei voll ausgetragenen Babys) erlebt es gelegentliche Wachphasen von insgesamt zwei bis drei Stunden am Tag, schläft jedoch weiterhin sehr viel. Besonders viel Zeit verbringt es jetzt im Schlafstadium des REM-Schlafs, der für das Lernen, die Gedächtnisbildung und unser emotionales Gleichgewicht von großer Bedeutung ist.[150] In dieser Entwicklungsphase reift besonders das Gehirn: Dein Baby bereitet sich bereits auf das Leben in der neuen Welt vor, indem sein Gehirn Erfahrungen verarbeitet (wir haben beim Thema Sprache bereits gesehen, dass dein Baby deine Stimme wiedererkennt) und zahlreiche Nervenverbindungen aufbaut. Wird dieser für die Gehirnentwicklung so bedeutsame REM-Schlaf im Uterus gestört, etwa durch Alkoholkonsum der Schwangeren, kann dies lebenslange negative Folgen haben.

Nach der Geburt ist für dein Baby auf einmal alles anders – auch das weißt du bereits. Doch das Neugeborene hat eine unglaublich schlaue Strategie, um damit umzugehen und die vielen neuen Eindrücke zu verarbeiten: Es schläft! Der polyphasische Schlafrhythmus deines Babys, also der Umstand, dass Babys durchschnittlich (!) vierzehn bis sechzehn Stunden am Tag schlafen, verteilt auf vier bis fünf Schlafphasen, ermöglicht ihm, die neuen Informationen aus den Wachphasen im Schlaf zu verarbeiten. Dabei tritt sofort nach dem Einschlafen eine Vorform des REM-Schlafs auf, der etwa 60 Prozent des Gesamtschlafs ausmacht: Dein Baby geht zuerst in diese Schlafphase, weil sie aktuell besonders wichtig für seine Entwicklung ist. Später wird sich das verändern: Bei Erwachsenen liegt die Phase des REM-Schlafs am Ende eines Schlafzyklus. Vom Wachzustand gehen wir in ein Dämmern über, dann in einen stabilen Schlaf, worauf der Tiefschlaf folgt und schließlich der REM-Schlaf.[151]

Diese Vorform des REM-Schlafs, in die dein Baby also als Erstes fällt, ist ein aktiver Schlaf, aus dem es auch leicht wieder aufwachen kann. Deshalb lassen sich junge Babys direkt nach dem Einschlafen oft schwer ablegen, ohne gleich wieder wach zu werden. In den ersten Lebensmonaten, während dein Baby sich zunehmend an seine neue Umgebung gewöhnt, nimmt dieser aktive Schlaf nach und nach ab. Das hat auch wieder mit der Gehirnentwicklung zu tun, denn wenn dein Baby sich ein wenig »eingelebt hat«, wird im Gehirn ausgesiebt: Anfangs hat dein Baby mehr Nervenverbindungen, als es braucht, damit es sich, egal, wo es auf der Welt geboren wird, optimal an die Rahmenbedingungen dort anpassen kann. Nun aber werden die Nervenverbindungen, die wirklich benötigt werden, gestärkt und alles Unnötige aussortiert. Für dieses Aufräumen sind die anderen Schlafphasen wichtiger als der REM-Schlaf.[152] Das Schlafverhalten deines Kindes entwickelt sich. Zum ersten Geburtstag haben viele Babys eine Phase des längeren Nachtschlafs, der durchaus noch unterbrochen ist, und daneben zwei Schläfchen am Tag.

Ein Schlafzyklus des Säuglings, in dem er REM-Schlaf und ruhigen Schlaf durchläuft, dauert insgesamt 45 bis 60 Minuten: deutlich kürzer als bei Erwachsenen, deren Zyklen 90 bis 120 Minuten umfassen und die pro Nacht vier bis sieben solcher Zyklen durchlaufen. Die Schlafstadien und der Schlafzyklus sind jeweils genau an die Bedürfnisse des Babys beziehungsweise des Erwachsenen angepasst. Eigentlich ist also alles vollkommen gut und richtig, wie es ist, nur leider passt das nicht immer reibungslos zusammen – und das macht uns erhebliche Probleme.

Einschlafen und Aufwachen zwischen den Schlafphasen

Das erste Problem, das sich aus dieser Unterschiedlichkeit ergibt, ist, dass es den Nachtschlaf der Eltern stört, wenn das Baby aufwacht. Auch du wachst nachts zwischen deinen einzelnen Schlafzyklen auf: Etwa 5 Prozent deiner Schlafenszeit verbringst du im sogenannten »Stadium wach«. Meistens ist dir das jedoch gar nicht bewusst, weil du gleich wieder einschläfst – außer etwas beunruhigt dich. Dann wachst du richtig auf, prüfst, was nicht stimmt, und ob Gefahr besteht.[153] Diese Fähigkeit ist eine sehr intelligente Entwicklung, schließlich sind wir Menschen im Schlaf besonders verletzlich. Es ist also wichtig, dass wir einen sicheren Schlafort haben, an dem uns nichts passieren kann.

Dein Baby ist für diese Sicherheit auf dich angewiesen, schließlich kann es das noch nicht allein. Auch dein Baby ist im Schlaf höchst verletzlich. Zusätzlich braucht es regelmäßige Nahrung für sein sich entwickelndes Gehirn und seinen Körper, außerdem Wärmeregulation, also Schutz vor Unterkühlung. Es kann nicht einfach selbst aufstehen und nach dem Rechten sehen. Es weiß nicht, dass es sicher in einer abgeschlossenen Wohnung liegt. Wenn du nicht in seiner Nähe bist, weiß es anfangs auch noch nicht, dass du vielleicht nur im Nebenzimmer auf dem Sofa sitzt und eine Serie schaust. Sicherheit bedeutet für dein Baby: deine Nähe und dass es irgendwie so ist wie beim Einschlafen. Durch dich wird es gewärmt, genährt und beschützt. Es wacht also nachts auf, aus Hunger oder auch, weil der Schlafzyklus eine Art Sicherheitscheck ermöglicht. Anders als wir Erwachsenen kann es sich jedoch noch nicht so gut regulieren und wieder selbst in den Schlaf finden. Wenn auf einmal andere Rahmenbedingungen vorherrschen als beim Einschlafen, kann das zusätzlich verwirren: Eben war ich doch noch gut eingekuschelt in warmen Armen, jetzt liege ich hier allein? Da kann doch was nicht stimmen!

Dass dein Kind im Laufe der Kindheit immer mehr eigene Sicherheit entwickelt und verinnerlicht, dass sein Schlafort gut und sicher ist, ist richtig und wichtig. Die Frage aber lautet: Wie kommen wir dorthin?

Hier gibt es unterschiedliche Ansätze: Manche vertreten die Ansicht, Babys müssten möglichst früh lernen, allein (wieder) einzuschlafen, notfalls auch durch Weinenlassen. Das Baby bloß nicht zu verzärteln und zu verziehen, hält sich als Idee hartnäckig – wir haben ja bereits einen Blick auf das geschichtliche Erbe geworfen, dass es uns auch heute noch schwer macht, auf die Bedürfnisse von Babys einzugehen. Und wir müssen festhalten: Es funktioniert ja tatsächlich. Irgendwann stellen Babys ihre Signale ein, weil sie lernen, dass niemand kommen wird und sie ihre Energie einsparen. Die Frage ist allerdings, was sie daraus in ihr weiteres Leben an später unbewussten Erinnerungen mitnehmen und wie sich das auf ihr Stressverarbeitungssystem auswirkt. Andere wiederum betonen, dass Kinder durchgehenden Schlaf am besten nach und nach in der sicheren Begleitung ihrer Bezugspersonen lernen.

Wenn wir auf das Bindungssystem, die menschliche Geschichte und auch die weltweiten Schlafpraktiken schauen, ist die Antwort eigentlich recht einfach: Der letztere Weg ist der sinnvollere. **Wir schenken dem Baby Zuwendung und Sicherheit, bauen gemeinsam seine Regulation aus und ermöglichen ihm zunehmend Eigenständigkeit – immer mit offenen Armen, wenn es uns doch wieder braucht.** Wir unterstützen es also darin, zu explorieren. Wenn es aber dann manchmal doch mehr Nähe braucht oder später ins Elternbett zurückkommen möchte, ist das okay. Tatsächlich hat der Schweizer Kinderarzt Remo Largo auch in einer Untersuchung gezeigt, dass nur 10 Prozent der untersuchten Eltern ihren Kindern von Geburt an erlaubten, im Elternbett zu schlafen, und dennoch fast die Hälfte der Kinder im Alter von zwei bis sieben Jahren mindestens einmal pro Woche ins Elternbett kamen.[154] Es ist also wirklich sehr normal, dass Kinder nachts noch ihre Eltern aufsuchen. Wir können das zulassen und sie dennoch ermuntern, auch an einem anderen Ort zu schlafen, wenn uns das wichtig ist. Es ist ein wenig, als würde das Kind über eine Steinmauer balancieren und wir würden ihm immer wieder die Hand reichen, wenn es ins Schwanken gerät, bis es irgendwann wirklich eigenständig darüber balancieren kann, weil es jeden Schritt gelernt hat.

Schlaf folgt also in gewisser Weise demselben »Kreis der Sicherheit« (Abbildung im Kapitel *Babys Bedürfnisse kennenlernen*), den wir bereits kennengelernt haben: Erst wenn ein Kind sich sicher fühlt, kann es den Schritt zur Selbstständigkeit wagen. Dieses Gefühl von Sicherheit muss jedoch erst entstehen. Solange das Baby noch nicht über eine ausgereifte Objektpermanenz verfügt, also das Bewusstsein, dass ein Mensch oder Ding weiter existiert, auch wenn er oder es gerade nicht sichtbar ist, ist das schwer möglich. Dazu kommt die Individualität: Ein besonders reizoffenes Baby, das viel wahrnimmt und schnell überlastet ist, braucht oft andere Unterstützung als ein genügsameres Kind, das leichter in den Schlaf findet. Dein Baby spürt vielleicht Unbehagen, kann dieses aber noch nicht klar einordnen. Müdigkeit erhöht den inneren Schlafdruck und je nach Temperament braucht es für das Einschlafen mehr oder weniger Unterstützung. Viele Babys zeigen ihre Müdigkeit auch durch körperliche Unruhe, wenn wir frühe Zeichen der Müdigkeit übersehen haben. Wir betrachten weiter unten noch genauer, dass es durchaus immer wieder Phasen gibt, in denen dein Baby Beschwerden hat und deswegen mehr Regulation braucht, um in den Schlaf zu finden, beispielsweise beim Zahnen.

Was deinem Baby zunächst Sicherheit geben kann, ist eine Umgebung, die dem ähnelt, was es schon aus dem Uterus kennt: Umhüllung, Nähe, Körperkontakt, eine bequeme Lage und vertraute Geräusche. Das kann beim Einschlafen abends oder tagsüber ebenso hilfreich sein wie nachts. Wichtig ist, welche »Brücken in den Schlaf« du aufgreifst und etablierst. Wenn dein Baby nur durch bestimmte Handlungen einschläft, wird es diese auch nachts erwarten. Vielleicht schläft es gut ein, wenn du mit ihm auf dem Gymnastikball wippst, aber eine ganze Nacht hüpfend zu verbringen, ist für dich nicht erholsam. Auch Autofahrten beruhigen viele Babys, sind aber auf Dauer keine

Lösung. Geräusche wie das Rauschen eines Föhns, die die Klangkulisse im Uterus nachahmen, können Babys helfen, sind aber für Eltern oft belastend. Versuche deshalb zunächst, mit möglichst sanften Mitteln Sicherheit zu geben: eine Hand auf den Rumpf legen, sanft bewegen, eine Hand an Kopf und Bauch, beruhigende Geräusche wie Brummen oder »Schhhh«-Laute oder natürlich das nächtliche Nähren mit Brust oder Flasche, das Hunger stillt und gleichzeitig Nähe schenkt.

Schlafbrücken

Eine Brücke in den Schlaf meint, dass du deinem Baby eine Strategie anbietest zur Regulation, um in den Schlaf zu kommen. Ohne Müdigkeit helfen die besten Brücken in den Schlaf allerdings nichts. Das kennst du wahrscheinlich von dir selbst: Auch das gemütlichste Bett wird dich nicht einschlafen lassen, wenn du nicht ein wenig müde bist. Dein Baby sollte also müde sein, ausreichend satt, ausreichend gewärmt und sich ausreichend sicher fühlen. So kann es einschlafen.

In den ersten Wochen und Monaten brauchen Babys in der Regel noch keine speziellen Brücken oder Routinen: Sie schlafen sich in die Welt und genießen es einfach, wenn wir möglichst uterus-ähnliche Rahmenbedingungen schaffen: einen Pucksack, in dem die Beinchen sich berühren können, Körperkontakt, ein angenehmer Geräuschpegel. Mit der Schlafbrücke schaffst du eine gemütliche Atmosphäre der Entspannung, in der das Loslassen in den Schlaf möglich wird.

- Stillen: Viele Babys schlafen einfach und schnell an der Brust ein. Hier ist es warm, sie haben Körperkontakt und Nahrung nach Bedarf. Optimale Bedingungen, um sich gut und sicher zu fühlen. Es ist okay, wenn du diese Brücke als Strategie wählst, solange sie bei euch funktioniert.

- Wiegen/Schaukeln/Tragen: Wir haben bereits gesehen, dass die Wiegebewegung eine Erinnerung an die Zeit im Uterus ist. Schaukelbewegungen sind selbst für ältere Kinder und Erwachsene angenehm und entspannend. Das Tragen oder Wiegen am Herzen ist zusätzlich beruhigend, denn der Herzschlag ist deinem Kind bekannt.
- Geräusche/Lieder/Gedichte: Vielleicht erinnerst du dich an die Gute-Nacht-Lieder deiner Kindheit. Auch Lieder, Gedichte oder Geräusche können als Brücken dienen, wenn sie Sicherheit geben und entspannen.

Manchmal hören Brücken irgendwann auf, zu funktionieren. Beispielsweise das Einschlaf-Stillen. Du wirst wahrnehmen, wenn die Hilfe einer Brücke nachlässt und ihr einen neuen Meilenstein erklimmt, vielleicht ein anderes Ritual, eine andere Beruhigung notwendig ist oder dein Kind bereit ist, selbstständiger zu werden. Versuche, dich nicht daran zu klammern, dass diese »Methode« doch aber immer geklappt hat, sondern lass dich auch darauf ein, wahrzunehmen, dass sie jetzt nicht mehr so gut funktioniert und ihr etwas anderes ausprobieren könnt.

Mit der Zeit wirst du auch eine Balance dabei finden, wie schnell du ein aufwachendes Baby selbst beruhigen musst oder Raum lässt, damit es sich selbst erproben kann: Babys bringen unterschiedliche Temperamente mit, und das wirkt sich auch hier aus. Um den vierten Monat herum beginnen viele Babys, sich selbst zu beruhigen, etwa durch Saugen an der Hand, Reiben an den Ohren, Brummen oder Kopfwenden. Beobachtest du solche Strategien bei deinem Kind, lass es ausprobieren und greife erst ein, wenn es doch nicht gelingt. Wenn du zu früh eingreifst, nimmst du ihm die Möglichkeit, eigene Fähigkeiten zu entwickeln.[155] Es geht auch hier wieder um die Feinfühligkeit gegenüber den Signalen deines Babys. Lass es zu, dass dein Baby da Erfahrungen in der

Selbstregulation machen darf, wo es sie ausprobieren möchte, und unterstütze dann zuverlässig, wenn es Hilfe braucht. Dieser Grundsatz zieht sich durch die verschiedensten Entwicklungsbereiche und eben auch durch den Schlaf.

Das gemeinsame Schlafen im Familienbett oder im Beistellbett kann hilfreich sein, um deinem Baby Sicherheit zu geben – und erleichtert auch das nächtliche Stillen. Der Kinderarzt Gerhard Jorch, Professor an der Universitätsklinik Magdeburg, weist darauf hin, dass das Risiko für das Kind, im Elternbett zu schlafen, marginal ist, wenn es auf dem Rücken schläft, stillt und die Eltern aufs Rauchen verzichten.[156] Wenn ihr euch für ein Familienbett entscheidet, achtet darauf, dass es auch wirklich ein Familienbett ist, nicht nur das Elternbett mit einer weiteren Person darin. Mit dem Wachstum des Kindes wird Platz zunehmend wichtiger, denn jede Person braucht Raum für sicheren und gemütlichen Schlaf. Ebenso ist entscheidend, dass dein Baby frei atmen kann: Kissen, Decken, Nestchen oder andere Gegenstände dürfen seine Atmung nicht einschränken.

Schlaf und Plötzlicher Kindstod

Dein Baby braucht nicht nur emotionale Sicherheit, sondern ebenfalls eine sichere Umgebung. Auch beim Schlafen ist es wichtig, Bedingungen zu schaffen, die den Bedürfnissen deines Babys entsprechen. Das bedeutet zum Beispiel, dass es ausreichend Platz zum Schlafen haben sollte. Es ist völlig in Ordnung, wenn dein Baby auf deinem Bauch einschläft, solange du selbst wach bist. Sobald du jedoch müde wirst, solltest du das vermeiden, denn dein Baby könnte zur Seite rutschen, wodurch seine Atmung behindert werden kann. Auch ein Schlafen auf einem kuscheligen Sessel oder Sofa – mit dir oder ohne dich – ist nicht sicher, weil die Atmung eingeschränkt werden könnte.

Diese Form des Erstickens ist jedoch nicht das, was unter dem Begriff des Plötzlichen Kindstods verstanden wird. Damit ist vielmehr gemeint, dass ein Baby oder Kleinkind unerwartet verstirbt, ohne dass eine eindeutige Todesursache festgestellt werden kann. Glücklicherweise ist das Risiko dafür heute stark rückläufig, auch wenn die genauen Ursachen noch nicht vollständig geklärt sind. Vermutet wird, dass eine angeborene Beeinträchtigung vorliegt, die unter ungünstigen Rahmenbedingungen Atmung und Kreislauf gefährlich einschränken kann. Um dein Baby bestmöglich zu schützen, werden folgende Rahmenbedingungen empfohlen:[157]

- Lege dein Baby immer in Rückenlage und ohne Kopfkissen zum Schlafen.
- Betten solltest du es möglichst in einem eigenen Bettchen im elterlichen Schlafzimmer. Im Elternbett sollten Babys insbesondere dann nicht schlafen, wenn ein Elternteil raucht.
- Halte das Schlafzimmer unbedingt rauchfrei – am besten sogar die gesamte Wohnung.
- Verwende besser einen Schlafsack statt einer Decke.
- Heize das Schlafzimmer nicht, solange die Temperatur nicht unter 18 °C fällt.

Ein häufiges Argument gegen das gemeinsame Schlafen in einem Bett ist die Sorge, dass das Kind daraus nie wieder ausziehen würde, wenn es sich erst einmal in der sicheren Nähe der Bezugspersonen bequem gemacht hat. Nach allem, was du bisher in diesem Buch gelesen hast, wirst du darauf wahrscheinlich schon selbst entgegnen können, dass dein Kind irgendwann bereit für sein eigenes Bett sein wird, wenn es genügend Sicherheit hat und du es dann darin unterstützen wirst, diesen Weg sicher zu gehen. Lass dir also heute einen einfacheren Weg für das »Jetzt nicht« durch Bedenken für die Zukunft vermiesen: Wenn sich das Familienbett jetzt gerade richtig und hilfreich für euch anfühlt, dann ist das jetzt gerade der richtige Weg und ihr werdet den Weg in Sicherheit gut weitergehen, bis euer Kind selbstständig schläft. Gerade Stillende profitieren oft besonders von dem gemeinsamen Schlaf, da sich der Schlaf von Baby und Stillender synchronisiert und man weniger wahrscheinlich von dem Baby aus einer Tiefschlafphase gerissen wird.

Den Sleep Gap überwinden

Dass Babys so schlafen, wie sie schlafen, ist sinnvoll. Doch das Problem bleibt: Eltern sind unausgeschlafen, weil der Schlafrhythmus von Babys und Erwachsenen einfach nicht harmoniert. Laut einer Studie des Deutschen Instituts für Wirtschaftsforschung ist der Schlaf von Eltern in den ersten sechs Jahren nach der Geburt eines Kindes in Qualität und Dauer beeinträchtigt. Mütter schlafen in den ersten drei Monaten nach der Geburt im Durchschnitt eine Stunde weniger pro Nacht, Väter etwa fünfzehn Minuten weniger.[158] Das ist nicht nur belastend, weil Erwachsene an sich schon ausreichend Schlaf zur Regeneration brauchen, sondern auch, weil sich Schlafmangel unmittelbar auf die Feinfühligkeit auswirkt: Unausgeschlafen fällt es schwer, die Bedürfnisse des Babys wahrzunehmen und einfühlsam zu beantworten.[159] Gerade Eltern, die ihr Kind erst kennenlernen und feinfühlig begleiten wollen, brauchen Schlaf. Doch gerade Mütter, die nach wie vor den Großteil der Sorgearbeit übernehmen, schlafen oft weniger.

Die Antwort liegt eigentlich auf der Hand: Ihr als Eltern solltet euch das nächtliche Umsorgen gerechter aufteilen. Eigentlich sind wir Menschen ohnehin so entwickelt, dass wir in Gruppen zusammenleben und immer jemand wach ist. Diese Art des Zusammenlebens findet aber in westeuropäischen Familien kaum noch statt. Das macht uns den Familienalltag und Schlaf enorm schwer. Das Gefühl, für das Baby zuständig zu sein, wirkt im

Schlaf auf unser Gehirn: Die israelische Psychologin und Hirnforscherin Ruth Feldman hat herausgefunden, dass Mütter in der Regel mit einer »geöffneten« Amygdala schlafen – das ist der Teil des Gehirns, der Gefühle verarbeitet und Gefahren analysiert. Dadurch bleiben sie selbst im Schlaf für die Signale des Babys empfänglich.

Diese erhöhte Wachsamkeit bleibt auch über die Babyzeit hinaus bestehen. Väter hingegen schlafen oft mit »geschlossener« Amygdala – solange sie wissen, dass die Mutter zuständig ist. Übernehmen sie jedoch selbst die Hauptverantwortung, öffnet sich auch bei ihnen die Amygdala.[160] Es ist also, wie in der Sorgearbeit generell, keine Frage des Geschlechts, sondern der Zuständigkeit und Erfahrung. Innerhalb von Familien brauchen wir mehr Schlafgerechtigkeit. Nicht nur die erwerbstätige Person braucht ausreichend Schlaf, sondern auch diejenige, die Care-Arbeit leistet. Sätze wie: »Du bist ja nur zu Hause, also kannst du dich nachts ums Kind kümmern!« sollten wirklich der Vergangenheit angehören. Wir haben bereits gesehen: Ist die Sorgearbeit ungerecht verteilt, entsteht Unzufriedenheit, die sich empfindlich auf das Wohlbefinden als Paar auswirken kann.

Wie können wir dann für Schlafgerechtigkeit sorgen? Zunächst lohnt es sich, herauszufinden, wie viel Schlaf die einzelnen Familienmitglieder tatsächlich brauchen und welcher Schlaftyp sie sind: Wird eine Person abends früher müde, kann sie schon schlafen gehen, während die andere noch beim Baby bleibt. Wer morgens fitter ist, übernimmt das Baby früher und lässt die andere Person länger schlafen. Unter der Woche fehlt oft die Zeit für Erholung, deshalb solltet ihr zumindest am Wochenende darauf achten. Weniger Termine und Besuche, dafür mehr Schlaf und Ruhe. Auch unter der Woche gilt: Es fällt manchmal schwer, das »alte Leben« mit spontanen Treffen am Nachmittag und langen Abenden loszulassen. Doch jetzt ist Schlaf wichtig. Wenn du tagsüber die Möglichkeit für einen Mittagsschlaf oder Power-Nap hast, nutze sie. Der Satz »Schlaf, wenn das Baby schläft« wird oft belächelt, aber er enthält eine wichtige Wahrheit: Sorgearbeit ist anstrengend, und Schlafmangel verstärkt die Belastung erheblich. Auch abends sollten wir nicht trotzig übermüdet Serien schauen, nur um das Gefühl zu haben, endlich »etwas Erwachsenes« zu tun. Tu etwas wirklich Erwachsenes: Geh schlafen, wenn du müde bist. Halte dich nicht tagsüber mit Kaffee über Wasser, um durchzuhalten oder noch aufzuräumen, sondern schlafe, damit du genug Kraft für diesen fordernden Alltag hast. Räume weniger auf, schlafe mehr. Es ist herausfordernd, aber setze Prioritäten bei deinem Wohlbefinden.

Herausfordernde Einschlafzeiten mit Babys

Seien wir ehrlich: Auch wenn du im Familienbett schläfst, wenn ihr euch gut abwechselt und wenn ihr nur minimale Einschlafbrücken zur Beruhigung anbietet: Es wird herausfordernde Nächte geben. Nicht nur in diesem ersten Jahr, sondern auch in den folgenden. Denn dieser junge Mensch kommt in seinem Leben an, hat unglaublich viel zu verarbeiten und zu lernen. Zudem verändert sich sein Körper beständig und mit ihm dessen Möglichkeiten – all das wirkt auf den Schlaf. Die zunehmende Mobilität, die wachsende Neugier auf die Welt und Entwicklungen wie das Zahnen haben im zweiten Lebenshalbjahr großen Einfluss auf das Schlafverhalten. Auch hier können wir wieder auf das bisherige Wissen zurückgreifen: **Wenn dein Baby gerade mit großen Herausforderungen wie Zahnschmerzen, Bauchweh oder Krankheit kämpft, braucht es Sicherheit.** Es kann das Unwohlsein noch nicht einordnen und benötigt deinen Trost, deine Nähe und Geborgenheit und kann deswegen nicht gleichzeitig neue Herausforderungen meistern.

Im zweiten Halbjahr nach der Geburt zeigt sich meist schon eine etwas klarere Schlafstruktur. Wahrscheinlich schläft dein Kind am frühen Vormittag, mittags und am Nachmittag noch einmal. Zum ersten Geburtstag hin wird es sich in der Regel auf zwei Tagesschläfchen einpendeln. Vielleicht fällt es deinem Baby abends schwer, vom Tag loszulassen. Es ist müde, doch die vielen Eindrücke hindern es daran, in den Schlaf zu finden. Oder der Tag war so reizintensiv, dass zu wenige oder zu kurze Schläfchen möglich waren und sich nun alles überfordernd anfühlt. Bestenfalls hast du schon ein Gespür dafür entwickelt, wann dein Baby müde wird und die Stimmung zu kippen droht. Dann weißt du auch, wann es Zeit ist, für eine reizarme Umgebung zu sorgen, damit es in den Schlaf findet, auch wenn es scheinbar noch nicht will. Es ist vollkommen in Ordnung, dass du hier Sicherheit und Orientierung gibst, indem du die Signale deines Babys interpretierst. Manchmal aber klappt es nicht und wir verpassen schlicht den richtigen Zeitpunkt. Das passiert! Dann braucht dein Baby Unterstützung durch Reizreduzierung und deine konkrete Hilfe. In solchen Momenten ist es nicht einfach, Ruhe auszustrahlen, wenn das Baby weint und schreit. **Suche dir daher Strategien, die dir helfen, selbst ruhig zu bleiben. Wenn möglich, übernimmt die Bezugsperson die Beruhigung, die gerade mehr Kraft hat und Ruhe ausstrahlen kann.** Mehr Reize oder ein hektisches Abwechseln von Methoden sind jetzt nicht hilfreich. Besser ist es, sanft mit deinem Baby zu sprechen, während du es hältst, wiegst oder trägst mit der klaren Haltung: Hier ist Ruhe, kein Spiel.

Auch das Zahnen bringt häufig unruhige Nächte mit sich. Dein Baby kann den Schmerz noch nicht einordnen und braucht Sicherheit, gegebenenfalls ergänzt durch kleine Hilfsmittel wie gekühlte Beißringe. Achte darauf, dass nicht jedes auf dem Markt angepriesene Mittel für das Zahnen auch wirklich nachweislich hilft.

Ebenso kann der erste Infekt auftreten: aufregend für die Eltern, belastend für das Baby und meist schlafraubend. Und das wird nicht die letzte Herausforderung bleiben. Es wird immer wieder Phasen geben, in denen dein Baby gut schläft, und Phasen, die euch fordern, sei es durch Entwicklungsschübe, Albträume, Nachtschreck oder vieles mehr, was in der Kleinkindzeit auf euch zukommt. Das soll dich nicht entmutigen, sondern dich vorbereiten: **Elternschaft bedeutet, dass sich der Schlaf über viele Jahre verändert.** Eure Aufgabe ist es, Wege zu finden, damit es euch dabei trotzdem gut geht. Es geht nicht darum, zu resignieren und Schlafmangel als Dauerzustand zu akzeptieren. Vielmehr gilt es, Ressourcen ernsthaft in den Blick zu nehmen. Manchmal kann es hilfreich sein, sich Unterstützung zu holen von Fachpersonen, die das ganze Familiensystem betrachten, die individuellen Schlafbedürfnisse berücksichtigen und gemeinsam mit euch passende Strategien entwickeln. Denn um es noch einmal zu betonen: **Schlaf ist nicht nur für dein Baby wichtig, er ist genauso wichtig für dich.**

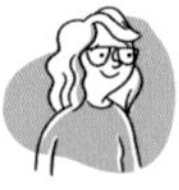

Bindungssicher Schlafen

1. Welche Vorstellungen oder Glaubenssätze (wie »Babys müssen früh allein schlafen lernen«) trage ich aus meiner eigenen Kindheit in mir? Wie ist das beim anderen Elternteil?
2. Habe ich das Gefühl, dass die Schlafaufteilung und nächtliche Verantwortung zwischen den Bezugspersonen fair verteilt ist oder gibt es hier etwas, das wir verändern sollten?
3. Was brauche **ich** persönlich, um trotz unterbrochener Nächte genug Erholung und Kraft zu finden und wie kann ich mir das im Alltag bewusst einräumen?

Schlaf ist Erholung

Setze oder lege dich bequem hin, schließe sanft die Augen und erlaube dir, für ein paar Minuten einfach nur da zu sein. Atme tief durch die Nase ein und langsam durch den Mund wieder aus. Spüre, wie mit jeder Ausatmung ein Stück Anspannung aus deinem Körper weicht. Lenke deine Aufmerksamkeit nun auf die Vorstellung, wie es sich anfühlt, wirklich erholt zu sein: Stell dir einen Moment vor, an dem du nach einem guten, tiefen Schlaf aufgewacht bist. Dein Körper fühlt sich leicht und warm an, dein Kopf klar, dein Herz ruhig. Versuche, dieses Gefühl innerlich zu spüren, auch wenn die letzte erholsame Nacht vielleicht schon länger zurückliegt. Sag dir innerlich: »Schlaf bedeutet Erholung. Schlaf nährt mich. Schlaf ist ein Geschenk, das mir neue Kraft schenkt.« Atme dieses Gefühl einige Atemzüge lang ein und aus, so als würdest du mit jeder Einatmung frische Energie aufnehmen und mit jeder Ausatmung alles Verbrauchte, Schwere loslassen. Wenn Gedanken kommen, lasse sie vorbeiziehen wie Wolken und kehre immer wieder sanft zurück zu diesem Gefühl: Schlaf ist Ruhe, Schlaf ist Geborgenheit, Schlaf ist etwas Wunderbares. Nimm dir zum Abschluss noch einen tiefen Atemzug und schenke dir innerlich die Gewissheit: Auch kurze Momente der Ruhe nähren mich und geben mir Kraft.

Bindungssicher in Gemeinschaft

»Bindung und Beziehung sind der Kern unseres Lebens – in jedem Alter. Deswegen ist es wichtig, dass wir gute Bindungen für Kinder UND Eltern herstellen – auch über die Familie hinaus.«

Auch wenn Familie hierzulande stark auf die Kleinfamilie ausgerichtet ist, sind wir Menschen eigentlich darauf angelegt, kooperativ zusammenzuleben und unseren Nachwuchs gemeinsam aufzuziehen.[161] Wie wir beim Thema Schlaf bereits gesehen haben, ist es hilfreich und sinnvoll, wenn wir uns in Gruppen ergänzen und füreinander sorgen – nicht nur mit dem anderen Elternteil, sondern als gesamte Gemeinschaft. Allein oder nur zu zweit für ein Baby zuständig zu sein, führt Eltern immer wieder in Überlastungssituationen. Je mehr Kinder da sind und je weniger Unterstützung vorhanden ist, desto herausfordernder wird es. Aber auch schon das Umsorgen eines einzelnen Kindes kann als sehr belastend erlebt werden – je nach Temperament des Kindes und den Ressourcen der Familie. Der Spruch »Ein Kind ist kein Kind« trifft absolut nicht zu.

Gerade Mütter, die nach wie vor den Großteil der Sorgearbeit übernehmen und länger in Elternzeit gehen, leiden oft regelrecht unter Einsamkeit, selbst wenn sie objektiv nicht allein sind, weil das Kind da ist. Es fehlt an Unterstützung und Entlastung, aber auch an Wertschätzung für die Sorgearbeit, an Anerkennung, am Austausch und an der Möglichkeit, den eigenen Interessen jenseits der Familie nachzugehen. Wir wünschen uns nicht nur, das

Strahlen in den Augen unseres Kindes zu sehen, sondern auch die schönen wie herausfordernden Momente mit anderen Menschen teilen zu können.

Die Environmental Mismatch Theory beschreibt, dass unsere seit der Jäger*innen*- und Sammler*innen*zeit kaum veränderte biologische Ausstattung nicht zu unserer heutigen, kulturell geprägten Umwelt passt. **Wir haben eine Lebensumwelt geschaffen, die eigentlich nicht unseren grundlegenden Bedürfnissen entspricht.** Das zeigt sich im Alltag etwa bei unseren Erwerbsarbeitszeiten, in der Wirtschaft, unserer Freizeitgestaltung oder Bewegung, besonders aber auch im Familienleben. Diese unpassenden Rahmenbedingungen wirken sich nicht nur auf Erwachsene, sondern auch auf Kinder negativ aus: Kindheit wurde aus dem gemeinschaftlichen, kooperativen Leben herausgelöst und pädagogisiert.[162] Ein Beispiel dafür ist die Entstehung des Kinderzimmers: Während Häuser lange Orte des Zusammenkommens waren, in denen Räume gemeinsam genutzt wurden, entstanden im 18. Jahrhundert spezielle Räume für einzelne Funktionen, auch das Kinderzimmer. Kindheit wurde dadurch zunehmend von anderen abgetrennt und mit Erwartungen an Förderung und besonderer Behandlung aufgeladen.

So wertvoll es ist, dass wir heute sehen, dass Babys und Kinder sorgsame Pflege und Begleitung brauchen und eben nicht »nur kleine Erwachsene« sind und ihnen eigene Kinderrechte zustehen, so problematisch ist gleichzeitig die zunehmende Isolation. Die Pädagogikprofessorin Sabine Seichter spricht in diesem Zusammenhang sogar von einer »Verbannung von Kindern auf die pädagogische Insel«.[163] Die »Straßensozialisation« in altersgemischten Gruppen mit vielen Kindern findet kaum noch statt. Kinder werden im öffentlichen Raum oft eher als Fremd- oder Störfaktor betrachtet. Und das beginnt nicht erst im Kindergartenalter, sondern schon in der Babyzeit: Dass es immer wieder Empörung darüber gibt, wenn Babys in der Öffentlichkeit gestillt werden, ist ein deutliches Beispiel dafür, wie stark Familien mit Babys in den privaten Raum gedrängt werden. Dabei können schon Babys von Gemeinschaft, vom Miteinander und von Erfahrungen mit anderen Erwachsenen und Kindern profitieren. **Bindung und Beziehung sind der Kern unseres Lebens – in jedem Alter. Deswegen ist es wichtig, dass wir gute Bindungen für Kinder UND Eltern herstellen – auch über die Familie hinaus.**

Schon Babys spielen miteinander

Kinder brauchen andere Menschen: nicht nur andere Kinder unterschiedlichen Alters, sondern auch andere Erwachsene. In vielen Kulturen weltweit wachsen Kinder in Betreuungsnetzwerken auf, in denen sowohl Erwachsene als auch andere Kinder Verantwortung übernehmen. Der Anthropologe Gabriel Scheidecker hat in Dörfern im Süden Madagaskars festgestellt, dass dort Fünfjährige die wichtigsten sozialen Partner*innen für Babys und Kleinkinder sind. Auch in Kamerun und in ländlichen Regionen Indiens spielen Kindergruppen eine zentrale Rolle für die Sozialisation.[164] Eine amerikanische Untersuchung aus dem Jahr 1975 zeigte zudem, dass Kinder ab dem zweiten Lebensjahr – wenn sie die Möglichkeit dazu haben – lieber mit Gleichaltrigen in Kontakt treten als mit Erwachsenen.[165]

Diese Beispiele sollten wir nicht romantisieren, aber sie machen deutlich: Unser westlicher Lebens- und Erziehungsstil ist keineswegs der »Prototyp« gelingender Elternschaft – vielleicht sogar im Gegenteil. **Vieles von dem, was wir hierzulande als »neu« im Rahmen bindungs- und bedürfnisorientierter Elternschaft entdecken, ist in vielen anderen Kulturen seit jeher Tradition und wird dort selbstverständlich gelebt.** »Historisch betrachtet gehörten europäische, besonders weiße Kulturen zu den letzten, die wieder zu bindungsorientierten Elementen in der Kindererziehung zurückkehrten. Industrialisierung, Militarisierung und christlich-patriarchale Moralvorstellungen führten im 18. und 19. Jahrhundert zu einer systematischen Entfremdung«, erklärt Autor*in und Aktivist*in Yassamin-Sophia (Mino) Boussaoud.[166]

Unsere heutigen Babygruppen, ob PEKip®, Pikler, Fabel, Delfi oder andere, sind letztlich eine Nachahmung dieses gemeinschaftlichen Zusammenseins. Sie sind Orte, an denen Eltern mit ihren Babys zusammenkommen und eine fachkundige Person, meist eine Frau, Wissen teilt, Anregungen gibt, Austausch ermöglicht und Erfahrungen rund um Elternschaft weitergibt, die in unserer Kultur über die Jahrzehnte verloren gegangen sind. Für Erwachsene ist dies oft eine willkommene Abwechslung vom Babyalltag und eine Möglichkeit, Verbindung und Vernetzung zu erleben. Und auch für Babys können solche Treffen sehr anregend sein.

Oft hört man den Satz, Babys und Kleinkinder würden »noch nicht miteinander spielen«. Doch das stimmt so nicht. Sie spielen anders, als wir Erwachsene »Spiel« definieren, aber sie treten sehr wohl in eine spielerisch-lernende Interaktion. Der amerikanische Entwicklungspsychologe Robert L. Selman hat dazu ein Modell zur Entwicklung von Freundschaften beschrieben:[167] Mit den fortschreitenden kognitiven Fähigkeiten können Kinder zunehmend intensivere Freundschaften gestalten. Auch hier zeigt sich also wieder das Zusammenspiel von der Reifung des Kindes und einer anregenden Umgebung. Anfangs kann dein Baby die Perspektive anderer noch nicht übernehmen; das Miteinander bezieht sich auf den Moment. In einer Babygruppe spielt vielleicht ein Kind mit einem Ring, ein anderes beobachtet, nimmt den Ring ebenfalls in die Hand und probiert selbst daran. Durch diese Bewegung wird das Spielzeug plötzlich auch für andere interessant. Noch findet kein bewusstes Abwechseln statt und doch ist es bedeutsam, dass ein anderes Baby mit demselben Gegenstand interagiert. Schon ab etwa einem halben Jahr lassen sich spielerische Kontakte beobachten: Babys blicken sich an, brabbeln, berühren sich gegenseitig und entdecken so das Gegenüber.[168] Mit ungefähr neun Monaten beginnen vertraute Babys mit ersten kurzen Spielsequenzen.[169]

Das Miteinander in einer Babygruppe ist also weit mehr als nur eine Aktivität für die begleitenden Eltern. Dein Kind lernt schon hier, in Interaktion zu treten, und darf erleben, Teil einer Gruppe zu sein. Es lernt, es spielt und vor allem erfährt es Zugehörigkeit. Dieses Gefühl ist für unser Leben grundlegend: die Erfahrung von Verbindung – nicht nur zu den Eltern, sondern zu Menschen im Allgemeinen. Es ist ein Geschenk, das wir unseren Kindern machen können, wenn wir sie früh an Gemeinschaft heranführen und es ihnen selbstverständlich zeigen. Denn genau dieses Gefühl von Miteinander fehlt uns Erwachsenen heute oft schmerzlich und wir müssen erst wieder neu lernen, uns darauf einzulassen.

Eltern brauchen Eltern und andere

Es ist nicht immer einfach, sich als Eltern ein stabiles soziales Netz aufzubauen. Vielleicht ist es mit der eigenen Familie schwierig, ein gutes Miteinander zu finden. Vielleicht gehen die Erziehungsvorstellungen zu weit auseinander und es gelingt nicht, eine Brücke von beiden Seiten aufeinander zuzubauen. Manchmal verändert Elternschaft auch den Freundeskreis: Manche Freundschaften lösen sich auf, weil das Leben so viele neue Strukturen verlangt, andere vertiefen sich, und wieder neue Menschen kommen hinzu, etwa aus einer Babygruppe.

Der Austausch mit Menschen, die in ähnlichen Situationen sind, tut gut. Aber genauso wertvoll sind Kontakte zu Menschen, die ganz andere Perspektiven einbringen, jünger oder älter sind, vielleicht selbst keine Kinder haben oder keine möchten. Wir brauchen nicht nur neue »Mama- oder Papafreunde«. **Wir brauchen Freundschaften. Freundschaften tragen unser Gefühl von Zusammengehörigkeit, sie stärken unser Selbstvertrauen, machen uns glücklicher und helfen uns, mit Stress besser umzugehen.** Studien zeigen, dass Mütter, die Unterstützung durch ihr Umfeld erfahren, feinfühliger in der Begleitung ihrer Kinder sind. Sie bleiben entspannter, selbst dann, wenn ein Baby ein eher herausforderndes Temperament hat.[170]

Doch Freundschaften wollen aufgebaut, gepflegt und bewahrt werden.

Das kostet Zeit. Der Genetiker und Chronobiologe Jeffrey Hall fand heraus, dass es nach einem ersten Treffen vierzig bis sechzig Stunden gemeinsamen Zusammenseins braucht, um eine lockere Freundschaft entstehen zu lassen – und 120 bis 160 Stunden innerhalb der ersten Wochen, damit eine wirklich enge Bindung entsteht.[171] Für Freundschaften braucht es Austausch über den Alltag, gegenseitiges Dabeisein im Leben des anderen und dafür sind eben Zeit und Kraft nötig. Beides ist in der frühen Elternschaft ein knappes Gut. Sorgearbeit kostet Energie. Oft bleibt nach einem Tag voller Fürsorge kaum noch Raum, um am Abend noch mit anderen in ein Restaurant zu gehen oder eine kulturelle Veranstaltung zu besuchen. Das Baby mitzunehmen, kann für dieses zu viel Reiz sein. Auch hier sind partnerschaftliche Absprachen zur Stärkung des Wohlergehens bedeutsam.

Wir brauchen Freundschaften so dringend: Sie tragen uns, wenn Familie uns nicht entlasten kann oder Werte zu sehr auseinandergehen. Aber auch hier ist es nicht immer einfach. Manchmal ist es schwer, Verbindungen zu halten, wenn Vorstellungen auseinanderdriften. Oder wir merken, dass wir selbst ungesunde Beziehungsmuster in Freundschaften fortführen, weil sie uns vertraut sind, auch wenn sie uns nicht guttun. Gerade dann lohnt es sich, innezuhalten und nachzuspüren: Was brauche ich eigentlich, um mich in einer Freundschaft wirklich wohlzufühlen? Welche Form von Wertschätzung, welche Art von Zuwendung, welches Miteinander tut mir gut?

Freundschaften lassen sich auch als Eltern aufbauen und pflegen, nur eben oft in anderer Form, als wir es aus der Zeit vor den Kindern kennen. Es hilft, kleinere Schritte zu gehen und sich nicht unter Druck zu setzen: ein kurzer Kaffee mit einer Freundin, ein gemeinsamer Spaziergang mit Kinderwagen, ein Telefonat auf dem Heimweg oder eine Nachricht zwischendurch können wertvoll sein. Manchmal entstehen neue Freundschaften ganz nebenbei: auf dem Spielplatz, in einer Babygruppe oder in der Nachbarschaft. Offen zu bleiben, ehrlich zu sagen, was möglich ist, und bewusst kleine Momente der Verbindung zu schaffen, kann reichen, damit Freundschaften wachsen und bestehen bleiben. Die Schauspielerin Jane Fonda erklärt in einem Interview, dass es für das Schließen von Freundschaften wichtig sei, bewusst und überzeugend zu vermitteln: »Ich möchte bewusst dein*e Freund*in sein.«[172] Vielleicht ist das ein guter Ansatzpunkt, dir zu überlegen, wen du dir wünschst, und das dann auszusprechen. Auch kleine, regelmäßige Begegnungen nähren das Gefühl, verbunden zu sein.

Großeltern

Großeltern können eine Bereicherung für die Erfahrungswelt deines Babys sein, wenn sie sich ihm vertrauens- und liebevoll zuwenden. Babys und auch ältere Kinder können von der Ruhe und Zeit der Großeltern profitieren und machen andere Erfahrungen, als sie vielleicht zu Hause machen. Dabei gibt es vielleicht auch Dinge, die ausgehandelt werden müssen. **Wichtig ist, einen wertschätzenden, gegenseitigen Blick einzunehmen: Es gibt sicherlich Werte und Regeln, die für dich/euch als Elternteil nicht verhandelbar sind und wieder andere, bei denen du von deinen Vorstellungen ein wenig abweichen solltest.** Wir können es uns vorstellen wie eine tragfähige Brücke, die von beiden Seiten aufeinander zugebaut wird, so, wie ich es oben schon für eure Partnerschaft beschrieben habe. Manche Dinge sind vielleicht für deine Eltern neu: das Tragen in der Babytrage, das Wickeln mit modernen Stoffwindelsystemen oder Beikost ohne Brei. Lass den Großeltern auch Zeit und Raum, diese »neuen« Dinge zu lernen und sich vielleicht darauf einzulassen. Ein Baby nah bei sich tragen zu dürfen, kann auch für Großeltern eine schöne neue Erfahrung sein, und manche Großeltern haben an dieser neuen Aufgabe, die ja wirklich anders ist als Elternsein, Freude und können noch einmal ganz anders Zeit mit einem Baby verbringen als früher.

Außerfamiliäre Betreuung

Direkt nach der Geburt und in den ersten Wochen ist es für viele Eltern kaum vorstellbar, ihr Baby irgendwann nicht mehr selbst zu begleiten, sondern es für viele Stunden in die Hände anderer Menschen zu geben. Und mit »anderen« sind in diesem Fall nicht der andere Elternteil oder Familienmitglieder gemeint – was ja manchmal schon schwerfällt –, sondern meist Menschen, die man bisher überhaupt nicht kennt. Bevor es jedoch so weit ist, stehen zunächst andere Fragen im Vordergrund, nämlich die nach der passenden Betreuungsform. Je nachdem, wo eine Familie lebt, gibt es mehr oder weniger Auswahlmöglichkeiten: Kindertagespflege, Krippe, Kita mit gemischten oder altershomogenen Gruppen sowie unterschiedliche pädagogische Ansätze. Wenn ihr die Wahl habt, lohnt es sich, frühzeitig einen Blick in die Konzepte der Einrichtungen zu werfen. Wichtig ist, dass der pädagogische Ansatz zu euren familiären Werten passt. Hier gibt es teilweise große Unterschiede. Auch Öffnungs- und Schließzeiten spielen in der Realität des Alltags eine große Rolle.

Ein wesentlicher Aspekt bei der Auswahl ist der Fachkraft-Kind-Schlüssel: Junge Kinder sind nicht nur auf die Befriedigung ihrer Grundbedürfnisse nach Nahrung und Pflege angewiesen, sondern auch auf Unterstützung bei der Regulation von Gefühlen und die Möglichkeit, Selbstwirksamkeit zu erfahren. Im ersten Lebensjahr wird deshalb von institutioneller Betreuung abgeraten, weil hier die notwendige 1:1-Begleitung in der Regel nicht möglich ist. Betreuungen durch nahe Bezugspersonen, wie Großeltern, können hingegen, sanft eingeführt, durchaus sinnvoll sein. Und auch gegen eine*n Babysitter*in spricht nichts, wenn ihr ihn oder sie langsam eingewöhnt. Rund um den ersten Geburtstag beginnen viele Kinder ihre erste außerfamiliäre Betreuung. Auch dann brauchen sie noch enge Begleitung. Die Bertelsmann-Stiftung empfiehlt für diese Altersgruppe einen Betreuungsschlüssel von 1:3[173], damit drei Kinder verlässlich eine konstante Bezugsperson haben. Die Eingewöhnung spielt hier eine Schlüsselrolle: **Dein Kind kann Vertrauen in eine neue Person entwickeln, und auch du hast Zeit, Vertrauen zu fassen. Deshalb sprechen wir nicht von »Fremdbetreuung«, denn nach einer gelungenen Eingewöhnung ist die neue Fachkraft für dein Kind keine Fremde mehr.**

Eingewöhnung

Die Eingewöhnung in die außerfamiliäre Betreuung ist für jedes Kind ein individueller Prozess. Jedes Kind bringt eigene Voraussetzungen mit: Temperament, Erfahrungen, die Art der bisherigen Beziehungen und es reagiert unterschiedlich auf neue Situationen. Deshalb kann es kein einheitliches Modell geben, das für alle Kinder passt. Entscheidend ist, dass die Fachkräfte feinfühlig wahrnehmen, was das einzelne Kind gerade braucht, und ihm ausreichend Zeit geben, Vertrauen zu fassen und eine sichere Beziehung zur neuen Bezugsperson aufzubauen. Moderner als das Berliner oder Münchner Eingewöhnungsmodell ist das Partizipatorische Eingewöhnungsmodell[174] nach Marjan Alemzadeh, Professorin für Kindheitspädagogik, das einen bindungsorientierten Übergang ermöglicht, der die Familie individuell in den Blick nimmt und ihr die Zeit gibt, die sie braucht. Hier heißt es: »Die vertraute Bindungsperson bleibt anwesend, bis das Kind eine tragfähige Beziehung zur pädagogischen Fachkraft aufgebaut hat – die schließlich ebenfalls zur sicheren Basis und zum sicheren Hafen wird.«[175]

Gerade die ersten Wochen sind dabei sehr sensibel. Studien zeigen, dass Kinder in dieser Zeit oft unter erhöhtem Stress stehen, weil sie viele neue Eindrücke, Geräusche und Trennungen verarbeiten müssen.[176] Umso wichtiger ist es, diesen Übergang behutsam zu gestalten. Eine individuelle Eingewöhnung bedeutet, das Kind mit seinen Signalen ernst zu nehmen: Manche brauchen besonders viel Nähe und eine langsame An-

näherung, andere scheinen zunächst weniger Trennungsschmerz zu zeigen, haben aber dennoch Stress, der begleitet werden will.
Eine sichere Eingewöhnung ist mehr als ein organisatorisches Ankommen in der Kita: Sie ist die Grundlage für Vertrauen, für das Gefühl von Geborgenheit und für die Möglichkeit, sich in einer Gruppe wohlzufühlen. Wird ein Kind zu schnell allein gelassen, besteht die Gefahr, dass es die Trennung als überwältigend erlebt und langfristig Unsicherheit bei weiteren Übergängen entsteht. Daher gilt: Eingewöhnung sollte nicht unter Zeitdruck stehen, sondern ressourcenorientiert und in enger Abstimmung mit der Familie erfolgen. Plane ausreichend Zeit dafür ein. Eltern sind Expert*innen für ihr Kind und sollten in diesen Prozess aktiv einbezogen werden. Wenn Kinder spüren, dass ihre Bedürfnisse wahrgenommen und respektiert werden, können sie Schritt für Schritt auch in einer neuen Umgebung Sicherheit entwickeln.

Dein Kleinkind ist noch jung: Es braucht Unterstützung, um seine Gefühle und Stress zu regulieren sowie seine Bedürfnisse zu erfüllen. Da es nur eingeschränkt sprechen kann, kann es schwerer in Kontakt treten, um sich umfassend mitzuteilen. Daher ist es wichtig, dass die neue Bezugsperson kontinuierlich anwesend ist. Wechseln die Fachkräfte häufig, kann es trotz ihres Wissens über kindliche Entwicklung schwierig sein, die feinen Signale und individuellen Bedürfnisse deines Kindes wirklich zu erkennen und angemessen darauf zu reagieren. Die Beziehungsqualität ist hier besonders entscheidend.

Ebenso wichtig ist, dass du selbst ein gutes Gefühl hast: Nicht die gepflegteste Einrichtung oder das schönste Spielmaterial sind ausschlaggebend, sondern die Haltung, die dir begegnet. Dein Kind sollte hier als Mensch gesehen und respektiert werden – und auch du als Elternteil. Die Kita ergänzt eure Familie und gemeinsam gestaltet ihr einen guten Entwicklungsraum für dein Kind. Damit das gelingen kann, braucht es Zusammenarbeit auf Augenhöhe und gegenseitige Wertschätzung. Auch du musst dich wirklich wohlfühlen, damit du während der Eingewöhnung und auch danach die Sicherheit ausstrahlen kannst, die dein Kind braucht, um sich auf das Neue einzulassen und zu explorieren.

Manchmal zeigt sich bei genauerem Hinsehen, dass die vorhandenen Angebote nicht mit den eigenen Überzeugungen übereinstimmen. Vielleicht habt ihr negative Erfahrungen anderer Eltern gehört oder selbst bei einer Hospitation oder auf dem Spielplatz Eindrücke gesammelt, die sich nicht gut anfühlen. Dann ist es in Ordnung, sich anders zu orientieren, einen anderen Platz zu suchen oder das Kind später in außerfamiliäre Betreuung zu geben. Wer die Möglichkeit hat, bleibt vielleicht länger in Elternzeit oder bittet Verwandte, die Betreuung noch eine Weile zu übernehmen. Sozialkontakte sind für Kinder wichtig, wie wir gesehen haben, doch diese Kontakte könnt ihr ebenso gut in eurer Freizeit knüpfen. Kita oder Krippe kann sein, muss aber nicht. Du musst dich in keine Richtung drängen lassen. Für Eltern, die im Homeoffice arbeiten oder nicht erwerbstätig sind, deren Kind aber dennoch regelmäßig Teil einer Gruppe sein soll, kann eine GeKi (gemeinschaftliche Kinderbetreuung)[177] eine gute Alternative sein. Hier schließen sich Familien zusammen, treffen sich regelmäßig und betreuen die Kinder abwechselnd, während die Erwachsenen zugleich anderen Tätigkeiten nachgehen können.

Checkliste der Bertelsmannstiftung für die Betreuung unter drei in Kitas

https://www.bertelsmann-stiftung.de/de/publikationen/publikation/did/checkliste-fuer-eltern-kinder-unter-drei-in-kitas

Bindungssicher in Gemeinschaft

1. Wie erlebe ich die Rolle von Freundschaften in meinem Leben seit der Geburt meines Kindes? Was hat sich verändert und was möchte ich vielleicht neu gestalten?
2. Welche Erfahrungen mit Gemeinschaft und Miteinander wünsche ich mir für mein Kind und welche Schritte kann ich dafür heute schon gehen (Babygruppe, Spielplatzkontakte, Treffen mit anderen Familien)?
3. Welches pädagogische Konzept passt zu uns als Familie?

Was bedeuten mir Freundschaften?

Mach es dir bequem. Setz dich hin oder leg dich hin, so wie es für dich angenehm ist. Schließe deine Augen und atme ein paar Mal tief ein und lang aus. Spüre, wie dein Körper mit jedem Ausatmen ein wenig mehr zur Ruhe kommt. Lenke deine Aufmerksamkeit nun zu den Menschen in deinem Leben. Stell dir jemanden vor, mit dem du dich verbunden fühlst: vielleicht eine enge Freundin, ein Freund, ein Familienmitglied. Erinnere dich an eine gemeinsame Situation, in der du dich gesehen, unterstützt oder verstanden gefühlt hast. Wie hat sich dein Körper damals angefühlt? Atme in dieses Gefühl hinein. Lass es sich in deinem Körper ausbreiten. Erinnere dich daran: Beziehungen können uns nähren, so wie Nahrung unseren Körper nährt. Sie lassen uns wachsen, umhüllen uns, schützen uns. Nimm wahr, wie wichtig Beziehungen für dein Wohlbefinden sind. Bleibe einen Moment bei diesem Bewusstsein: Stell dir vor, wie du wohlig eingehüllt bist und gleichzeitig deine Verbindung auch andere Menschen umhüllt. Stell dir vor, wie sich Verbindung um dich, mit dir ausbreitet wie eine weiche Wolke. Genieß dieses Gefühl der Verbundenheit und des Eingebundenseins. Wenn du so weit bist, atme noch einmal tief ein und lang aus, öffne langsam deine Augen und nimm das Gefühl von Verbindung mit zurück in deinen Alltag. Überleg dir, wo du mehr davon brauchst, wie du dir mehr davon gönnen willst.

Das ist erst der Anfang

Wir sind am Ende dieses Buches angelangt und gleichzeitig ist dieses erste Jahr voller Verbindung und Beziehung erst der Anfang einer langen Reise. Das erste Babyjahr ist eine spannende Zeit voller neuer Entwicklungen, voller Abenteuer, voller Sorgen und voller Liebe. Es wird Momente gegeben haben, in denen du dir wünschst, die Zeit anzuhalten – so schön, dass du sie am liebsten einfrieren und immer wieder ansehen und nachfühlen möchtest. Und sicherlich gibt es auch Momente, die das Gegenteil sind: schlaflose Nächte, Überforderung, Erschöpfung oder die Angst, wenn dein Baby zum ersten Mal krank wird oder sich verletzt. Vielleicht auch Streit in der Partnerschaft über all das, was gerade anders und zu viel ist. **Das alles ist Elternschaft: zauberschön und zugleich höchst herausfordernd.**

Ich würde lügen, wenn ich sagen würde, dass es nach dem ersten Jahr plötzlich ruhig und entspannt wird. Es wird anders. Aber in jedem Alter deines Kindes gibt es zauberschöne, klebrig-süße Momente, Sorgen und Überforderung. In diesem ersten Babyjahr lernen wir auch, dass genau das dazugehört: Elternsein ist eine Mischung aus all dem und noch viel mehr. Das zu verinnerlichen, hilft dir bereits für die kommenden Jahre. Du bist nicht falsch, wenn du einen Regenbogen an Elterngefühlen erlebst. Der Regenbogen entsteht durch Sonne und Regen, durch die wunderbar warmen und hellen Momente und durch die trüb-tränennassen Herausforderungen. Dazwischen liegen viele Farben für deine Elternschaft.

Wahrscheinlich läuft in diesem Jahr nicht immer alles so, wie du es dir vorgestellt hast. Wahrscheinlich gibt es auch Dinge in diesem Buch, die nicht zu dir passen, Entwicklungen, die anders sind, Momente von Ungeduld oder Genervtsein. Glücklicherweise sind Kinder ziemlich robust. Sie vertragen das, was wir Leben nennen: dass es manchmal einfache Phasen gibt und dann wieder schwierigere. Worauf wir achten sollten, ist der gute Durchschnitt: dass wir nach herausfordernden Zeiten wieder in ein liebevolles Miteinander zurückfinden. Manchmal ist das schwer, besonders in großen Krisen. Dann ist es vollkommen in Ordnung, sich Hilfe zu holen. Schließlich lernt dein Kind dabei etwas ganz Wichtiges: dass man Dinge nicht allein durchstehen muss, sondern Hilfe erfragen und annehmen darf.

Wir haben in diesem Buch viel vom Kreislauf gesprochen: davon, dass du deinem Kind Sicherheit gibst, es aus dieser Sicherheit und durch deine Ermutigung zu Abenteuern aufbricht und dann in deine Arme zurückkommt, wenn es das braucht. Diese Kreise werden mit den Jahren größer und länger. Dein Kind wird nicht mehr nur von deinem Schoß bis zur Tür krabbeln, sich umdrehen und die Arme nach dir ausstrecken, damit du es abholst, weil es doch ein Stück zu weit gekrabbelt ist für sein Gefühl. Es wird bei Freund*innen übernachten und wieder heimkommen, es wird auf Klassenfahrt fahren und irgendwann eine eigene Wohnung beziehen. **Wenn du deinem Kind das Gefühl mitgeben kannst, dass es immer, egal in welchem Alter, egal mit welcher Herausforderung, zurück in deine Arme kommen darf, dass du einfach da bist, um es immer wieder anzunehmen, dann ist das ein unglaublich großer Schatz.** Ein Schatz für dein Kind und auch für dich.

Diesen Schatz wünsche ich euch.

Weiterführende Informationen und Adressen

In diesem Buch findest du viele Informationen und Anregungen, um über euer Familienleben, eure Rollen und die kindliche Entwicklung zu reflektieren. Manchmal braucht es jedoch noch mehr Unterstützung, wenn uns Situationen herausfordern.

Institut für Bindungsbegleitung

Als Anlaufpunkt für Eltern habe ich das »Institut für Bindungsbegleitung – Susanne Mierau« gegründet. Hier findest du von mir fortgebildete Fachpersonen aus verschiedenen Bereichen der Pädagogik, Psychologie und Medizin, die Eltern beraten und begleiten mit Angeboten vor Ort und online.

https://bindungsbegleitung.de/

Geborgen Wachsen

Seit 2012 schreibe ich auf meinem Blog *Geborgen Wachsen* über Bindung und Elternschaft. Hier findest du verschiedene Artikel rund um das Familienleben. Mit der zugehörigen App hast du nicht nur kostenfrei Zugriff auf alle Artikel, sondern wirst auch über Neuigkeiten informiert.

https://geborgen-wachsen.de/

Eingewöhnung

www.partizipatorische-eingewoehnung.de/informationen-fuer-eltern
Informationen zum partizipatorischen Eingewöhnungsmodell nach Prof. Dr. Marjan Alemzadeh

www.bertelsmann-stiftung.de/de/publikationen/publikation/did/checkliste-fuer-eltern-kinder-unter-drei-in-kitas
Checkliste der Bertelsmannstiftung für Eltern von Kindern zwischen einem Jahr und drei Jahren mit Informationen rund um wichtige Aspekte guter Kinderbetreuung

Elternschaft allgemein

www.elternsein.info/
Informationen für Schwangere, werdende Eltern und Familien mit Kindern bis drei durch das Nationale Zentrum Frühe Hilfen

Viel weinende Babys

www.elternsein.info/suche-schreiambulanzen/
Postleitzahlensuche für Beratungsstellen und Schreiambulanzen

www.emotionelle-erste-hilfe.org/
Beratung und Begleitung rund um Krisen in den ersten Lebensjahren

Stillen

www.bdl-stillen.de/
Suche nach IBCLC Stillberatung

www.embryotox.de/arzneimittel
Informationsangebot zur Vorinformation rund um Arzneimittel in der Schwangerschaft und Stillzeit. Die Informationen dienen nicht als Grundlage für eigenmächtige Entscheidungen, sondern sollten mit Fachpersonen abgesprochen werden.

www.stillkinder.de/
Blog der Hebamme und IBCLC-Stillberaterin Regine Gresens

Partnerschaft

https://equalcareday.org/mentalload-test.pdf
Test für Paare zum Einstieg in die Diskussion über die Verteilung von Care-Arbeit

www.kinderschutz-zentren.org/wp-content/uploads/2023/07/kinderschutz-zentren-flyer-empfehlungen-kindgerechte-umgangsregelungen-web.pdf
Flyer zu Umgangsregelungen bei strittigen Trennungen der Eltern

Pflege des Babys

www.kinaesthetics.de/
Website des Kinaesthetics Verein Deutschland e.V. mit Verzeichnis von Kursleiter*innen zu Kinaesthetics Infant Handling

Postpartale Depression & Psychose

www.schatten-und-licht.de/
Selbsthilfeorganisation zu peripartalen psychischen Erkrankungen

Anmerkungen

1 Brisch, Karl Heinz (2010): SAFE®:. Sichere Ausbildung für Eltern. Stuttgart: Klett-Cotta, S. 53.

2 Sroufe, Alan (2022): Der Weg zur eigenen Persönlichkeit: Wie Bindungserfahrungen uns lebenslang prägen. Stuttgart: Klett-Cotta, S. 192.

3 Brisch, Karl Heinz (2010): SAFE®:. Sichere Ausbildung für Eltern. Stuttgart: Klett-Cotta, S. 21 f.

4 Trautmann-Voigt, S./Moll, M. (2011): Bindung in Bewegung. Gießen: Psychosozial-Verlag, S. 25 f.

5 Brisch, Karl Heinz (2022): Bindungsstörungen: Von der Bindungstheorie zur Beratung und Therapie. 19. überarbeitete und erweiterte Ausg. Stuttgart: Klett-Cotta.

6 Becker-Stoll, Fabienne/Beckh, Kathrin/Berkic, Julia (2018): Bindung –Eine sichere Basis fürs Leben. München: Kösel, S. 106.

7 Keller, Heidi (2019): Mythos Bindungstheorie: Konzept. Methode. Bilanz. Weimar: Verlag das Netz.

8 Sroufe, Alan (2022): Der Weg zur eigenen Persönlichkeit: Wie Bindungserfahrungen uns lebenslang prägen. Stuttgart: Klett-Cotta, S. 206.

9 Vgl. Mierau, Susanne (2018): Rundum geborgen … weil es ein ganzes Dorf braucht, um ein Kind großzuziehen. München: Kösel, S. 22 f.

10 Garstick, Egon/Guggenheim, Raffael (2025): Die Schreibaby-Sprechstunde: Eltern und ihre Kinder pädiatrisch-psychologisch begleiten. Stuttgart: Klett-Cotta, S. 106.

11 Ebd., S. 66.

12 Strüber, Nicole (2024): Unser soziales Gehirn: Warum wir mehr Miteinander brauchen. Stuttgart: Klett-Cotta, S. 20 f.

13 Ebd., S. 29.

14 Die Grundbedürfnisse nach Klaus Grawe bei Kindern und Jugendlichen: Das Bedürfnis nach Selbstwert (4/4), in: Klaus-Grawe-Institut, 11.8.2023, https://www.klaus-grawe-institut.ch/archiv/das-beduerfnis-nach-selbstwert/, letzter Zugriff: 31.10.2025.

15 Becker-Stoll, Fabienne/Beckh, Kathrin/Berkic, Julia (2018): Bindung – Eine sichere Basis fürs Leben. München: Kösel, S. 75.

16 Ebd., S. 77 f.

17 Powell, Bert/Cooper, Glen/Hoffman, Kent/Marvin, Bob (2015): Der Kreis der Sicherheit: Die klinische Nutzung der Bindungstheorie. Lichtenau: G. P. Probst Verlag.

18 Nach Grossmann & Grossmann 2012

19 Strüber, Nicole (2016): Die erste Bindung: Wie Eltern die Entwicklung des kindlichen Gehirns prägen. Stuttgart: Klett-Cotta, S. 61.

20 Chess, Stella/Thomas, Alexander/Birch, Herbert G. (1965): Your Child Is a Person: A Psychological Approach to Childhood without Guilt. New York: The Viking Press, online: www.acamedia.info/sciences/sciliterature/origin_of_personality.html, letzter Zugriff: 31.10.2025.

21 Bock, Jörg (2020): Fetale Programmierung – Epigenetik. In: Brisch, Karl Heinz/Sperl, Wolfgang, Kruppa, Katharina (Hrsg.): Early Life Care. Frühe Hilfen von der Schwangerschaft bis zum 1. Lebensjahr. Das Grundlagenbuch. Stuttgart: Klett-Cotta, S. 56.

22 Ebd., S. 59 f.

23 Strüber, Nicole (2021): Von der frühen Stresserfahrung zur psychischen Erkrankung. Dimensionen der Psychopathologie. In: Brisch, Karl Heinz (Hrsg.) (2021): Bindung und psychische Störungen: Ursachen, Behandlung und Prävention. Stuttgart: Klett-Cotta, S. 94.

24 Hierzu gibt es verschiedene Studien, die als »Baby-X-Experimente« bezeichnet werden. Die erste bekannte Studie hierzu entstand 1975 (Seavey, Carol A., Phyllis A. Katz, and Sandra R. Zalk. »Baby X.« *Sex Roles* 1, no. 2 (1975): 103–109. https://doi.org/10.1007/BF00288004 https://link.springer.com/article/10.1007/BF00288004, letzter Zugriff: 31.10.25), danach gab es zahlreiche weitere.

25 Joel, Daphna (2021): Das Gehirn hat kein Geschlecht: Wie die Neurowissenschaft die Genderdebatte revolutioniert. München: dtv, S. 7.

26 Eliot, Lise (2010): Wie verschieden sind sie? Die Gehirnentwicklung bei Mädchen und Jungen. Berlin: Berlin Verlag, S. 467.

27 Mierau, Susanne (2022): New Moms for Rebel Girls: Unsere Töchter für ein gleichberechtigtes Leben stärken. Weinheim: Beltz, S. 77.

28 Strüber, Nicole (2016): Die erste Bindung: Wie Eltern die Entwicklung des kindlichen Gehirns prägen. Stuttgart: Klett-Cotta, S. 64.

29 Eliot, Lise (2003): Was geht da drinnen vor? Die Gehirnentwicklung in den ersten fünf Lebensjahren. 4. Aufl. Berlin: Berlin Verlag, S. 446.

30 Strüber, Nicole (2016): Die erste Bindung: Wie Eltern die Entwicklung des kindlichen Gehirns prägen. Stuttgart: Klett-Cotta, S. 136 f.

31 Ebd., S.143.

32 Vorster; Albrecht (2019): Warum wir schlafen. München: Heyne, S. 368 f.

33 Strüber, Nicole (2016): Die erste Bindung: Wie Eltern die Entwicklung des kindlichen Gehirns prägen. Stuttgart: Klett-Cotta, S. 167 f.

34 Ebd., S. 173.

35 Becker-Stoll, Fabienne/Beckh, Kathrin/Beric, Julia (2018): Bindung – Eine sichere Basis fürs Leben. Das große Elternbuch für die ersten sechs Jahre. München: Kösel.

36 Sroufe, Alan (2022): Der Weg zur eigenen Persönlichkeit: Wie Bindungserfahrungen uns lebenslang prägen. Stuttgart: Klett-Cotta, S. 112.
37 Brisch, Karl Heinz (2014): Säuglings- und Kleinkindalter: Bindungspsychotherapie, Bindungsbasierte Beratung und Psychotherapie. Stuttgart: Klett-Cotta, S. 49.
38 Garstick, Egon/Guggenheim, Raffael (2025): Die Schreibaby-Sprechstunde: Eltern und ihre Kinder pädiatrisch-psychologisch begleiten. Stuttgart: Klett-Cotta, S. 106.
39 Ebd., S. 36 f.
40 Was ist ein angeborener Herzfehler?, in: Deutsche Herzstiftung, o. D., https://herzstiftung.de/leben-mit-angeborenem-herzfehler/angeborene-herzfehler, letzter Zugriff: 31.10.2025.
41 Mendel, Anna (2025): Alles erstmal anders. In: Augustin, Annegret/Rock, Charlotte (Hrsg.): Geboren & geborgen. München: Kösel, S. 105 f.
42 Rauh, H. (2008). Kindliche Behinderung und Bindungsentwicklung. In: Ahnert, Lieselotte (Hrsg.), Frühe Bindung: Entstehung und Entwicklung. München: Ernst Reinhardt Verlag, S. 313–331.
43 Je nach Literatur werden drei oder vier Merkmale genannt, da die letzten beiden Merkmale »prompt« und »angemessen« oft zusammen benannt werden.
44 Dinzinger, Antonia/Aap, Leonie (2022): Ur-Vertrauen wachsen lassen. In: Brisch, Karl Heinz (Hrsg.) (2022): Kindliche Entwicklung zwischen Ur-Angst und Ur-Vertrauen. Stuttgart: Klett-Cotta.
45 Ziegenhain, Ute/Gebauer, Sigrid/Ziesel, Birgit/Künster, Anne Katrin/Fegert, Jörg. M. (2016): Lernprogramm Baby-Lesen. Übungsfilme mit Begleitbuch für die Beratung von Eltern. 2. aktualisierte Aufl. Stuttgart: Thieme.
46 Nach ebd., S. 29.
47 Vgl. Harms, Thomas (2016): Emotionelle Erste Hilfe: Bindungsförderung – Krisenintervention – Eltern-Baby-Therapie. Überarbeitete Neuauflage. Gießen: Psychosozial Verlag, S. 69 f.
48 Ein Beispiel für die Folgen der Fürsorge-Mitarbeiterinnen, die nach der NS-Zeit weiter im sozialen Bereich arbeiteten, ist hier zu lesen: https://taz.de/Beate-S-ueber-ihre-Zeit-im-Kinderheim/!6095511/, letzter Zugriff: 31.10.2025.
49 Fuchs, Sven (2019): Die Kindheit ist politisch! Kriege, Terror, Extremismus, Diktaturen und Gewalt als Folge destruktiver Kindheitserfahrungen. Heidelberg: Mattes Verlag.
50 Mierau, Susanne (2025): Emotional Load: Wie Mütter frei von emotionaler Überlastung werden. Weinheim: Beltz, S. 77.
51 Lücke, Jo (2024): Für Sorge: Wie Equal Care euer Familienleben rettet. München: Knaur, S. 141.
52 Brisch, Karl Heinz (2010): SAFE®: Sichere Ausbildung für Eltern. Stuttgart: Klett-Cotta, S. 24.

53 Vgl. Keller, Heidi (2019): Mythos Bindungstheorie: Konzept. Methode. Bilanz. Weimar: Verlag das Netz, S. 65 f.
54 BMFSFJ (2019): Zweiter Gleichstellungsbericht der Bundesregierung. Rostock, S. 31.
55 BMFSFJ (2023): Väterreport. Berlin: BMFSFJ, S. 26.
56 Cammarata, Patricia (2024): Musterbruch: Überraschende Lösungen für wirkliche Gleichberechtigung. Weinheim: Beltz, S. 120.
57 Ladge, Jamie J., Beth K. Humberd, Marla Baskerville Watkins, und Brad Harrington. »Updating the Organization MAN: An Examination of Involved Fathering in the Workplace.« *Academy of Management Perspectives* 29, no. 1 (2025), https://journals.aom.org/doi/10.5465/amp.2013.0078, letzter Zugriff: 31.10.2025.
58 Conaboy, Chelsea (2023): Mutterhirn: Was mit uns passiert, wenn wir Eltern werden. Hamburg: Harper Collins, S. 237.
59 Rösler, Annika/Höllrigl Tschaikner, Evelyn (2023): Mythos Mutterinstinkt: Wie moderne Hirnforschung uns von alten Rollenbildern befreit und Elternschaft neu denken lässt. München: Kösel, S. 111.
60 Eltern-Burnout statt Familienglück?, in: Kaufmännische Krankenkasse, 16.3.2024, www.kkh.de/presse/pressemeldungen/elternstress2024, letzter Zugriff: 31.10.2025.
61 Mierau, Susanne (2019): Mutter. Sein.: Von der Last eines Ideals und dem Glück des eigenen Wegs. Weinheim: Beltz.
62 Rösler, Annika/Höllrigl Tschaikner, Evelyn (2023): Mythos Mutterinstinkt: Wie moderne Hirnforschung uns von alten Rollenbildern befreit und Elternschaft neu denken lässt. München: Kösel, S. 73 f.
63 Ebd., S. 55.
64 Becker-Stoll, Fabienne/Beckh, Kathrin/Berkic, Julia (2018): Bindung – Eine sichere Basis fürs Leben. München: Kösel, S. 66.
65 Bonnano, George A./Klostermann, Maren (2024): Das Ende des Traumas: Wie das Wissen über Resilienz unser Traumaverständnis revolutioniert. Stuttgart: Klett-Cotta.
66 Powell, Bert/Cooper, Glen/Hoffman, Kent/Marvin, Bob (2015): Der Kreis der Sicherheit: Die klinische Nutzung der Bindungstheorie. Lichtenau: Probst, S. 95.
67 Wirtschafts- und Sozialwissenschaftliches Institut (WSI) der Hans-Böckler-Stiftung (2023): WSI Report Nr. 87, August 2023 Mental Load. Düsseldorf: WSI.
68 Bundesinstitut für Bevölkerungsforschung (BiB) (2025): Geteilt, gerecht, zufrieden? Aufteilung von Hausarbeit in Beziehungen. POLICY BRIEF Juli 2025. www.bib.bund.de/Publikation/2025/pdf/Geteilt-gerecht-zufrieden-Aufteilung-von-Hausarbeit-in-Beziehungen.pdf?__blob=publicationFile&v=10
69 Ebd.
70 Schroeder, Carina: Warum das Gehirn an seine Grenzen stößt, in: Deutschlandfunk Kultur, 5.5.2022, www.deutschlandfunkkultur.de/multitasking-mental-load-gehirn-100.html#:~:text=Deshalb%20r%C3%A4t%20

der%20Ged%C3%A4chtnis%2DExperte%20Martin%20Korte:%20 %E2%80%9CWenn,hier%20verwechselt%20man%20immer%20Produk tivit%C3%A4t%20mit%20Stressbelastung, letzter Zugriff: 31.10.2025.

71 Mulvaney, Amy: Women need more Sleep than Men, Research Shows, in: Irish Independent, 14.10.2016, www.independent.ie/life/health-wellbeing/women-need-more-sleep-than-men-research-shows/35130148.html, letzter Zugriff: 31.10.2025.

72 Mierau, Susanne (2024): Das Schlafbuch für die ganze Familie: Mehr Ruhe, Energie und Ausgeglichenheit für Babys, Kinder und Eltern. Weinheim: Beltz, S. 58.

73 Becker-Stoll, Fabienne/Beckh, Kathrin/Berkic, Julia (2018): Bindung – Eine sichere Basis fürs Leben. München: Kösel, S. 33.

74 Elizabeth M. Phillips and Robin L. Brock, »Interplay between Interparental Relationship Quality and Infant Temperament Predicts Toddler Transdiagnostic Psychopathology,« *Journal of Family Psychology* 38, no. 8 (December 2024): 1201–1213. https://doi.org/10.1037/fam0001263 letzter Zugriff: 31.10.2025.

75 https://equalcareday.org/mentalload-test.pdf, letzter Zugriff: 31.10.2025.

76 Hoffmann, Lisa (2025): Female Mindsets: Wie Denkmuster Weiblichkeit formen – über Geburt, Sexualität und die Macht der Erwartungen. Stuttgart: Kohlhammer, S. 46.

77 Ebd., S. 45.

78 https://de.statista.com/statistik/daten/studie/71897/umfrage/entbindungen-und-entbindungen-per-kaiserschnitt-in-deutschland/, letzter Zugriff: 31.10.2025.

79 Strüber, Nicole (2019): Risiko Kindheit: Die Entwicklung des Gehirns verstehen und Resilienz fördern. Stuttgart: Klett-Cotta, S. 147.

80 Brisch, Karl Heinz (2013): Schwangerschaft und Geburt. Stuttgart: Klett-Cotta, S. 118.

81 Hoffmann, Lisa (2025): Female Mindsets: Wie Denkmuster Weiblichkeit formen – über Geburt, Sexualität und die Macht der Erwartungen. Stuttgart: Kohlhammer, S. 49.

82 Dannhauer, Kareen (2025): An dein frischgeborenes mütterliches Ich. In: Augustin, Annegret/Rock, Charlotte (Hrsg.) (2025): Geboren & Geborgen. München: Kösel, S. 43.

83 Brisch, Karl Heinz (2022): Bindungsstörungen: Von der Bindungstheorie zur Beratung und Therapie. Stuttgart: Klett-Cotta, S. 190.

84 Wenn negative Gedanken das Babyglück überschatten, in: Gala, 16.8.2019, www.gala.de/lifestyle/liebe/schwanger---depressiv--diese-promis-litten-unter-postpartaler-depression-22121858.html, letzter Zugriff: 31.10.2025.

85 Strüber, Nicole (2019): Risiko Kindheit: Die Entwicklung des Gehirns verstehen und Resilienz fördern. Stuttgart: Klett-Cotta, S. 160.

86 Ebd., S. 160 f.

87 Gisselmann, Marco (2018): Mutterschaft geht häufig mit verringertem mentalem Wohlbefinden einher. In: DIW Berlin (2018): DIW Wochenbericht 35/2018.

88 Orna Donath, »Choosing Motherhood? Agency and Regret within Reproduction and Mothering Retrospective Accounts,« *Women's Studies International Forum* 53 (2015): 200–209, https://www.sciencedirect.com/science/article/abs/pii/S0277539514001885?via%3Dihub, letzter Zugriff: 31.10.2025.

89 Knauf, Helen (2020): Familienblogs – Suche nach Gemeinschaft und Selbstinszenierung. Berlin: Konrad Adenauer Stiftung, S.1.

90 »Ein allgemein akzeptierter Preis für Instagram-Influencer:innen liegt bei 100 € pro 10 000 Follower:innen. Diese Preise können je nach Anzahl der gewünschten Posts, dem Wert des Publikums einzelner Influencer:innen für eine Marke und weiteren Faktoren wie Produktionskosten oder Exklusivitätsrechten variieren. Basierend auf Umfragen unter Instagram-Influencer:innen kostet ein durchschnittlicher gesponserter Instagram-Post etwa 1300 €.« www.shopify.com/de/blog/influencer-preise, letzter Zugriff: 31.10.2025.

91 Hoch, Katharina: »Einfach erschöpft« – bekannte Momfluencerin wirft Erziehungsstil über Bord, in: stern.de, 3.6.2025, www.stern.de/gesellschaft/adieu-beduerfnisorientierte-erziehung--momfluencerin-gesteht-kehrtwende-35776376.html, letzter Zugriff: 31.10.2025.

92 Knauf, Helen (2020): Familienblogs – Suche nach Gemeinschaft und Selbstinszenierung. Berlin: Konrad Adenauer Stiftung, S. 1.

93 Ebd., S. 37.

94 Braun, Anja u.a.: Wenn Mama und Papa ständig am Handy sind, in: tagesschau.de, 17.5.2025, www.tagesschau.de/wissen/gesundheit/smartphone-kinder-entwicklung-100.html, letzter Zugriff: 31.10.2025.

95 Toledo-Vargas, M., K. H. Chong, C. I. Maddren, S. J. Howard, B. Wakefield, and A. D. Okely. »Parental Technology Use in a Child's Presence and Health and Development in the Early Years: A Systematic Review and Meta-Analysis.« *JAMA Pediatrics* 179, no. 7 (2025): 730–737. https://doi.org/10.1001/jamapediatrics.2025.0682, letzter Zugriff: 31.10.2025.

96 Mehr dazu beim Deutschen Kinderhilfswerk: www.dkhw.de/informieren/unsere-themen/kinder-und-medien/kinderfotos-im-netz/, letzter Zugriff: 31.10.2025.

97 Perry, Philippa (2020): Das Buch, von dem du dir wünschst, deine Eltern hätten es gelesen (und deine Kinder werden froh sein, wenn du es gelesen hast). 3. Aufl. Berlin: Ullstein, S. 29.

98 Bleisch, Barbara (2019): Warum wir unseren Eltern nichts schulden. 3. Aufl. München: Carl Hanser Verlag, S. 45.

99 Thiel, Aylin (2025): Trauma ENDLICH überwinden: Finde die Lebensfreude, die du verdienst. Berlin: allegria, S. 343.

100 Göbel, Gundula/Bielesch, Marga (2025): Spielend aufwachsen: Wie Spielen eure Bindung und die gesunde Entwicklung deines Kindes unterstützt. Hannover: humboldt.

101 Eliot, Lise (2003): Was geht da drinnen vor? Die Gehirnentwicklung in den ersten fünf Lebensjahren. 4. Aufl. Berlin: Berlin, S. 180.
102 Ebd., S. 190.
103 Ebd., S. 256 f.
104 Ebd., S. 238 f.
105 Ebd., S. 279.
106 Ebd., S. 346.
107 Besonders bedeutsam für eine achtsamere Behandlung von Frühgeborenen und Babys war »Jeffrey«, der 1985 zu früh geboren wurde, ohne Schmerzmittel operiert wurde und fünf Wochen nach der Geburt verstarb, www.faz.net/aktuell/feuilleton/debatten/schmerz/ueber-den-schmerz-2-als-jeffreys-mutter-fragen-stellte-13012474.html, letzter Zugriff: 31.10.2025.
108 www.aerzteblatt.de/news/neugeborene-fuehlen-schmerzen-staerker-als-erwachsene-688ec502-1853-4117-9f26-55e15092fe46, letzter Zugriff: 31.10.2025.
109 Eliot, Lise (2003): Was geht da drinnen vor? Die Gehirnentwicklung in den ersten fünf Lebensjahren. 4. Aufl. Berlin: Berlin Verlag, S. 193.
110 Kienzle-Müller, Birgit/Wilke-Kaltenbach, Gitta (2008): Babys in Bewegung: Spielerisch bis zum ersten Schritt. München: Elsevier, S. 9.
111 European Kinaesthetics Accociation (Hg.) (2023): Kinaesthetics Konzeotsystem. Winterthur: Verlag European Kinaesthetics Association, S. 9.
112 Hartz, Sabine/Kienzle-Müller, Birgit/Höwer, Ulrike (2012): Baby in Balance: Weniger weinen, besser schlafen, Bewegung fördern. Erfolgsmethode Kinaesthetics. München: Gräfe und Unzer, S. 36.
113 Mehr Tipps zum Handling ebd.
114 Hassenstein, B./Kirkilionis, E. (1992): Der menschliche Säugling – Nesthocker, Nestflüchter oder Tragling? In: Wissenschaft und Fortschritt. Zeitschrift für interdisziplinäres Denken 42 (1), 24–28.
115 Ebd.
116 Vgl. Feldman Barrett, Lisa (2023): Wie Gefühle entstehen: Eine neue Sicht auf unsere Emotionen. Hamburg: Rowohlt Polaris, S. 89 f.
117 Mierau, Susanne (2025): Emotional Load: Wie Mütter frei von emotionaler Überlastung werden. Weinheim: Beltz, S. 58 f.
118 Feldman Barrett, Lisa (2023): Wie Gefühle entstehen: Eine neue Sicht auf unsere Emotionen. Hamburg: Rowohlt Polaris, S. 185.
119 Kienzle-Müller, Birgit/Wilke-Kaltenbach, Gitta (2008): Babys in Bewegung: Spielerisch bis zum ersten Schritt. München: Elsevier, S. 6 f.
120 Details dazu kannst du nachlesen ebd., S. 1.
121 Eliot, Lise (2003): Was geht da drinnen vor? Die Gehirnentwicklung in den ersten fünf Lebensjahren. 4. Aufl. Berlin: Berlin Verlag, S. 190.

122 Schmidt, Nicola (2015): artgerecht – Das andere Baby-Buch: Natürliche Bedürfnisse stillen. Gesunde Entwicklung fördern. Naturnah erziehen. München: Kösel, S. 197.

123 Gaca, Anja Constance (2022): Babyernährung: Vom Stillen bis zur Beikostphase – gesund und glücklich durch das erste Jahr. München: GU, S. 69.

124 www.afs-stillen.de/fachinfos/muttermilch-und-zahngesundheit/, letzter Zugriff: 31.10.2025.

125 Dorsch, W., and K. Zierer. »Die 30-Millionen-Wörter-Lücke und eine frühe Katastrophe.« *Pädiatrie* 33 (2021): 52–53, www.researchgate.net/profile/Walter-Dorsch-2/publication/355375745_Die_30-Millionen-Worter-Lucke_und_eine_fruhe_Katastrophe/links/61938bf23068c54fa5eeb35c/Die-30-Millionen-Woerter-Luecke-und-eine-fruehe-Katastrophe.pdf, letzter Zugriff: 31.10.2025.

126 Papoušek, Mechthild (2001): Vom ersten Schrei zum ersten Wort: Anfänge der Sprachentwicklung in der vorsprachlichen Kommunikation. Bern: Verlag Hans Huber, S. 16.

127 Dittmann, Jürgen (2002): Der Spracherwerb des Kindes: Verlauf und Störungen. München: C.H. Beck, S. 15 f.

128 Ebd., S. 19.

129 Ebd., S. 20 f.

130 Hellrung, Uta (2006): Sprachentwicklung und Sprachförderung: beobachten – verstehen – handeln. Freiburg im Breisgau: Herder, S. 19 f.

131 Laut Dittmann wird nicht in allen Kulturen die Ammensprache in der Weise genutzt, wie wir sie einsetzen, und Säuglinge werden in anderen Kulturen manchmal nicht direkt im ersten Jahr in wechselseitige Gespräche eingebunden.

132 Bruner, Jerome (2002): Wie das Kind sprechen lernt. Bern: Verlag Hans Huber, S. 18.

133 Bielesch, Marga (2025): Bindungsorientierte Erziehung als Team: Gemeinsam Konflikte bewältigen und als Elternpaar gestärkt aus ihnen hervorgehen – Emotional Load teilen. München: Kösel, S. 12.

134 Cummings, E. Mark; Bergmann, Kathleen N. (2019): Die Theorie der emotionalen Sicherheit. Zur Frage der Auswirkungen von Elternkonflikten auf die Kinder und zur kontextbezogenen Intervention. In: Brisch, Karl-Heinz (Hrsg.): Bindung – Scheidung – Neubeginn: Möglichkeiten der Begleitung, Beratung und Psychotherapie und Prävention. Stuttgart: Klett-Cotta, S. 51 f.

135 Perry, Philippa (2019): Das Buch, von dem du dir wünschst, deine Eltern hätten es gelesen (und deine Kinder werden froh sein, wenn du es gelesen hast). 3. Aufl. Berlin: Ullstein, S. 52.

136 Ebd., S. 53 f.

137 Die Kinderschutz-Zentren e.V. (2024): Kindgerechte Umgangsregelungen bei Trennungen www.fruehehilfen.de/service/publikationen/einzelansicht-publikationen/titel/kindgerechte-umgangsregelungen-bei-trennungen/, letzter Zugriff: 31.10.2025.

138 Dannhauer, Kareen/Gaca, Anja Constance (2021): Baby. leicht: Was Eltern und Babys wirklich brauchen. Weinheim: Beltz, S. 150 f.
139 Largo, Remo H. (2004): Babyjahre: Die frühkindliche Entwicklung aus biologischer Sicht. München: Piper, S. 362.
140 Strüber, Nicole (2016): Die erste Bindung: Wie Eltern die Entwicklung des kindlichen Gehirns prägen. Stuttgart: Klett-Cotta, S. 106 f.
141 Dannhauer, Kareen/Gaca, Anja Constance (2021): Baby. leicht: Was Eltern und Babys wirklich brauchen. Weinheim: Beltz, S. 151.
142 Gresens, Regine (2016): Intuitives Stillen: Dem eigenen Gefühl vertrauen – Die Beziehung zum Baby stärken – Einfach und entspannt. München: Kösel. S. 64.
143 Ebd., S. 66 f.
144 Dannhauer, Kareen/Gaca, Anja Constance (2021): Baby. leicht: Was Eltern und Babys wirklich brauchen. Weinheim: Beltz, S. 165.
145 www.linkedin.com/news/story/wenn-das-stillen-bezahlt-w%C3%BCrde-5826257/, letzter Zugriff: 31.10.2025.
146 Ventura, Alison K., and Rebecca Pollack Golen. »A pilot study comparing opaque, weighted bottles with conventional, clear bottles for infant feeding.« *Appetite* 85 (February 2015): 178–84. https://doi.org/10.1016/j.appet.2014.11.028, letzter Zugriff: 31.10.2025.
147 www.stillen-institut.com/de/begleitung-von-eltern-die-ihr-kind-mit-der-flasche-fuettern.html, letzter Zugriff: 31.10.2025.
148 Gaca, Anja Constance (2022): Babyernährung: Vom Stillen bis zur Beikostphase – gesund und glücklich durch das erste Jahr. München: GU, S. 121.
149 Ebd., S. 107.
150 Mierau, Susanne (2024): Das Schlafbuch für die ganze Familie: Mehr Ruhe, Energie und Ausgeglichenheit für Babys, Kinder und Eltern. Weinheim: Beltz, S. 40 f.
151 Weeß, Hans-Günter (2018): Schlaf wirkt Wunder: Alles über das wichtigste Drittel unseres Lebens. München: Droemer, S. 87 f.
152 Walker, Matthew (2018): Das große Buch vom Schlaf: Die enorme Bedeutung des Schlafs – Beste Vorbeugung gegen Alzheimer, Krebs, Herzinfarkt und vieles mehr. 10. Aufl. München: Goldmann, S. 126.
153 Weeß, Hans-Günter (2018): Schlaf wirkt Wunder: Alles über das wichtigste Drittel unseres Lebens. München: Droemer, S. 112.
154 Jenni, O./Zinggeler Fuhrer, H./Iglowstein, I./Molinari, L./Largo, R. (2006): A longitudinal Study of Bed Sharing and Sleep Problems Among Swiss Childen in the First 10 Years of Life. In: Pediatrics 2005, S. 115, 233–240.
155 Mierau, Susanne (2024): Das Schlafbuch für die ganze Familie: Mehr Ruhe, Energie und Ausgeglichenheit für Babys, Kinder und Eltern. Weinheim: Beltz, S. 100.

156 Jorch, G. (2010): Prävention des Plötzlichen Kindstodes. Monatsschrift Kinderheilkunde 158 (2010): 564–569, www.stillen-institut.com/media/2010-Praevention-SIDS-Jorch.pdf letzter Zugriff: 31.10.2025.

157 Ebd.

158 Bis ins Grundschulalter ihrer Kinder haben die Eltern ein Schlafdefizit, in: Deutsches Institut für Wirtschaftsforschung e.V., Pressemitteilung, 26.2.2018, www.diw.de/de/diw_01.c.614814.de/bis_ins_grundschulalter_ihrer_kinder_haben_eltern_ein_schlafdefizit.html, letzter Zugriff: 31.10.2025.

159 Mierau, Susanne (2024): Das Schlafbuch für die ganze Familie: Mehr Ruhe, Energie und Ausgeglichenheit für Babys, Kinder und Eltern. Weinheim: Beltz, S. 63.

160 Rösler, Annika/Höllrigl Tschaikner, Evelyn (2023): Mythos Mutterinstinkt: Wie moderne Hirnforschung uns von alten Rollenbildern befreit und Elternschaft neu denken lässt. München: Kösel, S. 118.

161 Hrdy, Sarah Blaffer (2010): Mütter und andere: Wie die Evolution uns zu sozialen Wesen gemacht hat. Berlin: Berlin Verlag, S. 243 f.

162 Mierau, Susanne (2023): Füreinander sorgen: Warum unsere Gesellschaft ein neues Miteinander braucht. Hamburg: Rowohlt, S. 111.

163 Seichter, Sabine (2020): Das »normale« Kind: Einblicke in die Geschichte der schwarzen Pädagogik. Weinheim: Beltz, S. 102.

164 Keller, Heidi (2019): Mythos Bindungstheorie: Konzept. Methode. Bilanz. Weimar: Verlag das Netz, S. 71 f.

165 Eckerman, Carol O., Whatley, Jean L., and Kutz, Sharon L. »Growth of Social Play with Peers during the Second Year of Life.« *Developmental Psychology* 11, no. 1 (1975): 42–49. https://doi.org/10.1037/h0076131, letzter Zugriff: 31.10.2025.

166 www.instagram.com/p/DNSpLuttDZM/?hl=de&img_index=3, letzter Zugriff: 31.10.2025.

167 Selman, Robert L. (1984): Die Entwicklung des sozialen Verstehens: Entwicklungspsychologische und klinische Untersuchungen. Frankfurt am Main: Suhrkamp.

168 Vincze, M. »The social contacts of infants and young children reared together.«, in: *Early Child Development and Care* 1 (1971): 99–109.

169 Viernickel, S. (2000). Spiel, Streit, Gemeinsamkeit: Einblicke in die soziale Kinderwelt der unter Zweijährigen. Landau: Verlag Empirische Pädagogik 2000.

170 Crockenberg, Susan B. »Infant Irritability, Mother Responsiveness, and Social Support Influences on the Security of Infant-Mother Attachment.« *Child Development* 52, no. 3 (1981): 857–865. https://doi.org/10.2307/1129087, letzter Zugriff: 31.10.2025.

171 Hall, Jeffrey A. »How Many Hours Does It Take to Make a Friend?« *Journal of Social and Personal Relationships* 36, no. 4 (2019): 1278–1296, 1292. https://doi.org/10.1177/0265407518761225, letzter Zugriff: 31.10.2025.

172 O'Neill, Maggie: Jane Fonda's Tip for Making Real Friends as You Get Older Makes so Much Sense, in: Self, 18.1.2023, www.self.com/story/jane-fonda-adult-friendship-tip, letzter Zugriff: 31.10.2025.

173 Mehr Plätze und bessere Qualität in Kitas bis 2030 – wenn jetzt entschlossen gehandelt wird, in: Bertelsmann Stiftung, 28.11.2023, www.bertelsmann-stiftung.de/de/themen/aktuelle-meldungen/2023/november/mehr-plaetze-und-bessere-qualitaet-in-kitas-bis-2030-wenn-jetzt-entschlossen-gehandelt-wird, letzter Zugriff: 31.10.2025.

174 www.partizipatorische-eingewoehnung.de/, letzter Zugriff: 31.10.2025.

175 Alemzadeh, Marjan/Möllmann, Andrea (2025): Mit dir an meiner Seite. In: klein & groß, Ausgabe 6 (2025).

176 Mierau, Susanne (2025): Bindungsstarke Kita: Impulse für ein gutes Miteinander und Füreinander. Freiburg: Herder, S. 70.

177 https://geki.hewb.de/geki/, letzter Zugriff: 31.10.2025.

178 Bewegungsentwicklung des Babys im Wechselspiel von Symmetrie und Asymmetrie nach Kienzle-Müller/Wilke-Kaltenbach 2008, S. 4.

Erziehungsdifferenzen zwischen Eltern lösen

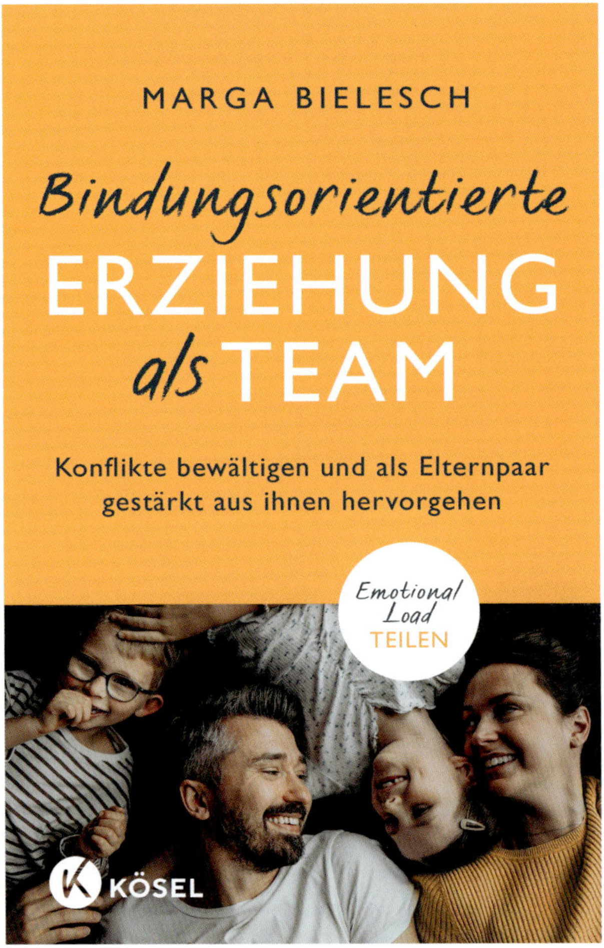

Entlastend, erhellend und ermutigend!

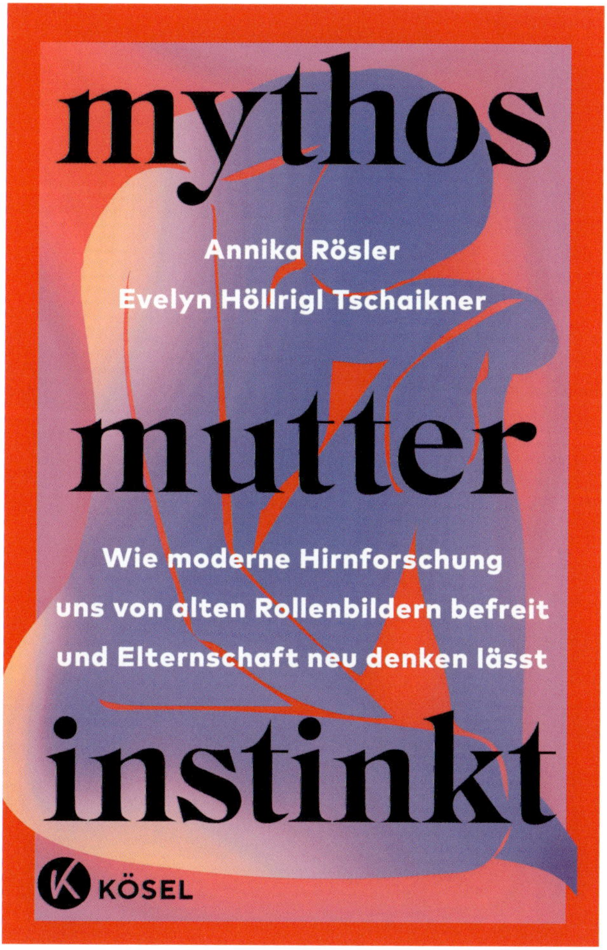
